Manfred Borutta
Ruth Ketzer

Die Prüfkonstrukte des Medizinischen Dienstes in der ambulanten und stationären Pflege

Manfred Borutta
Ruth Ketzer

Die Prüfkonstrukte des Medizinischen Dienstes in der ambulanten und stationären Pflege

Eine genealogische Analyse der MDK-Prüfrichtlinien

Mit einem Geleitwort von Prof. Dr. Heribert W. Gärtner

Tectum Verlag

Manfred Borutta
Ruth Ketzer
Die Prüfkonstrukte des Medizinischen Dienstes in der ambulanten und stationären Pflege.
Eine genealogische Analyse der MDK-Prüfrichtlinien
ISBN: 978-3-8288-9852-3
Umschlagabbildungen - dem10: Investigation und DNY59: Scrutiny bei www.istockphoto.com

Besuchen Sie uns im Internet
www.tectum-verlag.de

Bibliografische Informationen der Deutschen Nationalbibliothek
Die Deutsche Nationalbibliothek verzeichnet diese Publikation in der Deutschen Nationalbibliografie; detaillierte bibliografische Angaben sind im Internet über http://dnb.ddb.de abrufbar.

„Unabläßlich blähen sich Ausdrücke und Situationen
eines meist nicht mehr existierenden Alltags auf,
als wären sie ermächtigt und verbürgt von einem Absoluten."

(T.W. Adorno: Jargon der Eigentlichkeit.
Zur deutschen Ideologie 1964: 13)

Geleitwort

Die Prüfungen des Medizinischen Dienstes der Krankenversicherung bestimmen die managerielle und organisationale Realität in Einrichtungen der stationären Altenhilfe und in den ambulanten Diensten. Nicht naiv in der Weise, dass sich dadurch automatisch die Qualität in den Heimen und Diensten zugunsten von Patienten und Bewohnern verbessern würde. An einen solchen Automatismus glaubt im Ernst kein Kundiger, auch wenn für die organisationale und politische Predigt anderes zu sagen ist.

Doch niemand kann diesen Prüfvorgang ignorieren, ohne seine Einrichtung zu gefährden. Auseinandersetzung und Reaktion auf Prüfung und Prüfrichtlinien sind angesagt und haben natürlich auch intensiv und intelligent stattgefunden. Doch welche Rationalität liegt diesem Geschehen zu Grunde? Hier setzen die beiden berufserfahrenen und kundigen Autoren an. Wie kommen und kamen diese Prüfkonstrukt eigentlich zu Stande und welche Interessen sind damit verbunden? So etwas fällt eben nicht rational geklärt vom „Himmel des reinen Sachwissens" herunter. Ruth Ketzer und Manfred Borutta antworten in ihrem Buch mit dem Instrumentarium der Wissenschaft; ihr Interesse ist ein ideologiekritisches.

Der jungen Disziplin Pflegewissenschaft tut diese kritische und historische Perspektive gut. Als akademische Qualifikationsarbeit werden Usancen eingehalten. Sie machen die Arbeit jedoch nicht langatmig und langweilig, auch wenn man sich als Leser in akademischen Sprachspielen bewegen muss. Wer durchhält, kann, vielleicht auch amüsiert zur Kenntnis nehmen, dass die Rationalitätshypothese auch in diesem Feld organisationalen Handelns nur begrenzt belastbar ist. Ich wünsche viel Vergnügen und Erkenntnisgewinn beim Lesen.

Prof. Dr. Heribert W. Gärtner

Gliederung

I. Einleitung

1. Problemstellung

Qualität in der Pflege und ihre öffentlichkeitswirksame Darstellung ist einerseits Vehikel des strategischen Marketings von Pflegeeinrichtungen. Hierbei stehen die Selbstbeschreibung und das publizierte Selbstverständnis der Organisation(en) im Vordergrund[1]. Die Qualität pflegerischer Leistung ist aber andererseits Gegenstand rechtlicher und vertraglicher Regelungen. Dies in einem verstärkten Maße seit dem Inkrafttreten des Pflegeversicherungsgesetzes in 1995.

Der Gesetzgeber hat die Frage der Qualitätsprüfung in weiten Teilen der Selbstverwaltung der beteiligten Leistungsfinanzierer und Leistungserbringer überantwortet. So sind Pflegeeinrichtungen verpflichtet, sich an Maßnahmen der Qualitätssicherung zu beteiligen (Elftes Kapitel; §§ 112 ff SGB XI). Dazu gehört u.a. die Verpflichtung, dem Medizinischen Dienst der Krankenversicherung die Überprüfung der Qualität ihrer Leistungen durch so genannte Einzelprüfungen, Stichproben oder vergleichende Prüfungen zu ermöglichen.

Der Medizinische Dienst der Krankenversicherung (MDK) wirkt an der Seite der gesetzlichen Kranken- und Pflegeversicherung „...als interessenunabhängiger sozialmedizinischer Beratungs und Begutachtungsdienst“[2] an der Entwicklung der pflegerischen Qualität in den Einrichtungen mit.[3] Träger des Medizinischen Dienstes sind die gesetzlichen Kranken- und Pflegekassen. Gesellschaftsrechtlich ist der MDK-West als Körperschaft des öffentlichen Rechts organisiert, der MDK-Ost als eingetragener Verein. Das Aufgabenspektrum der Medizinischen Dienste

1 Vgl. hierzu u.a. die Diskussion um die Relevanz einrichtungsinterner Aktivitäten im Bereich des Qualitätsmanagements im Rahmen des Pflegeweiterentwicklungsgesetzes (PfWG-Referentenentwurf) vom 10.09.2007.

2 Medizinischer Dienst der Spitzenverbände der Krankenkassen e.V. (MDS): Kurz & bündig. Die MDK-Gemeinschaft, 8. Aufl., Essen 2004, S. 2.

3 Der MDK ist mit Inkraftreten des SGB V zum 01.01.1989 der rechtliche Nachfolger des (früheren) Vertrauensärztlichen Dienstes (Abt. Krankenversicherung der jeweiligen Landesversicherungsanstalt).

(MDK) umfasst insbesondere die Arbeitsschwerpunkte Begutachtungsaufgaben im Einzelfall und Beratungsaufgaben in Grundsatzfragen.[4]

Aufgabe des Medizinischen Dienstes der Spitzenverbände der Krankenkassen e.V. (MDS)[5] ist es, die Zusammenarbeit der auf Landesebene agierenden MDK zu unterstützen „...und dafür zu sorgen, dass sie bei der Durchführung ihrer Aufgaben kassenarten- und länderübergreifend nach gleichen Kriterien und Verfahren vorgehen."[6] In der gemeinsamen ‚Konferenz der Selbstverwaltung' beraten MDK und MDS über die Zielvorgaben und die zukünftigen Leitvorgaben für die MDK-Gemeinschaft.

Die Spitzenverbände der Pflegekassen beschließen gemeinsam und einheitlich Richtlinien u.a. zur Qualitätssicherung der Begutachtung und Beratung sowie über das Verfahren zur Durchführung von Qualitätsprüfungen (Pkt. 4 des § 53a SGB XI). Bereits vor der Aufnahme dieser Rechtsbestimmung in das SGB XI richtete die Geschäftsführerkonferenz der Medizinischen Dienste der Spitzenverbände 1994 eine übergreifende Projektgruppe ‚*Externe Qualitätssicherung/Vertragswesen SGB XI*' ein. Diese Projektgruppe entwickelte unter Begleitung externer Berater auf der Basis des § 80 Abs. 2 SGB XI - parallel zur Erarbeitung der ‚Gemeinsamen Grundsätzen und Maßstäben zur Qualität und Qualitätssicherung einschl. des Verfahrens zur Durchführung von Qualitätsprüfungen nach § 80 SGB XI'[7] - das erste Konstrukt zur Durchführung von Qualitätsprüfungen nach dem SGB XI.[8]

Ab dem Jahr 1997 wurde dieses ‚MDK-Konzept zur Qualitätssicherung der Pflege nach SGB XI' durch eine weitere MDK-übergreifende Projekt-

---

4 Die spezifischere Aufgabenbeschreibung ergibt sich u.a. aus § 275 SGB V.

5 Mitglieder des MDS und damit seine Träger sind der AOK-Bundesverband, die Bundesverbände der Betriebs-, Innungs- und der landwirtschaftlichen Krankenkassen, die See-Krankenkasse, die Bundesknappschaft und die Verbände der Ersatzkassen. Diese Verbände werden unter dem Begriff **Spitzenverbände** zusammengefasst. Rechtsform des MDS ist der eingetragene Verein.

6 MDS: Kurz & bündig, a.a.O., S. 14.

7 Bekanntmachung der Gemeinsamen Grundsätze und Maßstäbe zur Qualität und Qualitätssicherung einschließlich des Verfahrens zur Durchführung von Qualitätsprüfungen nach § 80 SGB XI, Bundesanzeiger, Jahrgang 48, 1996.

8 MDK-Konzept zur Qualitätssicherung der Pflege nach SGB XI, 1996.

gruppe überarbeitet. Eine der auffälligsten Veränderungen zum ersten Konzept wird unmittelbar erkennbar durch die Umbenennung. Nunmehr trägt das Prüfkonstrukt den Titel ‚MDK-Anleitung zur Prüfung der Qualität nach § 80 SGB XI'. Erstmals wurde nun eine Aufteilung für den ambulanten und den stationären Bereich vorgenommen. Kennzeichnend ist ebenfalls eine inhaltliche Schwerpunktverlagerung von der Struktur- hin zur Prozess- und Ergebnisqualität. Diese MDK-Anleitung ersetzte im Juni 2000 das ‚MDK-Konzept' aus dem Jahre 1996.

Vor dem Hintergrund der Erfahrungen aus den durchgeführten Qualitätsprüfungen in ambulanten und stationären Pflegeeinrichtungen und ausgehend vom Verständnis, dass „Qualitätsentwicklung ein dynamischer Prozess"[9] sei, sah sich die MDK Gemeinschaft in der Verantwortung, die Prüfgrundlagen ab 2003 ein weiteres Mal zu überarbeiten. Erstmalig wurden nun in enger Zusammenarbeit von Spitzenverbänden der Pflegekassen und Medizinischem Dienst der Spitzenverbände der Krankenkassen (MDS) Qualitätsprüfungs-Richtlinien (QPR) erarbeitet, die dem Bundesministerium für Gesundheit vorgelegt und von diesem am 10. November 2005 genehmigt wurden. Die Qualitätsprüfgrundlagen befinden sich somit heute in der dritten Generation. Durch das Pflegequalitätssicherungs-Gesetz (PQsG) wurde der Medizinische Dienst der Spitzenverbände (MDS) verpflichtet, in seinen Berichten nach § 118 Abs. 4 SGB XI die Entwicklung der Pflegequalität in Deutschland darzustellen.[10]

9 MDS: Grundlagen der MDK-Qualitätsprüfungen in der stationären Pflege, Essen 2005, S. 3.

10 Vgl. 2. Bericht des MDS nach § 118 Abs. 4 SGB XI, 2007, S. 15.

Abb. I.1: Überblick über die Entwicklung der MDK-Prüfgrundlagen

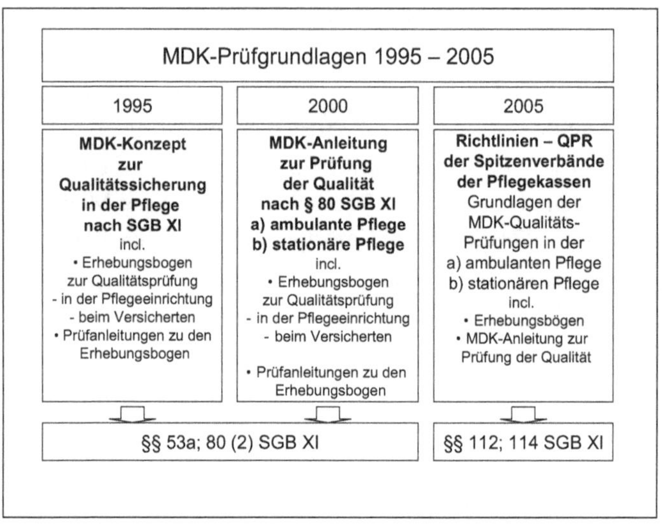

Sind die Prüfergebnisse aufgrund dieser Qualitätsprüfrichtlinien das geltende Maß für Pflegequalität (als Mindestanforderung) in Deutschland, so haben die Wirkungen dieser Prüfrichtlinien entscheidenden Einfluss auf die Gestaltung der Wirklichkeit in der Pflege.

2. Forschungsanliegen und Forschungsprozess

Ausgehend davon, dass die Beziehungen der Menschen zur Welt durch kollektiv erzeugte symbolische Sinnsysteme oder Wissensordnungen vermittelt werden, setzen wir uns in der vorliegenden genealogischen Analyse der Qualitätsprüfkonstrukte der MDK-Gemeinschaft

- mit dem Zusammenhang zwischen dem Gesprochenem/Geschriebenem (diskurstheoretisch als Tätigkeit bzw. soziale Praktiken gesehen) und der (Re-)Produktion von Sinnsystemen/Wissensordnungen,
- den darin eingebundenen sozialen Akteuren

- den Regeln und Ressourcen denen dieser Prozess zugrunde liegt und seinen Folgen in sozialen Kollektiven, sowie
- mit den Qualitätsprüfwerken zugrunde liegenden Regeln der Bedeutungs(re-)produktion, ihrer Konstitution und Konstruktion von Welt

auseinander.[11]

Die wissenschaftliche Auseinandersetzung wird nach der Diskurstheorie von M. FOUCAULT geführt.[12] Unserem Forschungsinteresse entsprechend fragt M. FOUCAULT - beruhend auf dem Prinzip, dass nie alles gesagt worden ist - wie es kommt, dass eine bestimmt Aussage erschienen ist und keine andere an ihrer Stelle.[13] Nach M. FOUCAULT wird der Diskurs durch eine begrenzte Zahl von Aussagen konstituiert, für die man eine Menge von Existenzbedingungen definieren kann.[14] „Der Diskurs ist eine Praxis, die ihre eigenen Formen der Verkettung und der Abfolge besitzt."[15]

M. FOUCAULT geht davon aus, dass ein manifester Diskurs insgeheim auf einem bereits Gesagten beruht, dass gleichzeitig ein noch nie Gesagtes ist. Das noch nie Gesagte beschreibt er als „...stummer Laut wie ein Hauch, eine Schrift, die nur das Negative ihrer eigenen Spur ist. Man setzt so voraus, dass alles, was der Diskurs formuliert, sich bereits in diesem Halbschweigen artikuliert findet, das ihm vorausgeht, das ihm

---

11 Vgl. Keller, R.: Diskursforschung. Eine Einführung für Sozialwissenschaftlerinnen. 3. aktual. Aufl., Wiesbaden. 2007. S. 7.

12 Die Rezeption des diskursanalytischen Anasatzes nach M. Foucault in der pflegewissenschaftlichen Literatur stellt derzeit (noch) eine Randerscheinung dar. Vgl. hierzu u.a.: Powers, P.: Pflegediagnosen aus diskursanalytischer Sicht. In: Kollak, I. u. Georg, M. (Hrsg.): Pflegediagnosen: Was leisten sie - was leisten sie nicht?, 3. Aufl., Frankfurt a.M., 2001, S. 39-58; Friesacher, H.: Foucaults Konzept der Gouvernementalität als Analyseinstrument für die Pflegewissenschaft. In: Pflege 2004; 17 Jg., S. 364-374; Kohlen, H.: Ethical Challenges fort he Nursing Professions in the Future. In: Nursing Ethics, 2007 (Originaltext von H. Kohlen den Autoren zur Verfügung gestellt).

13 Foucault, M.: Archäologie des Wissens. Frankfurt am Main. 1981. S. 42.

14 Foucault, M.: Archäologie des Wissens, ebd.

15 Foucault, M.: Archäologie des Wissens, a.a.O., S. 241.

hartnäckig unterhalb seiner selbst folgt, das er aber bedeckt und zum Schweigen bringen muss."[16]

Die genealogische Analyse beschreibt also auf welche Weise die Qualitätsprüfkonstrukte existieren, was es für sie heißt, manifestiert worden zu sein, Spuren hinterlassen zu haben und vielleicht für ein eventuelle Wiederverwendung zu verbleiben; was es für sie heißt, erschienen zu sein - und dass keine andere an ihrer Stelle erschienen ist.[17] Eben dies bedeutet nicht auf einer Ebene von „...Interpretation oder Anhören eines bereits Gesagten zu sein, das gleichzeitig ein Nichtgesagtes wäre"[18] um dort zu verweilen. Im Sinne der Theorie M. FOUCAULTs geht es uns hier nicht darum die Qualitätsprüfgrundlagen als Illusion zu betrachten, sondern sie ihrer „...Quasievidenz zu entreißen"[19]. M. FOUCAULT schreibt dazu „... die von ihnen (dem Werk, dem Buch oder jene Einheiten wie die Wissenschaft, Anm. d. Verf.) gestellten Probleme freizusetzen; zu erkennen, dass sie nicht der ruhige Ort sind, von dem aus man andere Fragen (über ihre Struktur ihre Kohärenz, ihre Systematizität, ihre Transformationen) stellen kann, sondern, dass sie von selbst ein Bündel von Fragen stellen (Was sind sie? Wie sie definieren und abgrenzen? Welcher Gliederung sind sie empfänglich? Welchen Teilmengen können sie Raum geben? Welche spezifischen Phänomene lassen sie im Feld des Diskurses erscheinen?). Es handelt sich darum, zu erkennen, dass sie letzten Endes vielleicht nicht das sind, was man beim ersten Hinsehen glaubte."[20]

Werden Diskurse als bestimmte Regeln gehorchende Praktiken gesehen, so versucht die Diskursanalyse zu zeigen „...worin das Spiel der Regeln, die sie in Bewegung setzten, irreduzible auf jedes andere ist. Ihnen auf der ganzen Länge ihres äußeren Umrisses zu folgen, um sie besser unterstreichen zu können. Sie geht nicht in langsamer Progression vom konfusen Feld der Meinung zur Besonderheit des Systems oder zur defi-

16 Foucault, M.: Archäologie des Wissens, a.a.O., S. 39.

17 Vgl. Foucault, M.: Archäologie des Wissens, a.a.O., S. 160.

18 Foucualt, M.: Archäologie des Wissens, ebd.

19 Foucault, M.: Archäologie des Wissens, a.a.O., S. 40.

20 Foucault, M.: Archäologie des Wissens, a.a.O., S. 41.

nitiven Stabilität der Wissenschaft; sie ist keine »Doxologie«, sondern eine differenzielle Analyse der Modalitäten des Diskurses."[21] Die Diskursanalyse nach M. FOUCAULT zielt nicht auf die Rückkehr zum Geheimen des Diskurses durch die Wiederherstellung dessen, was von den Menschen die den Diskurs vortrugen gewollt, anvisiert oder gewünscht wurde, sondern „...es ist die systematische Beschreibung des Diskurses als Objekt."[22]

Ausgangspunkt ist, dass in „...jeder Gesellschaft die Produktion des Diskurses kontrolliert, selektiert, organisiert und kanalisiert wird."[23] Diskurse sind dasjenige, worum und womit man kämpft, sie sind die Macht derer man sich zu bemächtigen sucht,[24] da sie die Wirklichkeit nicht repräsentieren sondern sie konstituieren.[25]

Vor dem Hintergrund der oben aufgeführten Überlegungen, gliedert sich die Arbeit in drei Hauptteile. Im ersten Teil werden die theoretischen und methodologischen Grundlagen der Diskurstheorie und der Genealogie als Machtanalytik erläutert. Da M. FOUCAULT selbst kein spezifisch methodisches Verfahren zur Diskursanalyse entwickelt hat, erfolgt im zweiten Teil der Arbeit die Vorstellung der Kritischen Diskursanalyse nach S. JÄGER als das von uns zugrunde gelegte Methodensetting. Im Anschluss daran führen wir im dritten Hauptteil die genealogische Diskursanalyse der Qualitätsprüfkonstrukte über verschiedene Diskursebenen und Analyseschritte bis hin zur Gesamtanalyse durch.

In Kapitel V. erfolgt die Gesamtinterpretation des Diskursstrangs. Abgeschlossen wird die Arbeit mit einer Methodenreflexion (Kap.VI.) und weiterführenden Fragen (Kap. VII.).

---

21 Foucault, M.: Archäologie des Wissens, a.a.O., S. 198.

22 Foucault, M.: Archäologie des Wissen, ebd.

23 Foucault, M.: Die Ordnung des Diskurses, a.a.O., S. 11.

24 Vgl. Foucault, M.: Die Ordnung des Diskurses, ebd.

25 Vgl. Jäger, S.: Kritische Diskursanalyse. Eine Einführung.4. unverän. Aufl., Münster 2004.

II. Begründung des diskurstheoretischen Ansatzes

1. Diskursanalytische Rekonstruktion der Strukturen sozialer Wirklichkeit

1.1 Diskurstheorie und Sozialwissenschaften

In einer klärenden Unterscheidung der Kerndifferenz von Linguistik und Diskurstheorie schreibt M. FOUCAULT in der ‚Archäologie des Wissen' (die M. RUOFF zu den vier zentralen Arbeiten der „diskursiven" Phase M. FOUCAULTs rechnet[26]): „Die von der Sprachanalyse hinsichtlich eines beliebigen Faktums gestellte Frage ist stets: gemäß welchen Regeln ist eine bestimmte Aussage konstruiert worden und folglich gemäß welchen Regeln könnten andere ähnliche Aussagen konstruiert werden? Die Beschreibung der diskursiven Ereignisse stellt eine völlig andere Frage: wie kommt es, daß eine bestimmte Aussage erschienen ist und keine andere an ihrer Stelle?"[27] Es ist diese fokussierende Kernaussage zur Diskurstheorie, die wir als einen zentralen Ausgangspunkt unserer Überlegungen betrachten.

Bevor wir jedoch diese Kernaussage zur Diskurstheorie weiter aufgreifen und methodisch übersetzt an den Gegenstand (der Entstehung und weiteren Entwicklung der MDS-Prüfkonstrukte) herantragen, soll zunächst ein Versuch unternommen werden, das Verhältnis der Diskurstheorie zur Sozialwissenschaft zu klären. Die zielführende Frage dabei lautet: Wie verhält sich die Diskurstheorie zu den Sozialwissenschaften?

H. MAYER gibt zu bedenken, dass die Sozialwissenschaften sich nicht so eindeutig in das Gegensatzpaar von Natur- und Geisteswissenschaften einordnen lassen. „Die Naturwissenschaften erforschen die materielle Realität und gelangen zu Erkenntnis, indem sie ihren Gegenstand analy-

---

26 Rouff, M.: Foucault-Lexikon, Paderborn 2007. M. Rouff spricht von *vier* zentralen Arbeiten aus dieser Phase des Schaffens Foucaults – und benennt dann folgende *fünf* Werke: Wahnsinn und Gesellschaft (1961), Die Geburt der Klinik (1963), Die Ordnung der Dinge (1966), Die Archäologie des Wissens (1969) und Die Ordnung des Diskurses (1972) [angeben sind stets die Jahreszahlen der Erstauflage]

27 Foucault, M.: Archäologie des Wissens, Frankfurt a.M. 1981, S. 42.

sieren. Die Geisteswissenschaften beschäftigen sich mit Bedeutungen und gewinnen Erkenntnis, indem sie ihren Gegenstand interpretieren.

Die ... Sozialwissenschaften verfolgen zwei verschiedene Wege des Erkenntnisgewinns: die quantitative und die qualitative Sozialforschung."[28] Diese beiden Ansätze bedienen sich unterschiedlicher Begriffbildungen. Während die quantitative Forschung von einer a priorischen Begriffbildung ausgeht und diese deduktiv über verschiedene Operationen an die Phänomene der sozialen Realität heranführt, beobachtet die qualitative Sozialforschung Phänomene der sozialen Realität und entwickelt hieraus induktiv ihre Hypothesen. Hypothesen sind hier das Endprodukt der Forschung[29]. H. MAYER geht davon aus, dass diese unterschiedlichen Denkschulen sowohl die Art der Phänomene, die untersucht werden, als auch die Methoden und Techniken mit denen man sie erforscht bzw. Daten sammelt, beeinflussen. Denn „(d)er Zugriff der Methode verändert den Gegenstand und gestaltet ihn mit."[30] Relevant ist also der jeweilige theoretische Bezugspunkt, den Wissenschaft benötigt, will sie nicht methodischer Selbstzweck sein, sondern dazu beitragen, Theoriebildungen und Denkmodelle zu generieren bzw. solche in Frage zu stellen. Wissenschaft und „...Forschung ohne theoretische Fundierung liefern Daten und im besten Fall Informationen, aber keine Erklärungen und schon keinesfalls Denkmodelle."[31]

Damit wird die Frage nach den zugrunde liegenden Paradigmen des forschenden Handelns aufgeworfen. Die Basisparadigmen des symbolischen Interaktionismus, der Phänomenologie, der Wissenssoziologie und des Konstruktivismus bieten mit ihren favorisierten Erhebungsmethoden (bspw. Leitfadeninterview, Dokumentenanalyse etc.) und ihren Auswertungsmethoden (bspw. offenes und theoriegeleitetes Kodieren)

---

28 Mayer, H.: Pflegeforschung anwenden. 2. akt. Aufl., Wien 2007, S. 26f.

29 Vgl. Lamnek, S.: Qualitative Sozialforschung. 4. Auflage, Weinheim, Basel 2005, S. 128.

30 Vgl. Heisenberg, W.: Das Naturbild der heutigen Physik, 1965; zit. nach Lamnek, S.: a.a.O., S. 276.

31 Schrems, B.: Perspektiven der Pflegeforschung in Österreich. Zwischen Grenzziehung und Grenzüberschreitung, 2002; zit. n. Mayer, H.: a.a.o., S. 59.

Möglichkeiten zur Rekonstruktion sozialer Sinngehalte (also Deutungsmuster, Lebenswelten). Gegenüber dieser Forschungsperspektive der Deskription sozialen Sinns und sozialer Milieus setzt das Paradigma der Ethnomethodologie mit seinen Erhebungsmethoden (bspw. narratives Interview) und Auswertungsmethoden (bspw. der sequenziellen Interpretation) eher an der Rekonstruktion objektiver Sinnstrukturen an.[32]

Zunehmend scheint jedoch „...die Analyse des *Sozialen* eine Analyse von *Diskursen* zu erfordern."[33] Denn „(i)n den Sozialwissenschaften besteht ein Grundkonsens darüber, dass die Beziehungen der Menschen zur Welt durch kollektiv erzeugte symbolische Sinnsysteme oder Wissensordnungen vermittelt werden."[34] Diese Perspektive kommt dem Symbolischen Interaktionismus sehr nahe[35], in dem sie „...die Bedeutung symbolischer Ordnungen für die Vermittlung gesellschaftlicher Weltverhältnisse einschließlich sozialer Beziehungen ... hervorhebt."[36] Und dennoch geht die diskursive Perspektive über den Ansatz des Symbolischen Interaktionismus hinaus, da sie neben dem aufeinander bezogenen Verhalten von Personen auch die „...soziale Produktion, Fixierung und Transformation [der] Wissensverhältnisse zu einem zentralen, unausweichlichen Gegenstand der wissenschaftlichen Betrachtung" macht.[37] Es liegt also aus sozialwissenschaftlicher Perspektive nahe, sich „...mit dem sozialen Gebrauch von Sprache bzw. anderen Symbolsystemen und der Erzeugung gesellschaftlicher Wissensordnungen zu beschäftigen."[38] Dies umso mehr, als so genanntes Expertenwissen „...immer weitere Praxisbereiche bis in die Detailfragen privater Lebensführung hinein

32 Vgl. Lamnek, S.: Qualitative Sozialforschung, 4. Aufl., Basel 2005, S. 28ff.

33 Keller, R.: Handbuch Sozialwissenschaftliche Diskursanalyse, Band 1: Theorien und Methoden, 2. Aufl., Weinheim2006, S. 8 (Hervorhebungen im Original).

34 Keller, R.: Diskursforschung. Eine Einführung für SozialwissenschaftlerInnen, 3. Aufl., Wiesbaden 2007, S. 7.

35 Symbolischer Interaktionismus meint ein wechselseitiges, aufeinander bezogenes Verhalten von Personen und Gruppen unter Verwendung gemeinsamer Symbole (vgl. S. Lamnek: Qualitative Sozialforschung, 4. Aufl., S. 38).

36 Keller, R.: Handbuch Sozialwissenschaftliche Diskursanalyse, Band 1, ebd.

37 Keller, R.: Handbuch Sozialwissenschaftliche Diskursanalyse, Band 1, ebd.

38 Keller, R.: Handbuch Sozialwissenschaftliche Diskursanalyse, Band 1, ebd.

systematischen Reflexionsprozessen unterzieht und daraus ‚reflexives' Handlungswissen gewinnt."[39] Ein weiterer Grund für die Analyse von Diskursen ist darin zu sehen, dass auch „...soziale Kontrolle und Macht immer häufiger diskursiv, d.h. über symbolische Praktiken und Kommunikation - also Texte im weitesten Sinne - vermittelt werden."[40] Hierbei steht die Durchsetzung von Deutungsmacht im Vordergrund. R. KELLER benennt hier den Kampf um politische Macht und staatliches Handeln ebenso wie die Auseinandersetzung um die lebensweltliche Bedeutung von wissenschaftlichem Expertenwissen, welches als diskursiver Machtkonflikt verstanden und analysiert werden kann.

Vor diesem Hintergrund wird es nachvollziehbar, weshalb in den letzten Jahrzehnten in Analysen der gesellschaftlichen Relevanz von Wissen und symbolischen Ordnungen die Begriffe des *Diskurses*, der *Diskurstheorie* und der *Diskursanalyse* enorm an Bedeutung gewonnen haben. „Die Konjunktur diskurstheoretischer Theoriebildungen und Forschungen zeigt sich eindrucksvoll in verschiedenen sozial- und geisteswissenschaftlichen Disziplinen, bspw. in Geschichts-, Sprach-, Literatur- und Politikwissenschaften oder der Soziologie."[41]

1.2 Zur Karriere des Diskursbegriffs

Alltagssprachlich wird der Diskursbegriff im Sinne von ‚erörternder Vortrag' oder ‚hin und her gehendes Gespräch' verwendet. Etymologisch lässt sich mit dem Begriff an das altlateinische ‚discurrere' oder ‚discursus' anknüpfen. „Als Allerweltswort wird der Begriff in unterschiedlichen Zusammenhängen benutzt. Im 13. Jahrhundert entstehen spezifischere philosophische Fassungen und ab dem 16. Jahrhundert werden damit häufig ‚gelehrte' Abhandlungen bezeichnet. (...) Der Diskursbegriff bezeichnet hier die Verknüpfung von einzelnem Sprachereignis und kontextabhängiger Bedeutungszuweisung: Zeichen ha-

---

39 Keller, R.: Handbuch Sozialwissenschaftliche Diskursanalyse, Band 1, ebd.

40 Keller, R.: Handbuch Sozialwissenschaftliche Diskursanalyse, Band 1, a.a.O, S. 9.

41 Keller, R.: Diskursforschung. Eine Einführung für SozialwissenschaftlerInnen, 3. Aufl., Wiesbaden 2007, S. 7.

ben Bedeutung nur im Kontext umfassenderer ‚Sprachspiele'."[42] Zurück geht der Diskursbegriff auch auf das aus der französischen Umgangssprache stammende ‚discours', ein „...durchaus allgemeiner, ja, trivialer Begriff, der jedes halbwegs geordnete, überwiegend monologische Daherreden - vom gewöhnlichsten bis zum wichtigen und feierlichen - meint."[43]

In einem ersten Zugang bezieht sich der Diskursbegriff in einem kontingenten Sinne auf das bloße Vorkommen des Sprechens bzw. auf das „...bloße Dasein vor dem Hintergrund des ebenso möglichen und wirklichen Fortseins. Damit ist zugleich ein gewisser Minimalismus der ‚Existenz' des Diskurses angesprochen, der sich auf einen *Physikalismus* des Erscheinens (oder seines Verschwindens) bezieht."[44] H. BUBLITZ spricht hier (in Anlehnung an U. BRIELER 2002) von der *„Materialität der Aussagenproduktion"*. Diskurstheorie(n) fassen „...Diskurse im strikten Sinne somit als materielle Produktionsinstrumente auf, mit denen auf geregelte Weise soziale Gegenstände wie ‚Wahnsinn', ‚Sexualität', ‚Normalität' und die ihnen entsprechenden Subjektivitäten produziert werden."[45]

Die Aussage („das Atom des Diskurses"[46]) „...wird durch ihr Auftreten, ihr In-Erscheinung-Treten, mithin durch ihre Sichtbarkeit und Wiederholbarkeit definiert. Darin artikuliert sich zugleich ein Aspekt der Macht des Diskurses, denn ‚was erscheint, ist so mächtig, daß es sich aus der Unscheinbarkeit herausheben und sich gegen andere Erscheinungen durchsetzen kann.'"[47]

Beides bildet grundlegend den Diskursbegriff, wie ihn M. FOUCAULT verwendet hat: der Begriff es Sprechens (und seiner Kontingenz), „der

42 Keller, R.: Diskursforschung, Wiesbaden 2007, S. 14.

43 Seitter, W: Das Spektrum der Genealogie, Weinheim 1996, S. 105.

44 Bublitz, H.: Diskurs, Bielfeld 2003, S. 5.

45 Gerhard, U., Link, J., Parr, R.: Diskurstheorien und Diskurs. In: Metzler Lexikon Literatur- und Kulturtheorie (Hrsg.: Nünning, A.), Stuttgart und Weimar 2004, S. 96.

46 Bublitz, H.: Diskurs, ebd.

47 Bublitz, H.: Diskurs, ebd. (in Anlehnung an W. Seitter).

der Rhetorik als Pragmatik[48] des Redens zugrunde liegt" und des Durchlaufens, des Hin- und Herlaufens oder des Verlaufs (lat. *discurre*).

1.3 Die diskursive Phase in den Werken M. FOUCAULTs

M. FOUCAULTs „diskursive Phase" zeigt eine Entwicklung, die wir im Folgenden kurz nachskizzieren möchten, da sie für das weiter unten zu erörternde Verständnis der diskurstheoretischen Disziplinen der Archäologie und der Genealogie grundlegend ist. Zunächst setzt sich M. FOUCAULT mit der Ausgrenzung des Wahnsinns in unterschiedlichen Epochen auseinander (*Wahnsinn und Gesellschaft, 1961*). Dabei wird - so M. FOUCAULT - der Wahnsinn erst durch den Akt der Ausgrenzung gesellschaftlich konstruiert und bedeutsam. In *Die Geburt der Klinik* (1963) entwickelt er - um das Kernthema des „ärztlichen Blicks" herum - eine fundamentale Kritik an den latenten und subtilen Eigenschaften der Geschichtsschreibung, „...die es versäumt den Positivismus auf die Ausgangsbedingungen seines eigenen Entstehens hin zu befragen. Eines der fundamentalen Ergebnisse [in ‚Die Geburt der Klinik'; Anm. d. Verf.] lautet, dass die gesellschaftlichen Veränderungen die Sicht auf die Dinge in der Wissenschaft nicht nur beeinflussen können, sondern das ganze Gefüge zwischen dem Wahrgenommenen und der Sprache sogar tief greifend zu verschieben in der Lage sind."[49] [50] Die Absicht einer diskursanalytischen Betrachtung wird in beiden Werken (noch) durch die vorfindbaren Quellen begrenzt.

---

48 Die Pragmatik, als Aspekt der Semiotik (der Lehre von den Zeichensystemen) untersucht, wie Zeichen von Zeichenbenutzer verwendet werden oder was die Zeichenbenutzer mit bestimmten Verwendungsweisen intendieren (vgl. R. Schützeichel: Soziologische Kommunikationstheorie, Konstanz 2004, S. 43ff).

49 Ruoff, M.: a.a.O., S. 27.

50 Es wäre sicherlich eine eigene Untersuchung wert, dieses Phänomens im Hinblick auf die Pflegewissenschaft zu analysieren und der Frage nachzugehen, wie es hier um die Wechselwirkungen zwischen einer (noch relativ jungen) Wissenschaft und gesellschaftlichen Rahmenbedingungen bestellt ist und diese reziprok die Sicht auf die Dinge in den Pflegewissenschaften beeinflussen. Dies kann im Rahmen der vorliegenden Arbeit jedoch nicht geleistet werden.

In *Die Ordnung der Dinge* (1966) geht es M. FOUCAULT „...in erster Linie um die Möglichkeit eines Wissens, das auf der Grundlage einer so genannten Ähnlichkeit der Dinge entstanden ist."[51] Hier greift er erstmals die Archäologie als Herangehensweise an die Fragestellung und ihre Erkundung auf, in dem er die Frage nach den Entstehungsbedingungen von Wissenschaft aufwirft (aber keine ‚Geschichte der Wissenschaft' schreibt). Die Beziehung zwischen der Sprache und den Dingen ist zu Beginn des 19. Jahrhunderts brüchig geworden. „Die Sprache verliert ihre Funktion als Diskurs, indem sie nicht mehr die zentrale Rolle im Bereich des Wissens spielt. Die Sprache ist selbst keine Erkenntnis mehr."[52] Es interessiert ihn, warum der Mensch zum Objekt der Wissenschaft werden konnte. Denn diese Frage bleibt in den Humanwissenschaften außen vor, weil sie den Menschen als Erkenntnisgegenstand immer schon voraussetzen. „Die Archäologie bietet dazu die Erklärung einer neuen Seinsordnung der Dinge an, die die Ähnlichkeit durch die Repräsentation ablöst... ."[53]

Mit der *Archäologie des Wissens* (AdW, 1969) ist der Höhepunkt der diskursiven Phase M. FOUCAULTs erreicht. Nun geht es ihm um die Frage, ob sich Bedingungen angeben lassen, die zu Diskursen führen. Was macht die Aussage zu einem Wissen? Wobei M. FOUCAULT hier Wissen nicht zwangsläufig schon mit Wissenschaft gleichsetzt. Es geht ihm um den Zusammenhang von Sprache und Denken innerhalb des Diskurses: „Die Archäologie untersucht einen weitgehend eigenständigen Diskurs, und die Analyse dreht sich in der Folge um die Angabe der Regeln, denen dieser Diskurs bei seiner eigenen Formation folgt."[54] Dabei unterscheidet er die Formation der Gegenstände (AdW, S. 61 ff), der Äußerungsmodalitäten (AdW, S. 75 ff), der Begriffe (AdW, S. 83 ff) und der Strategien (AdW, S. 94 ff). „Alle Formationen definieren sich in ihren Funktionen durch den einen Grundgedanken: der Diskurs ist selbst zu

51 Ruoff, M.: a.a.O., S. 28.

52 Ruoff, M.: a.a.O., S. 30.

53 Ruoff, M., a.a.O., S. 31.

54 Ruoff, M.: a.a.O., S. 33.

seiner produktiven Erweiterung in der Lage“[55] - und zwar vollkommen unabhängig von der Frage der Subjektbeteiligungen.[56] M. FOUCAULT definiert zudem ‚diskursive Felder'. Demnach schafft jedes diskursive Feld „...Bedingungen für die Gültigkeit von Begriffen, wie es das Auftauchen bestimmter Äußerungsmodalitäten (z.B. Beschreibung, Erzählung, Deduktion, statistische Einschätzungen) festlegt.“[57] Jeder Diskurs enthält eine produktive Seite, die sich mit Aussagen verbinden (lassen). Die Aussage besteht i.d.R. aus einer Folge von Zeichen, die zu etwas anderem in Beziehung stehen. Dabei muss es sich bei diesem ‚anderen' nicht zwingend um einen Referenten einer Aussage handeln; denn jede Aussage verfügt über einen eigenen Korrelationsraum, der wiederum den Referenten beinhalten kann. Insofern dient ein Korrelationsraum der „Erzeugung des Referenten“[58]. Die FOUCAULTsche Aussage verfügt mit dem Korrelationsraum über eine bemerkenswerte Eigenschaft: Sie kann Referenten im Sinne des Neuen erzeugen. „Dies beschränkt sich keinesfalls auf die Fiktion [wie bspw. in einem Roman, wo Aussagen fiktiven Personen zugeordnet werden können; Anm. d. Verf.], denn diese Fähigkeit erweist sich unter historischen Bedingungen sogar als unverzichtbarer Bestandteil eines Wissens, das nicht nur reproduziert sondern letztlich mit der Generierung des Neuen zu Wissenschaft führen kann.“[59] Und auch der Autor eines Textes dient in der Archäologie des Wissens nur als Markierung eines Textes; denn „(e)r ist nicht der alleinige Produzent dieses Textes, sondern nur ein Name, der mit diesem Text in Verbindung gebracht wird. Damit ändert sich die Rolle des Subjekts, das zu einer Form des Diskurses wird. Der Diskurs hält Leerstellen für Subjektfunktionen bereit, und er bedient sich des Autors in den ‚Formen der sprechenden Subjektivität'. Der Autor stellt aus dieser externen Perspektive nur die Wirkung eines Aussagefeldes dar.“ Die Frage der Ent-

---

55 Ruoff, M., ebd.

56 Dieses Konzept lässt durchaus den Vergleich mit der Autopoiese (M. Foucault verwendet diese Bezeichnung an keiner Stelle) kommunikativer Systeme in der neueren Systemtheorie nach N. Luhmann zu.

57 Ruoff, M.: ebd.

58 Ruoff, M.: ebd.

59 Ruoff, M.: a.a.O., S. 174 f.

stehung eines Aussagefeldes beantwortet M. Foucault mit dem neu in die Diskussion gebrachten Begriff des ‚Archivs'. „Es [das Archiv, Anm. d. Verf.] ist *das allgemeine System der Formation und der Transformation der Aussagen.*"[60] Das Archiv - welches sich aus Ereignissen und Dingen zusammensetzt - stellt ein Aussagesystem dar, welches die Bedingungen für Aussagen festlegt. „Die Bedingung der Möglichkeit des Archivs gehorcht einer gewissen Aktualität, denn seine Funktion ist nicht die einer ewigen Konserve aller getätigten Aussagen. Seine exakte Funktion besteht im Funktionieren der Aussage(n) im Moment einer ausgedehnten Gegenwart."[61] „Die Archäologie beschreibt die Diskurse als spezifierte Praktiken im Element des Archivs."[62]

Die Archäologie setzt nicht auf Kontinuitätsbildung, wie sich dies in den Geschichtswissenschaften in der Regel wieder findet. Sie betont im Gegensatz Einschnitte, Brüche, Risse und plötzliche Neuentwicklungen. „Aus der Sicht der ideengeschichtlich orientierten Geschichtsschreibung geht die Archäologie also zerstörend und kontraproduktiv vor. Ihre besondere Methode setzt auf die Herausarbeitung von Unterschieden und verzichtet auf den Nachweis eindeutiger Ursprünge für die Entstehung von neuem in der Geschichte."[63] Das analytische Vorgehen der Archäologie bezieht Ereignisse nicht (induktiv) auf ein fertiges und bereits vorliegendes Modell oder eine Theorie (z.B. irgendeinen Ursprung etc.), „...sondern sie beginnt mit einer höchst differenzierten Kenntnisnahme der Umgebung des betreffenden Ereignisses."[64] M. RUOFF fasst die Quintessenz der Archäologie des Wissens wie folgt zusammen: „Keine Wissenschaft ohne Wissen und kein Wissen ohne diskursive Praxis. Die Umkehrung gilt nicht in jedem Fall, denn es gibt Wissen ohne Wissenschaft. Diskursive Praxis und Wissen gehören zusammen, wobei der Diskurs das Wissen formiert (Formationssysteme), aber das Wissen auf

60 Foucault, M.: Archäologie, S. 188.

61 Rouff, M.: a.a.O., S. 34.

62 Foucault, M.: Archäologie, S. 190.

63 Ruoff, M.: ebd.

64 Vgl. hierzu den Begriff der System/Umwelt-Differenz in der neueren Systemtheorie nach N. Luhmann.

den Diskurs zurückwirken kann, indem beispielsweise bestimmte Diskurstypen besondere Berücksichtigungen finden."[65]

Diskurse Praktiken bilden mit ihren Materialitäten und ihrer generierenden Kraft, selbst objektive Gegebenheiten. Damit kann „...das Feld der Aussagen nicht als eine *Übersetzung* von Operationen oder Prozessen beschrieben [werden], die sich anderswo (im Denken der Menschen, in ihrem Bewusstsein oder ihrem Unbewußten, in der Sphäre der transzendentalen Konstitutionen) abwickeln."[66] Vielmehr kann das Feld der Aussagen „in seiner empirischen Bescheidenheit" (M. FOUCAULT) verstanden werden „...als der Ort der Ereignisse, der Regelmäßigkeiten, der Verhältnisse, der bestimmten Veränderungen, der systematischen Transformationen. Daß man, kurz gesagte, ihn [diesen Ort, Anm. d. Verf.] nicht als das Resultat oder die Spur von etwas anderem behandelt, sondern als ein praktisches Gebiet, das autonom (wenn auch abhängig) ist und das man auf seiner eigenen Ebene beschreiben kann, obwohl man es nach etwas anderem gliedern muß als ihm selbst."[67]

1.4 Zur Rezeption des Diskursbegriffs in den Sozialwissenschaften

Wie wird dieser Ort der Ereignisse, dieses autonome Gebiet beobachtet? Welcher Forschungsperspektiven bedarf es zur Analyse dieses Gebiets? R. KELLER et al. stellen im ersten Band des ‚Handbuchs Sozialwissenschaftliche Diskursanalyse' elf verschiedene diskurstheoretische bzw. diskursanalytische Zugänge zur Untersuchung von Diskursen vor. U. a. handelt es sich dabei um Ansätze[68]

- der linguistischen Diskursgeschichte (M. JUNG beschäftigt sich hier mit der Veränderung von Aussagenetzen im Zeitverlauf),

---

[65] Ruoff, M.: a.a.O., S. 35.

[66] Foucault, M.: Archäologie des Wissens, a.a.O., S. 177.

[67] Foucault, M.: Archäologie des Wissens, ebd.

[68] Vgl. zur Diversität des Diskursbegriffs auch die Webseiten der Arbeitsgruppe Diskursanalyse der Sektion ‚Wissenssoziologie' der Deutschen Gesellschaft für Soziologie http://www.philso.uni-augsburg.de/soziologie/sozkunde/diskurs/index.html und www.dikursforschung.de

- der geschichtswissenschaftlichen Diskurstheorie und -analyse (P. SARASIN hebt die nicht-linguistischen Elemente von Diskursen hervor),
- der kritischen Diskurstheorie (S. JÄGER versteht Diskurse hier als institutionell verfestigte Redeweisen, die Handeln bestimmen und damit über linguistische Ansätze hinausgehen),
- der wissenssoziologischen Diskursanalyse (R. KELLER verknüpft eine wissenssoziologische Lesart der diskurstheoretischen Arbeiten M. FOUCAULTs mit dem handlungstheoretischen Ansatz von P. BERGER und T. LUCKMANN und untersucht mit diesem Forschungsansatz gesellschaftliche Prozesse der Konstruktion, Objektivation, Legitimation und Kommunikation von Wissens- und damit Handlungsordnungen),
- einer soziologischen Analyse narrativer Diskurse (W. VIEHÖVER schlägt diesen Ansatz zur Analyse öffentlicher Diskurse vor),
- eines sozialwissenschaftlichen Verständnisses von Diskursen als objektivierte (Wissens-)strukturen, die im sozialen Leben als objektive Wahrheiten und Tatsachen fungieren (H. BUBLITZ unterscheidet sich mit diesem Ansatz grundlegend von den vorangegangenen Beiträgen im Band, u.a. da sie unmittelbar an methodische Vorschläge von M. FOUCAULT anknüpft und diese zu einer gesellschafts- und diskurstheoretischen Perspektive hin systematisiert).

Die von R. KELLER bezeichnete Konjunktur diskurstheoretischer Theoriebildungen und Forschungen zeigt sich aber nicht nur in der Bezugnahme und Rezeption durch die vg. wissenschaftlichen Disziplinen, sondern auch anhand der heterogenen Struktur der unterschiedlichen Versionen bzw. Perspektiven innerhalb der Ansätze, die als Diskursforschung firmieren. S. JÄGER verdeutlicht, dass sich die einzelnen diskurstheoretischen Ansätze[69] auf unterschiedliche Diskursbegriffe bzw. unter-

[69] S. Jäger benennt selbst einige diskurstheoretische Ansätze, die wiederum nicht bei R. Keller auftauchen; vgl. Jäger, S.: Diskurstheoretische Ansätze im Überblick. In: ders.: Kritische Diskursanalyse. Eine Einführung, Münster 2004, S. 120–127.

schiedliche Interpretationen vorgegebener Diskursbegriffe stützen[70]. Es lässt sich also festhalten, dass es *den* Diskurs und *die* Diskurstheorie ebenso wenig gibt, wie es *die* Diskursanalyse gibt.

Der Bezug auf den Grundlagenbegriff ‚Diskurs' „...erfolgt dann, wenn sich die theoretischen Perspektiven und die Forschungsfragen auf die Konstitution und Konstruktion von Welt im konkreten Zeichengebrauch und auf zugrunde liegende Strukturmuster oder Regeln der Bedeutungs(re-)produktion beziehen. Diskurse lassen sich als mehr oder weniger erfolgreiche Versuche verstehen, Bedeutungszuschreibungen und Sinn-Ordnungen zumindest auf Zeit zu stabilisieren und dadurch eine kollektiv verbindliche Wissensordnung in einem sozialen Ensemble zu institutionalisieren."[71]

Methodisch werden wir uns in der Folge primär an den Ansatz der kritischen Diskurstheorie nach S. JÄGER anlehnen, ohne dabei jedoch prinzipiell andere Ansätze bzw. Perspektiven innerhalb der Diskurstheorie völlig auszublenden. Diese laufen - mehr oder weniger ausgeprägt - im Hintergrund stets mit.

1.5 Diskursforschung, Diskurstheorie und Diskursanalyse

Zum besseren Verständnis des insbesondere auf M. FOUCAULT zurückgehenden Denkgebäudes um den Diskursbegriff[72], müssen die verschiedenen Terminologien - Diskursforschung, Diskurstheorie und Diskursanalyse - zunächst noch etwas weiter expliziert werden.

Unter Diskursforschung können wir die Beschäftigung „...mit dem Zusammenhang zwischen Sprechen/Schreiben als Tätigkeit bzw. soziale Praktiken und der (Re-)Produktion von Sinnsystemen/Wissensordnungen, den darin eingebundenen sozialen Akteuren, den diesen Prozessen

70 Jäger, S.: Kritische Diskursanalyse, a.a.O., S. 121.

71 Keller, R.: Diskursforschung, 3. Aufl., Weinheim 2007, S. 7.

72 Zu weiteren Wurzeln der Diskurstheorie: J. Guilhaumou. In: R. Keller: Handbuch der sozialwissenschaftlichen Diskursanalyse. Band 2, Wiesbaden 2004, S. 19–66.

zugrunde liegenden Regeln und Ressourcen sowie ihren Folgen in sozialen Kollektiven"[73] verstehen.

„Diskurstheorie bzw. Diskursanalyse sind wiederum wissenschaftliche Unternehmungen zur Untersuchung der damit angesprochenen Prozesse."[74] „Während Diskurs*theorie* eher wissenschaftliche Unternehmungen bezeichnet, denen es um die systematische Ausarbeitung des Stellenwertes von Diskursen im Prozeß der gesellschaftlichen Wirklichkeitskonstitution geht ... zielt das Projekt der Diskurs*analyse* auf forschungspraktische methodische Umsetzung, auf die empirische Untersuchung von Diskursen."[75]

Diskursanalyse ist bereits Teil von Diskurstheorie, „...in deren Zentrum der Diskursbegriff als strukturbildendes Prinzip von Kultur und Gesellschaft steht und der zugleich die Konstitution von ‚Theorie' als historische (Re-)Konstruktion von Diskursen und Diskursformationen wesentlich bestimmt."[76] Es wird erkennbar, dass die Methode - die Diskursanalyse - bereits strukturales Element der Theorie ist; „sie strukturiert die Theorie als historische Analyse von Diskursen und Diskursformationen."[77] Somit verfügt Diskursanalyse über ein erzeugendes Moment, in dem sie selbst eine Gesellschaftstheorie generiert, „...aus dem, was jeweils Diskursgegenstand ist, und aus der Art und Weise der Problematisierung des Gegenstands werden jeweils Grundannahmen über die Funktionsweisen von Gesellschaft [oder ihre Subsysteme, Anm. d. A.] rekonstruiert."[78]

Theorieentwicklung und Methode der Untersuchung konstituieren sich in ein und demselben Akt.[79] „Die Methode liegt als Konstruktionsmodus

[73] Keller, R.: Diskursforschung, ebd.

[74] Keller, R.: Diskursforschung, ebd.

[75] Keller, R et al.: Handbuch Band 1, a.a.O., S. 15 f.

[76] Bublitz, H.: Diskursanalyse - (k)eine Methode? Eine Einleitung. In: Bublitz, H. et al. (Hrsg.): Das Wuchern der Diskurse. Perspektiven der Diskursanalyse Foucaults, Frankfurt New York, 1999, S. 27.

[77] Bublitz, H.: Diskursanalyse, ebd.

[78] Bublitz, H.: Diskursanalyse, ebd.

[79] Vgl.: Bublitz, H.: Diskursanalyse, S. 28.

von Theorie und von Gesellschaft als Gegenstand der Theorie zugrunde, denn sowohl die Theorie als auch gesellschaftliche Wirklichkeit als Gegenstand konstituieren sich methodisch durch Diskurse. Diskurstheorie ist daher nicht als von der Theorie abgelöste Methode denkbar; also nicht nur methodisches Instrumentarium, sondern immer schon Teil dessen, was sie analysiert, und zugleich analysierendes Medium. Die Theorie schafft sich ihren Gegenstand sowie die Art seiner Problematisierung jeweils historisch."[80] [81]

Betrachtet man die (re-)konstruierende und konstituierende Methodik von Diskurstheorie und -analyse im Vergleich zu den oben jeweils beispielhaft angegebenen Erhebungs- und Auswertungsmethoden der Sozialwissenschaften, so werden die Differenzen zu den in den Sozialwissenschaften üblicherweise verwendeten Suchprozessen - Induktion und Deduktion - erkennbar. Was H. WILLKE über die Grenzen der beiden traditionellen Suchprozesse - Induktion und Deduktion - im Hinblick auf die Suche nach den spezifischen Qualitäten und Identitäten eines bestimmten Systems beschreibt, („Induktion, das Schließen von Teilen auf das Ganze, kann über die Aggregation der Eigenschaften von Teilen nicht hinauskommen und verwehrt somit die Erkenntnis gerade dessen, was zentral wäre: die nur das Ganze charakterisierende neuartige Eigenschaft des Ganzen **und** die Rückwirkungen dieser Systemeigenschaften auf die Teile. Deduktion andererseits, das Schließen von einer Gesamtheit auf die sie bildenden Elemente, setzt Grundannahmen über die Gesamtheit voraus; diese kann der Erfahrungswissenschaftler aber nicht einfach behaupten, sondern er muß sie selbst herleiten, und die Frage ist: woher?"[82]) gilt im übertragenen Sinne für die Schwierigkeiten der Sozialwissenschaften mit der Diskurstheorie ebenso. Denn „Diskurse bilden, als Konstitutions- und Klassifikationsregeln sozialer Wirklichkeit, zu-

[80] Bublitz, H.: Diskursanalyse, ebd.

[81] Vgl. hierzu auch das Verhältnis von Subjekt und Objekt bei M. Foucault, der für eine ‚Philosophie der Subjektlosigkeit' (M. Ruoff) steht: Das Subjekt konstituiert sich demnach über Objekte, die es selbst erst erschafft; es macht nicht Vorhandenes, Gegebenes zum Objekt, Gegenstand seiner Subjektivierung, sondern konstituiert diese, indem es sich als Subjekt konstituiert.

[82] Willke, H.: Systemtheorie I: Grundlagen, 6. Aufl., Stuttgart 2000, S. 123.

gleich Gegenstand und methodisches Instrument der Diskursanalyse. Diskurse sind nicht vor der Analyse angebbar, sondern nur aus dem Diskursmaterial selbst als Ordnungsstrukturen zu rekonstruieren. Diskursanalyse ist insofern *mehr* als eine Methode im Sinne der empirischen Sozialforschung in der, angeleitet durch eine Theorie, eine vorgängige empirische Wirklichkeit durch sammeln von Einzelbeobachtungen ‚erhoben' wird, um auf diese Weise systematische Informationen über gesellschaftliche Zusammenhänge zu gewinnen und damit die Gültigkeit der Theorie zu überprüfen. Diskursanalyse ist demgegenüber ein Verfahren der analytischen Rekonstruktion gesellschaftlicher Regelmäßigkeiten, ohne deren Ordnungsstrukturen aus einer vorgängig formulierten Gesellschaftstheorie zu beziehen und auf eine aus ihrer Perspektive ‚widrige' Empirie zurückzugreifen."[83]

Das Verhältnis von Diskurstheorie und Diskursanalyse beschreibt H. BUBLITZ wie folgt: „Angeleitet durch eine Diskurs-‚Theorie', deren zentrales Element Diskurse als Praktiken der Hervorbringung einer sozialen Wirklichkeit bilden, stellt Diskursanalyse im Akt der empirisch-historischen Rekonstruktion der Ordnungsstrukturen von Gesellschaft Aussagen über Gesellschaft und deren Zusammenhänge her."[84]

Diskurse bilden die Regeln der Konstitution von Wissensformen, die ihrerseits Gegenstand der diskursanalytischen Forschung sind. „Diskursanalyse ist dann nichts anderes, als die Regelhaftigkeit sozialer Realität ans Licht zu bringen; d.h., sie ist die *Methode der Rekonstruktion der Regelhaftigkeit sozialer Wirklichkeit.*"[85] „Damit aber widerspricht sie sowohl einem deduktiven Ansatz empirischer Forschung als auch jenem Denkgebäude des Empirismus, das aus einer breiten Basis gesammelter Einzeldaten über Induktion zu mehr oder weniger allgemeinen Thesen über

[83] Bublitz, H.: Differenz und Integration. Zur diskursanalytischen Rekonstruktion der Regelstrukturen sozialer Wirklichkeit. In: Keller, R.: Handbuch Sozialwissenschaftliche Diskursanalyse. Bd. 1: Theorien und Methoden, 2. Aufl., Weinheim 2006, S. 234 f.

[84] Bublitz, H.: Differenz und Integration, S. 235.

[85] Bublitz, H.: Differenz und Integration, S. 236.

Gesellschaft gelangt."[86] Denn, es wird nichts induktiv ‚entfaltet' oder deduktiv an einer Empirie ‚getestet'. Wenn aber Diskursanalyse, als Verfahren der analytischen Rekonstruktion gesellschaftlicher Regelmäßigkeiten mehr ist als eine Methode der empirischen Sozialforschung (s.o.), was macht dann ihre Spezifität auf der methodischen Ebene aus?

„Die Differenz zu herkömmlichen Methoden der empirischen Sozialforschung besteht darin, daß die Regeln der Ordnung von Gesellschaft im empirischen Material selbst vorliegen und im Akt der Forschung (re-) konstruiert werden, wenngleich die Diskursanalyse - wie jene [gemeint sind hier Ansätze der empirischen Sozialforschung, Anm. d. Verf.] - vorgängige theoretische Annahmen braucht und mit jener eine vorgängige Theorie der Diskurse als konstituierende Ordnungsstrukturen von Gesellschaft teilt. In der Verbindung beider Aspekte beschreitet sie neue Wege."[87]

Diskursanalytisches Vorgehen teilt somit zwar ansatzweise den empirischen Anspruch auf systematische Überprüfung theoretischer Annahmen der Realität; „...aber das Modell, das ihr zugrunde liegt, in dessen Zentrum der Diskursbegriff steht, geht bereits aus einer historischen Analyse ... hervor. (...) Das theoretische ‚Modell' bezieht sich also diskursanalytisch allenfalls auf eine diskurstheoretische Methodologie der Regelhaftigkeit von Gesellschaft und sozialer Wirklichkeit. Sie gewinnt eine ‚theoretisch' ausformulierte historisierte Gesellschaftstheorie erst im Zuge der empirischen Analysen, nämlich der perspektivischen Rekonstruktion der Bedingungen, unter denen diskursive Regelmäßigkeiten der sozialen Wirklichkeitskonstruktion hervorgebracht werden. Zugleich aber unterstellt sie dieser Empirie Diskurse als regelhafte Praktiken."[88] H. BUBLITZ spricht hier von „...zutage geförderten Ordnungsstrukturen von Gesellschaft als konstruierte ‚Selbstbeobachtungen' von Gesellschaft: ‚Theorie' bildet sich dann als einheitlicher Vorgang der regelgeleiteten (Re-)Konstruktion und Dekonstruktion empirischer Evi-

86 Bublitz, H.: Differenz, ebd.

87 Bublitz, H.: Differenz, ebd.

88 Bublitz, H.: Differenz, ebd.

denzen."[89] Aus der systemtheoretischen Perspektive ließe sich hier an eine Form der Beobachtung zweiter Ordnung anschließen, die es der Gesellschaft, als umfassendes Sozialsystem, das alle anderen sozialen Systeme in sich einschließt[90], ermöglicht sich selbst als „Sonderfall sozialer Systeme" (N. LUHMANN) in einer System/Umwelt-Differenz zu beobachten.

1.6 Diskursanalyse als Forschungsperspektive der Gesellschaftsanalyse

M. FOUCAULT selber verstand Diskursanalyse als umfassende Gesellschaftsanalyse, als eine Analyse der Beziehungen, die „...zwischen Institutionen, ökonomischen und gesellschaftlichen Prozessen, Verhaltensformen, Normsystemen, Techniken, Klassifikationstypen und Charakterisierungsweisen hergestellt"[91] werden und dem Diskurs ermöglichen, „...in Erscheinung zu treten, sich neben andere Gegenstände zu stellen, sich in Beziehung zu ihnen zu setzen, seine Verschiedenheit und vielleicht seine Heterogenität zu definieren, kurz, in einem Feld der Äußerlichkeit platziert zu sein."[92] Diese „Beziehungen sind im Gegenstand nicht präsent; bei einer Analyse werden sie nicht entfaltet; sie zeichnen dabei nicht den Rahmen nach, die immanente Rationalität, dieses ideale Gerüst, das völlig oder teilweise wiedererscheint, denkt man es in seiner begrifflichen Wahrheit. (...) Die diskursiven Beziehungen sind dem Diskurs nicht innerlich, wie man sieht: sie verbinden die Begriffe oder Wörter nicht untereinander; sie errichten zwischen den Sätzen oder den Propositionen keine deduktive oder rhetorische Architektur. Aber es sind dennoch keine dem Diskurs äußerliche Beziehungen, die ihn beschränken oder ihm bestimmte Formen auferlegen oder ihn zwingen würden, unter bestimmten Umständen bestimmte Dinge zu äußern. [93] M. FOUCAULT geht davon aus, dass sie sich irgendwie an der Grenze des

---

89 Bublitz, H.: Differenz, ebd.

90 Vgl. Luhmann, N.: Die Gesellschaft der Gesellschaft, Frankfurt a. M. 1998, S. 78 ff.

91 Foucault, M.: Archäologie des Wissens, Frankfurt a. M. 1981, S. 68.

92 Foucault, M.: Archäologie, a.a.O., S. 68 f.

93 Foucault, M.: a.a.O., S. 68 f.

Diskurses befinden: "Sie bieten ihm die Gegenstände, über die er reden kann, oder vielmehr ... sie bestimmen das Bündel von Beziehungen, die der Diskurs bewirken muß, um von diesen und jenen Gegenständen zu reden, sie behandeln, sie benennen, sie analysieren, sie klassifizieren, sie erklären zu können. Diese Beziehungen charakterisieren ... den Diskurs selbst als Praxis." [94]

R. KELLER verweist darauf, dass mit dem Begriff der Diskursanalyse im eigentlichen Sinne „...keine spezifische Methode, sondern eher eine *Forschungsperspektive* auf besondere, eben als Diskurse begriffene Forschungsgegenstände bezeichnet" werde[95]. „Was darunter konkret, im Zusammenhang von Fragestellung und methodisch-praktischer Umsetzung verstanden wird, hängt von der disziplinären und theoretischen Einbettung ab."[96] Und diese Einbettung kann in höchst unterschiedlicher Weise erfolgen, wie die differenten Perspektiven in R. KELLER (2004; s. o.) veranschaulichen. Als einen kleinsten gemeinsamen Nenner - trotz aller Heterogenität diskursanalytischer und -theoretischer Ansätze - kennzeichnet R. KELLER die Verwendung des Diskursbegriffs auf der Ebene von Diskursanalyse und Diskurstheorie wie folgt: Sie

- beschäftigen sich mit dem tatsächlichen Gebrauch von geschriebener und/oder gesprochener Sprache und anderen Symbolsystemen in gesellschaftlichen Praktiken;

---

94 Im Sinne der neueren Systemtheorie nach N. Luhmann ist hier der Begriff der strukturellen Koppelung bedeutsam: 1. Strukturelle Kopplung als System-Umwelt-Beziehung (gesellschaftsexterne Form) von Kommunikation und Bewusstsein und 2. als System-System-Beziehung (gesellschaftsinterne Form) sowie der Kopplung via Organisationen (als Multireferenzräume). Des weitern verweisen Foucaults Ausführungen jedoch systemtheoretisch reformuliert auf eine dritte Form der strukturellen Kopplung: Strukturelle Kopplung zwischen Bewusstsein und Organisation(en), die über Personen (als soziale Adressen) laufen (vgl. Lieckweg, T.: Strukturelle Kopplung von Funktionssystemen über Organisation. In: Soziale Systeme 2001, H2, 267–289).

95 Keller, R.: Diskursforschung, S. 8.

96 Keller, R.: Diskursforschung, ebd.

- betonen, dass im praktischen Zeichengebrauch der Bedeutungsgehalt von Phänomenen sozial konstruiert und diese damit in ihrer gesellschaftlichen Realität konstruiert werden;
- unterstellen zugleich, dass sich einzelne Interpretationsangebote als Teile einer umfassenderen Diskursstruktur verstehen lassen, die *vorübergehend* durch spezifische institutionell-organisatorische Kontexte erzeugt und stabilisiert werden, und
- sie gehen davon aus, dass der Gebrauch symbolischer Ordnungen rekonstruierbaren Regeln des Deutens und Handelns unterliegt.[97]

Wir können zu den Kernbegriffen Diskurs - Diskurstheorie - Diskursanalyse für die weiter folgende Auseinadersetzung zusammenfassend festhalten:

- Der *Diskurs* ist als eine regulierte Praxis zu verstehen, die jeweils festlegt, was von wem, in welchem Zusammenhang, in welcher materiellen Form wann geäußert wurde bzw. werden kann.[98]
- *Diskurse* sind konstitutiv für die Erzeugung, Veränderung und Reproduktion von Wissensgegenständen.
- *Diskurse* stehen demnach in einem aktiven Verhältnis zur Wirklichkeit: Indem sie etwas formulieren, formieren sie sowohl Wirklichkeit und als auch die Subjekte, die die Aussage treffen (diskursive Konstruktion).
- Über dieses aktive Verhältnis zur Wirklichkeit üben *Diskurse* Macht aus indem sie Wissen transportieren, das kollektives und individuelles Bewusstsein speist. Dieses zustande gekommene Wissen ist die Grundlage für individuelles und kollektives Handeln und die Gestaltung von Wirklichkeit.[99]

---

97 Vgl. Keller, R: Diskursforschung, S. 9.

98 Vgl. Waldenfels, B.: Michel Foucault. Auskehr des Denkens. In: Fleischer, M. (Hrsg.): Philosophen des 20.Jahrhunderts. Eine Einführung, Darmstadt 1995, S. 198.

99 Vgl. Jäger, S.: Diskurs und Wissen. Theoretische und methodische Aspekte einer Kritischen Diskurs- und Dispositivanalyse. In: Keller, R. et al.: Handbuch Sozial-

- Die (herrschenden) *Diskurse* können kritisiert und problematisiert werden; in dem man sie analysiert, ihre Widersprüche und ihr Verschweigen bzw. die Grenzen der durch sie abgesteckten Sag- und Machbarkeitsfelder aufzeigt und die Mittel bzw. Methoden aufzeigt, mit denen eine temporär gültige Wahrheiten erzeugt werden sollen.[100]
- *Diskurstheorie* - als wissenschaftliche Unternehmung, der es um eine systematische Ausarbeitung des Stellenwerts von Diskursen im Prozess gesellschaftlicher Wirklichkeitskonstitutionen geht - ist von Diskursanalyse nicht zu trennen. „Theorieentwicklung und Methode der Untersuchung konstituieren sich in ein und demselben Akt."[101]
- *Diskursanalyse* nimmt weder eine Bedeutungsanalyse noch eine Sinnanalyse vor. Der Sinn darf keine Voraussetzung bilden, denn es geht M. FOUCAULT vielmehr um die Analyse der formalen Bedingungen der Entstehung von Sinn.[102]
- *Diskursanalyse* „...zielt darauf, festzustellen, was faktisch gesagt wurde und dann gleichsam zu stabilen Aussagemustern kristallisierte, die nach einiger Zeit wieder zerfallen."[103]

2. Genealogie: Die Macht der Diskurse

2.1 Genealogie als Machtanalytik

M. FOUCAULT verändert seine archäologische Perspektive Ende der sechziger Jahre des vergangenen Jahrhunderts. Mit der *Ordnung des Diskurses*[104] kommt es erneut zu einer bedeutsamen Wendung, die M. FOUCAULT „...als einen Philosophen ausweisen, der sich von seiner Ar-

wissenschaftliche Diskursanalyse. Band 1: Theorien und Methoden, 2. Aufl., Wiesbaden 2006, S. 83–114.

100 Vgl. Jäger. S.: Diskurs und Wissen, a.a.O., S. 85.

101 Bublitz, H.: Diskursanalyse, a.a.O., S. 28.

102 Vgl. Ruoff, M.: Foucault-Lexikon, a.a.O., S. 100.

103 Sarasin, P.: Michel Foucault. Zur Einführung, Hamburg 2005, S. 106.

104 Foucault, M.: Die Ordnung des Diskurses, 9. Aufl., Frankfurt a.M. 2003.

beit distanzieren kann."[105] Stand vormals die archäologische Methode im Vordergrund, beginnt ihn nun das „Problem der ‚diskursiven Ordnung', der sich aus dem Spiel der Zeichen ergebenden spezifischen Machtwirkungen"[106] zu interessieren. Auch hier greift er zunächst den Diskurs als Thema auf. Die ‚Ordnung des Diskurses' bedeutet jedoch diskursanalytisch eine grundlegende Wende von der Archäologie hin zur Genealogie, wenn er auch in seiner Inauguralvorlesung am Collège de France im Jahr 1970 (vgl.: *Die Ordnung des Diskurses*) die Genealogie noch als Ergänzung seines archäologischen Ansatzes beschreibt.[107] Die genealogische Perspektive betont die prozessuale Seite der Diskurse und die Beziehung zwischen Wissen und Macht (und im weiteren der Subjektformung bzw. -bildung). In seinem aus der gleichen Zeit stammenden Aufsatz *Nietzsche, die Genealogie, die Historie* (1969/1970) wird, wie in kaum einem seiner anderen Werke, M. FOUCAULTs Identifikation mit F. NIETZSCHE deutlich. M. FOUCAULT „...hört nicht auf, den Diskursbegriff zu verwenden, aber er dreht nun gleichsam die horizontale Frageachse, die hinter jedem besonderen Sinn die diskursive Seite rekonstruiert, um 90 Grad, um in vertikaler Perspektive unter jedem Sprechen den Sprecher zu entlarven, der zwar kein begründetes Subjekt, wohl aber ein Kämpfender ist, der mit List und Hinterlist sich jener Regeln bemächtigt, die der Diskursanalytiker später rekonstruieren kann, wenn diese Auseinandersetzungen längst zu abgelegten, verstaubten Kontroversen geronnen sind."[108]

Dabei lehnt er es ab, nach einem Ursprung von Aussagen und Aussagenfeldern zu forschen. „Von *Ursprung* wird auch in ironischer Weise als von einer Täuschung gesprochen. Worin besteht z.B. der *Ursprung* der Moral, den man seit Platon sucht? (...) Wo ist der Ursprung der Religionen zu suchen, den Schopenhauer in einem metaphysischen Gefühl des

105 Ruoff, M.: Foucault-Lexikon, a.a.O., S. 101.

106 Foucault, M.: Dispositive der Macht. Über Sexualität, Wissen und Macht, Berlin 1978, S. 26.

107 Vgl.: Foucault, M.: Die Ordnung des Diskurses, a.a.O., S. 43.

108 Sarasin, P.: Michel Foucault zur Einführung, Hamburg 2005, S. 121.

Jenseits sah?"[109] In Anlehnung an F. NIETZSCHEs ‚Genealogie der Moral' verwendet er stattdessen den Begriff der *Herkunft*, denn „Begriffe wie *Entstehung* oder *Herkunft* bezeichnen besser als *Ursprung* den eigentümlichen Gegenstand der Genealogie",[110] denn es geht im Sinne der Herkunft darum, die subtilen und individuellen und subindividuellen Spuren aufzudecken, die sich in einem Individuum kreuzen können und ein schwer entwirrbares Netz bilden. (...) Die Analyse der Herkunft führt uns auch zu den unzähligen Ereignissen zurück, durch die (dank denen und gegen die) sich ein Begriff oder ein Charakter gebildet haben."[111] „Der Genealoge braucht die Historie, um die Chimäre des Ursprungs zu vertreiben"[112] aber die Genealogie „...geht nicht in die Vergangenheit zurück ... sie soll nicht zeigen, daß die Vergangenheit noch da ist, daß sie in der Gegenwart noch lebt und sie insgeheim belebt, nachdem sie allen Zeitläufen eine von Anfang an feststehende Form aufgedrückt hat. (...) Dem komplexen Faden der Herkunft nachzugehen heißt vielmehr das festhalten, was sich in ihrer Zerstreuung ereignet hat: die Zwischenfälle, die winzigen Abweichungen oder auch die totalen Umschwünge, die Irrtümer, die Schätzungsfehler, die falschen Rechnungen, die das entstehen ließen, was existiert und für uns Wert hat. Es gilt zu erkennen, daß an der Wurzel dessen, was wir erkennen und was wir sind, nicht die Wahrheit und das Sein steht, sondern die Äußerlichkeit des Zufälligen."[113]

R. KELLER betont, dass es sich bei der Genealogie eher „...um eine andere Akzentuierung als um ein völlig neues Programm [handelt]. An die Stelle der Konzentration auf Aussagesysteme (in der Archäologie des Wissens) tritt die Untersuchung der Praktiken, mittels derer Diskurse Subjekte formen, aber auch die Betrachtung von Praktiken als einer relativ eigensinnigen Wirklichkeitsebene mit eigenen Dynamiken bzw. des

109 Foucault, M.: Nietzsche, die Genealogie, die Historie. In: Mazumdar, P.: Foucault, München 2001, S. 332.

110 Foucault, M.: Nietzsche, a.a.O., S. 336.

111 Foucault, M.: Nietzsche, ebd.

112 Foucault, M.: Nietzsche, a.a.O., S. 335.

113 Foucault, M.: Nietzsche, a.a.O., S. 337.

Wechselspiels von Sichtbarem (Materialität) und Diskursen. (...) Von zentraler Bedeutung wird dabei ein spezifisches Verständnis von Macht sowie die Verbindung zwischen Macht und Wissen."[114] „Die Genealogie untersucht die Verschränkung der Regeln (de)stabilisierender Machtverhältnisse. Wissen und Macht verschränken sich im Diskurs ineinander. Macht ist den Produktionsregeln des Wissens immanent."[115]

Neben der *Herkunft* setzt M. FOUCAULT zum Verständnis der Genealogie (der Suche nach) dem *Ursprung* einen weiteren Begriff entgegen, der ebenfalls auf F. NIETZSCHEs ‚Genealogie der Moral' zurückgeht; den der *Entstehung*. „*Entstehung* meint eher das Auftauchen, das Prinzip und das einzigartige Gesetz eines Aufblitzens. (...) Die Entstehung vollzieht sich immer innerhalb eines bestimmten Kräfteverhältnisses. Die Analyse der *Entstehung* muß das Spiel dieser Kräfte aufzeigen, ihren Kampf gegeneinander, ihren Kampf gegen widrige Umstände... ."[116] Dabei versteht er die Entstehung als „...das Heraustreten der Kräfte auf die Szene, ihr Sprung aus den Kulissen auf die offene Bühne. (...) Während die Herkunft die Qualität eines Instinkts, seine Stärke oder Schwäche und seine Spuren im Leib bezeichnet, gibt die Entstehung den Ort einer Konfrontation an; doch sollte man sich hüten, ihn als geschlossenes Feld vorzustellen, auf dem sich ein Kampf zwischen Gleichen abspielt; es handelt sich vielmehr ... um einen ‚Nicht-Ort', eine bloße Distanz, die den Gegnern keinen gemeinsamen Platz einräumt. Niemand ist verantwortlich für eine Entstehung, niemand kann sich ihr rühmen, sie geschieht in einem leeren Zwischen."[117]

Diese grundsätzlichen Ausführungen zur Essenz dessen, was M. FOUCAULT unter Genealogie versteht, machen deutlich, dass es ihm nicht um historisierte Kontinuität, um das Recherchieren eines Nacheinanders oder Aufeinander Folgenden geht. Ihn interessieren die Brüche, das Unsagbare bzw. Ungesagte, die ‚Nicht-Orte' einer Konfrontation und damit - nach wie vor - die Frage der Kontingenz. „Die Erforschung der Her-

114 Keller, R.: Diskursforschung, a.a.O., S. 49.

115 Bublitz, H.: Diskurs, a.a.O., S. 38.

116 Foucault, M.: Nietzsche, a.a.O., S. 339.

117 Foucault, M.: Nietzsche, a.a.O., S. 341.

kunft liefert kein Fundament: sie beunruhigt, was man für unbeweglich hielt; sie zerteilt, was man für eins hielt; sie zeigt die Heterogenität dessen, was man für kohärent hielt."[118]

2.2 Kritik und Genealogie

M. FOUCAULT stellt zunächst ‚Kritik' und ‚Genealogie' als zwei Analyserichtungen vor.[119] „Der Unterschied ist allerdings wenig spezifisch: Während die kritische Analyse ‚die Formen der Ausschließung, der Einschränkung, der Aneignung' des Diskurses erfassen soll (ODis: 41), ist die genealogische Seite für die Frage zuständig, ‚wie sich durch diese Zwangssysteme hindurch (gegen sie oder mit ihrer Unterstützung) Diskursserien gebildet haben; welche spezifischen Normen und welche Erscheinungs-, Wachstums- und Veränderungsbedingungen eine Rolle gespielt haben' (ODis: 42)."[120] Die Genealogie beträfe somit also primär „die tatsächliche Entstehung der Diskurse ... die Kritik analysiert die Prozesse der Verknappung, aber auch der Umgruppierung und Vereinheitlichung der Diskurse."[121] M. Foucault selber lässt an dieser Stelle das Eingeständnis folgen, dass „(d)iese beiden Aufgaben nicht ganz zu trennen" seien.[122] „Denn eine mögliche scharfe Trennung in ein Außerhalb und ein Innerhalb des Diskurses, in eine Entstehung und ein Entstandenes ist ja schon von der generellen Fragerichtung nach der ‚Ordnung des Diskurses' unterlaufen worden."[123] Somit lässt sich „...die Suggestion, es handele sich bei Kritik und Genealogie um völlig verschiedene Untersuchungsverfahren ... nicht durchhalten."[124] Die symbiotische Beziehung der beiden Ansätze charakterisiert und bestätigt M. FOUCAULT selbst wie

[118] Foucault, M.. Nietzsche, ebd.

[119] Vgl. Foucault, M.: Die Ordnung des Diskurses, a.a.O., S. 38 ff.

[120] Saar, M.: Genealogie als Kritik. Geschichte und Theorie des Subjekts nach Nietzsche und Foucault, Frankfurt/New York 2007, S. 197.

[121] Foucault, M.: Die Ordnung des Diskurses, a.a.O., S. 41.

[122] Foucault, M.: Die Ordnung des Diskurses, ebd.

[123] Saar, M.: Genealogie als Kritik, a.a.O., S. 197.

[124] Saar, M.: Genealogie als Kritik, ebd.

folgt: „So müssen sich also die kritischen Beschreibungen und die genealogischen Beschreibungen abwechseln, stützen und ergänzen."[125]

Im Rahmen der Genealogie rücken somit die politischen, sozialen und ökonomischen Bedingungen der Diskurse ins Blickfeld.[126] Die Genealogie des Pflegeversicherungsdiskurses bspw. offenbart die Einwirkungen verschiedener diskursiver Wissensbereiche und Machtfelder innerhalb und außerhalb dieses Diskurses. Denn „(d)ie Machtanalytik ist das eigentliche Feld der Genealogie."[127] Im Rahmen dieses genealogischen Analyseschritts gilt es deshalb das festzuhalten, was sich in Zwischenfällen, in winzigen Abweichungen oder in totalen Umschwüngen, in Irrtümern etc. ereignet hat. Das Wechselspiel von Sichtbarem/Vergegenständlichungen (Materialität), diskursiven Praktiken und nicht-diskursiven Praktiken sowie die dem Diskurs zugrunde liegenden Kontrollverfahren: erkennbare Ausschließungs- und Verknappungssysteme. Was mit dem „Dechiffrierungsinstrument der Genealogie"[128] erkennbar wird, ist eine deontologische „Äußerlichkeit des Zufalls ... die den Schein der Natürlichkeit und Substanzialität von Ideen und Werten durch die Zurückführung auf ihre wenig natürlichen und wenig neutralen möglichen ‚Fabrikationen' zersetzt. (...) Genealogie ist eine neue Form von Geschichtsschreibung, die von philosophischen Substanzannahmen befreit ist."[129] Genealogie heißt mithin immer auch „...entdecken, dass an der Wurzel dessen, was wir erkennen [connaissons] und was wir sind, nicht die Wahrheit liegt und auch nicht das Sein, sondern die Äußerlichkeit des Zufalls [l'extériorité]."[130] Erkennbar werden damit „...die Kämpfe

125 Foucault, M.: Die Ordnung des Diskurses, a.a.O., S. 43.

126 Vgl. Friesacher, H.: Foucaults Konzept der Gouvernementalität als Analyseinstrument für die Pflegewissenschaft. In: Pflege, 17. Jg., 2004, S. 364-374.

127 Bublitz, H.: Differenz und Integration. Zur diskursanalytischen Rekonstruktion der Regelstrukturen sozialer Wirklichkeit. In: Keller, R. et al.: Handbuch Sozialwissenschaftliche Diskursanalyse. Band 1: Theorien und Methoden, 2. Aufl., Wiesbaden 2006, S. 227-262.

128 Saar, M.: Genealogie als Kritik, a.a.O., S. 202.

129 Saar, M.: Genealogie als Kritik. Geschichte und Theorie des Subjekts nach Nietzsche und Foucault, Frankfurt a. M./New York, 2007, S. 198 f.

130 Foucault, M.: Nietzsche, die Genealogie, die Historie (1971). In: Schriften, Bd. 2, S. 166-191.

hinter den Phänomenen"[131] (z.B. der Entwicklung der MDK-Prüfkonstrukte).

2.3 Ausschließungs- und Verknappungssysteme

Während er mit seinem (1969/1970 verfassten und erst 1971 publizierten) Aufsatz Nietzsche, die Genealogie, die Historie die Genealogie als die ‚Freilegung des Werdens' (P. MAZUMDAR) in ihren philosophischen Grundzügen beschreibt, geht es M. FOUCAULT in *Die Ordnung des Diskurses* insbesondere um die Kontrollverfahren, die den Diskurs bestimmen: „Ich setze voraus, daß in jeder Gesellschaft die Produktion des Diskurses zugleich kontrolliert, selektiert, organisiert und kanalisiert wird - und zwar durch gewisse Prozeduren, deren Aufgabe es ist, die Kräfte und die Gefahren des Diskurses zu bändigen, sein unberechenbar Ereignishaftes zu bannen, seine schwere und bedrohliche Materialität zu umgehen."[132] M. FOUCAULT spricht diesbezüglich von Ausschließungs- und Verknappungssystemen als einschränkende Prozeduren. Damit geht es ihm um begrenzende Größen, die den Diskurs einschränken, wobei sich zwischen diskurs-externen und diskurs-internen Einschränkungen differenzieren lässt. Extern einschränkende Prozeduren bevorzugen etwas und schließen etwas anderes aus; tabuisieren oder ritualisieren es:

- Das *Verbot*: „Man weiß, dass man nicht das Recht hat, alles zu sagen, dass man nicht bei jeder Gelegenheit von allem sprechen kann, dass schließlich nicht jeder beliebige nicht über alles beliebige reden kann"[133]; Menschen, Gegenstände oder bestimmte Zeiten werden aus der Diskussion ausgeschlossen.
- Die *Unterscheidung zwischen Vernunft und Wahnsinn* bzw. die *Ausgrenzung des Wahnsinns.* Vernunft erscheint hier nicht mehr als der Sitz dessen, was man wissen kann, „sondern lediglich als Ausdruck einer gewissen Vorstellung des Normalen. Wer in einer Gesellschaft als

131 Saar, M.: Genealogie als Kritik, a.a.O., S. 200.

132 Foucault, M.: Die Ordnung des Diskurses, 9. Aufl., Frankfurt a.M. 2003, S. 11.

133 Foucault, M.: Die Ordnung des Diskurses, ebd.

Weiser gilt, kann in einer anderen als Verrückter in der Psychiatrie landen."[134]

- Die *Unterscheidung zwischen Wahrheit und Unwahrheit* bzw. der *Wille zur Wahrheit.* „Wenn wir etwa die Wissenschaft als eine Weise betrachten, Wahrheit zu erlangen, dann stellen wir fest, dass sie mit bestimmten Formen der Wissensproduktion verbunden ist, die ihrerseits mit dem Machtssystem der Gesellschaft zusammenhängen. (...) Was wahr und was unwahr ist, wird von den ‚herrschenden' Methoden der Wissenschaft festgelegt, die Teil des Machtsystems ist."[135] L. FLECK hat dies anschaulich in seiner 1935 erstmals erschienen Studie über die Produktion wissenschaftlichen Wissens mit den zentralen Begriffen ‚Denkstil', ‚Denkstilbindung' und ‚Denkkollektiv' beschrieben.[136]

Interne Einschränkungen, die M. FOUCAULT auch als „Prinzipien der Verknappung"[137] bezeichnet, sind dem Diskurs immanent. M. FOUCAULT benennt hierzu folgende Beispiele:

- Der *Kommentar* „...bannt den Zufall des Diskurses, indem er ihm gewisse Zugeständnisse macht: er erlaubt zwar etwas anderes als den Text selbst zu sagen, aber unter den Voraussetzungen, dass der Text selbst gesagt und in gewisser Weise vollendet werde. (...) Das unendliche Gewimmel der Kommentare ist vom Traum einer maskierten Wiederholung durchdrungen: an seinem Horizont steht vielleicht nur das, was an seinem Ausgangspunkt stand - das bloße Rezitieren. (...) Das Neue ist nicht in dem, was gesagt wird, sondern im Ereignis seiner Wiederkehr"[138] [139]

---

134 Knoblauch, H.: Wissenssoziologie, a.a.O., S. 215.

135 Knoblauch, H.: ebd.

136 Vgl.: L. Fleck: Entstehung und Entwicklung einer wissenschaftlichen Tatsache. Einführung in die Lehre vom Denkstil und Denkkollektiv, Frankfurt a.M. 1980.

137 Foucault, M.: Die Ordnung des Diskurses, a.a.O., S. 20.

138 Foucault, M.: Die Ordnung des Diskurses, a.a.O., S. 19 f.

139 Vgl. hierzu in ähnlicher Form die Differenz zwischen Daten, Information und Mitteilung in der neueren Systemtheorie n. N. Luhmann.

- Der *Autor*, und zwar nicht „...als sprechendes Individuum, das einen Text gesprochen oder geschrieben hat, sondern [der] Autor als Prinzip der Gruppierung von Diskursen, als Einheit und Ursprung ihrer Bedeutungen, als Mittelpunkt ihres Zusammenhalts."[140] „Das Prinzip, das Diskurse Autoren zugeschrieben werden, stellt insofern eine Beschränkung dar, als diese versucht sind, eine Identität zu wahren und somit Texte fest an bestimmte Identitäten binden."[141]
- Eine weitere interne Beschränkung stellt die *Organisation des Wissens* bzw. das *Prinzip der Disziplinen* dar, wie etwa der Medizin, der Soziologie oder auch der Pflege. „Disziplinen fordern, dass Diskurse in ihrer Fachsprache und mit ihrem eigenen Code geführt werden, der zudem von einem dominanten Wissen geprägt ist."[142] „(D)enn sie definieren sich durch einen Bereich von Gegenständen, ein Bündel von Methoden, ein Korpus von als wahr angesehenen Sätzen, ein Spiel von Regeln und Definitionen, von Techniken und Instrumenten: das alles konstituiert, ein anonymes System, das jedem zur Verfügung steht, der sich seiner bedienen will oder kann, ohne das sein Sinn oder Wert vom Erfinder abhängt."[143] Der Unterschied zum *Kommentar* liegt für M. FOUCAULT darin, dass in der *Disziplin* nicht ein bestimmter Sinn vorausgesetzt wird, den es wieder zu entdecken gilt und auch keine Identität, die wiederholt wird, sondern das, „...was für die Konstruktion neuer Aussagen erforderlich ist. Zur Disziplin gehört die Möglichkeit, endlos neue Sätze zu formulieren."[144]

Neben diesen externen und internen Einschränkungen von Diskursen, befasst sich M. FOUCAULT des Weiteren mit der Frage, wie der Zugang zum Diskurs und das Verhalten beim Diskurs geregelt werden. Bei dieser dritten Gruppe von Prozeduren, welche die „...Kontrolle der Diskurse ermöglichen"[145] geht es nicht darum, die Kräfte der Diskurse zu bän-

140 Foucault, M.: Die Ordnung des Diskurses, a.a.O., S. 20.

141 Knoblauch, H.: Wissenssoziologie, a.a.O., S. 215.

142 Knoblauch, H.: Wissenssoziologie, ebd.

143 Foucault, M.: Die Ordnung des Diskurses, a.a.O., S. 22.

144 Foucault, M.: Die Ordnung des Diskurses, ebd.

145 Foucault, M.: Die Ordnung des Diskurses, a.a.O., S. 25.

digen, noch geht es darum, die Zufälligkeit ihres Auftauchens zu beherrschen. „Es geht darum, die Bedingungen ihres Einsatzes zu bestimmen, den sprechenden Individuen gewisse Regeln aufzuerlegen und so zu verhindern, daß jedermann Zugang zu den Diskursen hat: Verknappung diesmal der sprechenden Subjekte. Niemand kann in die Ordnung des Diskurses eintreten, wenn er nicht gewissen Erfordernissen genügt, wenn er nicht von vorneherein qualifiziert ist. Genauer gesagt: nicht alle Regionen des Diskurses sind in gleicher Weise offen und zugänglich; einige sind stark abgeschirmt (und abschirmend), während andere fast allen Winden offen stehen und ohne Einschränkungen jedem sprechenden Subjekt verfügbar erscheinen."[146] [147]

M. FOUCAULT ordnet dieser dritten Gruppe von Zugangsbeschränkungen vier Prozeduren zu:

- *Rituale*, wie etwa die Erlangung von Titeln, die Beachtung bestimmter Verhaltensweisen oder die Benutzung bestimmter Symbole (weiße Kittel der Mediziner etc.). „Das Ritual definiert die Qualifikation, welche die sprechenden Individuen besitzen müssen (...), es definiert die Gesten, die Verhaltensweisen, die Umstände und alle Zeichen, welche den Diskurs begleiten müssen; es fixiert schließlich die vorausgesetzte oder erzwungene Wirksamkeit der Worte, ihre Wirkung auf ihre Adressaten und die Grenzen ihrer zwingenden Kräfte."[148] M. FOUCAULT benennt beispielhaft religiöse, therapeutische und politische Diskurse, die vom Einsatz eines Rituals nicht zu trennen seien und für die sprechenden Subjekte sowohl entsprechende Eigenschaften wie auch allgemein anerkannte Rollen bestimmen. „Diese Rituale erleichtern zwar den Diskurs, grenzen ihn aber auch ein."[149]

---

146 Foucault, M.: Die Ordnung des Diskurses, a.a.O., S. 26.

147 Vgl. hierzu aus systemtheoretischer Perspektive: Fuchs, P.: „Restriktion idiosynkratischer Kommunikationsmöglichkeiten" In: Ders.: Moderne Kommunikation, Frankfurt a.M. 1993, S. 122 ff und Kieserling, A.: „Interaktion und Gesellschaft" In: Ders.: Kommunikation unter Anwesenden. Studien über Interaktionssysteme, Frankfurt a.M. 1999, S. 213 ff (insb. zu schriftlosen Gesellschaften, S. 233).

148 Foucault, M.: Die Ordnung des Diskurses, a.a.O., S. 27.

149 Knoblauch, H.: Wissenssoziologie, a.a.O., S. 215.

- Eine weitere Begrenzung stellen *Diskursgesellschaften* dar. „Damit bezeichnet M. FOUCAULT die sozialen Gruppierungen, die den Diskurs tragen. Will man sich an einem Diskurs beteiligen, muss man deswegen von diesen Gemeinschaften aufgenommen werden."[150] Diskursgesellschaften bewahren Diskurse auf und produzieren sie gleichsam, „...um sie in einem geschlossenen Raum zirkulieren zu lassen und sie nur nach bestimmten Regeln zu verteilen, so daß die Inhaber bei dieser Verteilung nicht enteignet werden."[151]
- *Doktrinen* bilden die nächste Form der Zugangsbeschränkungen. „Sie bilden die eingeschliffenen Wissensformen, die in Diskursgemeinschaften gelten und scharfe Grenzen für den Diskurs bilden."[152] Auch hier nennt M. FOUCAULT wiederum religiöse und politische, aber auch philosophische Doktrinen, bei denen die „...Zahl der sprechenden Individuen, auch wenn sie nicht fixiert ist, dazu dient, begrenzt zu sein, und nur unter diesen Individuen kann der Diskurs zirkulieren und weitergegeben werden. Durch die gemeinsame Verbindlichkeit eines einzigen Diskursensembles definieren Individuen, wie zahlreich man sie sich auch vorstellen mag, ihre Zusammengehörigkeit."[153] M. FOUCAULT nennt als anscheinend einzige erforderliche Bedingung der Zusammengehörigkeit, die Anerkennung derselben Wahrheiten und die Akzeptierung einer - mehr oder weniger strengen - Regel der Übereinstimmung mit den für gültig erklärten Diskursen. (...) Die Doktrin bindet die Individuen an bestimmte Aussagetypen und verbietet ihnen folglich alle anderen; aber sie bedient sich auch bestimmter Aussagetypen, um die Individuen miteinander zu verbinden und sie dadurch von allen anderen abzugrenzen. (...) Die Doktrin führt eine zweifache Unterwerfung herbei: die Unterwerfung der sprechenden Subjekte unter die Diskurse und die Un-

---

150 Knoblauch, H.: Wissenssoziologie, ebd.

151 Foucault, M.: Die Ordnung des Diskurses, ebd.

152 Knoblauch, H.: Wissenssoziologie, S. 216.

153 Foucault, M.: Die Ordnung des Diskurses, S. 28.

terwerfung der Diskurse unter die Gruppe der sprechenden Individuen."[154]

- Die *gesellschaftliche Aneignung der Diskurse* stellt nach M. FOUCAULT eine letzte Form der Zugangsbeschränkungen dar[155]. „Die Erziehung mag de jure ein Instrument sein, das in einer Gesellschaft wie der unserigen jedem Individuum den Zugang zu jeder Art von Diskurs ermöglicht - man weiß jedoch, daß sie in ihrer Verteilung, in dem, was sie erlaubt, und in dem, was sie verhindert, den Linien folgt, die von den gesellschaftlichen Unterschieden, Gegensätzen und Kämpfen gezogen sind. Jedes Erziehungssystem ist eine politische Methode, die Aneignung der Diskurse mitsamt ihrem Wissen und ihrer Macht aufrechtzuerhalten oder zu verändern."[156]

Abb. II.1: Diskurse und Macht (in Anlehnung an H. Knoblauch, 2005)

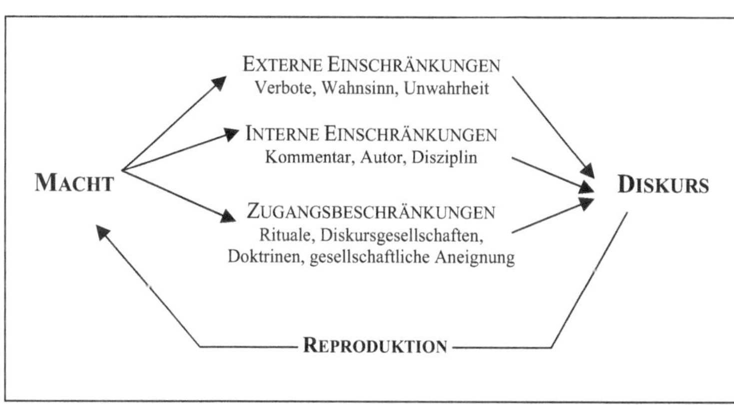

154 Foucault, M.: Die Ordnung des Diskurses, ebd.

155 Die erstaunlicherweise von H. Knoblauch nicht aufgeführt wird.

156 Foucault, M.: Die Ordnung des Diskurses, a.a.O., S. 29 f.

III. Diskursanalytische Methode nach S. Jäger

1. Grundlagen des diskursanalytischen Verständnisses bei M. FOUCAULT

Wie in Kapitel II. 1.3 beschrieben ist der Ausgangspunkt in der diskurstheoretischen Analyse von M. FOUCAULT jeweils ein „Bruch". M. FOUCAULT geht davon aus, dass „...jenseits eines offenbaren Beginns es stets einen geheimen Ursprung gibt - einen so geheimen und so ursprünglichen, das man nie ihn völlig in sich selbst erfassen kann."[157] Bei dem Versuch den Anfang zu finden würde man „... zu einem weit zurück gerückten Punkt gebracht, der nie in irgendeiner Geschichte gegenwärtig ist; er wäre nur seine eigene Leere; und ausgehend von ihm könnten alle Anfänge stets nur Wiederanfang oder Okkultation sein."[158] Die Bruchpunkte des Diskurses bilden in ihm eine Alternative, ein entweder/oder. Es kann sich z.B. um zwei äquivalente Begriffe, Objekte oder Äußerungstypen in derselben diskursiven Formation handeln, die sich inkompatibel gegenüber stehen und nicht in ein und dieselbe Folge von Aussagen treten.[159]

Um einen Bruchpunkt identifizieren zu können, muss die Diskontinuität in Form von verstreuten Ereignissen wie Entscheidungen, Zufällen, Initiativen, Entdeckungen etc., die mithin Brüche bilden, als eines der grundlegenden Elemente der historischen Analyse betrachtet werden[160]. In diesem Verständnis bildet die Diskontinuität eine „...überlegte Operation des Historikers (und nicht mehr das, was er ungewollt von dem von ihm zu behandelnden Material erhält), ...das Ergebnis seiner Beschreibung (und nicht mehr das, was durch die Wirkung seiner Analyse verschwinden muss), ...und sie ist der Begriff, den die Arbeit unablässig spezifiziert (statt ihn wie ein einheitliches und zwischen zwei positiven

157 Foucault, M.: Archäologie des Wissens. Frankfurt a. M. 1981. S. 38.

158 Foucault, M.: Archäologie des Wissens, a.a.O., S. 39.

159 Foucault, M.: Archäologie des Wissens, a.a.O., S. 96.

160 Vgl. Foucault, M.: Archäologie des Wissens, a.a.O., S. 17.

Figuren indifferentes Weiß zu vernachlässigen)."[161] Nach M. FOUCAULT ist der Begriff der Diskontinuität paradox „... er ist zugleich Instrument und Gegenstand der Untersuchung; er grenzt das Feld ab, dessen Wirkung er ist; er gestattet die Vereinzelung der Gebiete, kann aber nur durch ihren Vergleich festgestellt werden. Schließlich ist er vielleicht nicht einfach ein im Diskurs des Historikers gegenwärtiger Begriff, sondern wird von diesem insgeheim unterstellt: von wo aus könnte er in der Tat sprechen, wenn nicht ausgehend von jenem Bruch, der ihm die Geschichte - und seine eigene Geschichte anbietet?"[162]

M. FOUCAULT erkennt die Gesamtheit der Geschichten nur insoweit an, als er zugleich damit beginnt sie zu rekomponieren.[163]

Er geht davon aus, dass das Bilden von sinnvollen kommunizierbaren Sätzen von Rahmenbedingungen und Institutionalisierungen abhängig ist.[164] Der Diskurs besteht unter den positiven Bedingungen eines komplexen Bündels von Beziehungen und diese Beziehungen werden z.B. zwischen Institutionen, ökonomischen und gesellschaftlichen Prozessen, Verhaltensformen, Normsystemen, Techniken, und Klassifikationstypen hergestellt. Von grundlegender Bedeutung ist, dass diese Beziehungen im Gegenstand nicht präsent sind und mithin bei einer Analyse nicht entfaltet werden können.[165] [166] „Sie bestimmen nicht seine (des Diskurses, Anm. d. Verf.) innere Konstitution, sondern das, was ihm gestattet, in Erscheinung zu treten, sich neben andere Gegenstände zu stellen, sich in Beziehung zu ihnen zu setzen, seine Verschiedenartigkeit, seine Un-

161 Foucault, M.: Archäologie des Wissens, a.a.O., S. 17–18.

162 Foucalt, M.: Archäologie des Wissens, a.a.O., S. 18.

163 Vgl. Foucault, M.: Archäologie des Wissens, a.a.O., S. 41.

164 Vgl. Saar, M.: Genealogie als Kritik. Geschichte und Theorie des Subjekts nach Nietzsche und Foucault. Campus. Frankfurt a. M. 2007. S. 196.

165 Vgl. Foucault, M.: Archäologie des Wissens, a.a. O., S. 68.

166 Der Begriff Beziehungen bezieht sich hier auf die *diskursiven Beziehungen* die sich nach M. FOUCAULT „irgendwie" an der Grenze des Diskurses befinden. Die *diskursiven Beziehungen* charakterisieren den Diskurs selbst als Praxis und bestimmen das Bündel von Beziehungen die der Diskurs bewirken muss, um überhaupt von Gegenständen reden, sie behandeln, sie benennen, sie klassifizieren und erklären zu können (Vgl. Kap. II. 1.6).

auflösbarkeit und vielleicht seine Heterogenität zu definieren kurz, in einem Feld der Äußerlichkeit platziert zu sein."[167] Die diskursiven Beziehungen führen den Historiker zu einer Gesamtheit von Regeln (Formationsregeln) die der Praxis immanent sind, welche die Gegenstände beherrschen und die analysiert werden können. Genealogisch betrachtet unter der Perspektive der Verknappungssysteme, der Regelungen zum Zugang des Diskurses und die Regelungen des Verhaltens beim Diskurs.[168]

Das Gebiet, das es in der Analyse zu untersuchen gilt, wird durch die Gesamtheit aller effektiven Aussagen (énonces), unerheblich davon ob sie gesprochen oder geschrieben wurden, definiert. Bei der Einheit des Diskurses hat man es grundsätzlich mit einer Verstreuung von Elementen zu tun,[169] so dass das gesammelte Material, bevor es eindeutig zugeordnet werden kann, als „...eine Fülle von Ereignissen im Raum des Diskurses im allgemeinen..."[170] zu behandeln ist. Bei der Analyse dieses diskursiven Feldes werden die Bedingungen der Aussagen die entstanden sind untersucht, die Grenzen der Aussagen fixiert und ihre Zusammenhänge mit anderen Aussagen aufgezeigt, um darzulegen welche anderen Formen der Äußerung sie ausschließt.[171]

Für die methodische Vorgehensweise ist die Definition der Aussage von M. FOUCAULT evident. Er versteht darunter eine Funktion die „...ein Gebiet von Strukturen und möglichen Einheiten durchkreuzt und sie mit konkreten Inhalten in der Zeit und im Raum erscheinen lässt."[172] Die Aussage bildet in sich selbst keine Einheit, sie entsteht, d.h. sie wird zur Aussage, indem sie zu etwas anderem eine spezifische Beziehung hat, die sie selbst und nicht ihre Ursache oder Elemente betrifft.[173] Sie ist mit einem „»Referential« verbunden, das nicht aus »Dingen«, »Fakten«,

---

167 Foucault, M.: Archäologie des Wissens, ebd.

168 Vgl. Foucault, M.: Archäologie des Wissens, a.a.O., S. 71-73.

169 Vgl. Foucault, M.: Archäologie des Wissens, a.a.O., S. 104.

170 Foucault, M.: Archäologie des Wissens, ebd.

171 Vgl. Foucault, M.: Archäologie des Wissens, a.a.O., S. 43.

172 Foucault, M.: Archäologie des Wissens, a.a.O., S. 126.

173 Vgl. Foucault, M.: Archäologie des Wissens, a.a.O., S. 126-129.

»Realitäten« oder »Wesen« konstituiert wird, sondern von Möglichkeitsgesetzen, von Existenzregeln für die Gegenstände, die darin genannt, bezeichnet oder beschrieben werden, für die Relationen, die darin bekräftig oder verneint werden. Das Referential der Aussagen bildet den Ort, die Bedingung, das Feld des Auftauchen, die Differenzierungsinstanz der Individuen oder der Gegenstände, der Zustände der Dinge und der Relationen, die durch die Aussagen selbst ins Spiel gebracht werden; es definiert die Möglichkeiten des Auftauchens und der Abgrenzung dessen, was dem Satz seinen Sinn, der Proposition ihren Wahrheitswert gibt."[174]

Den Autoren der Aussagen schreibt M. FOUCAULT eine determinierende Funktion zu, welche sich von Aussage zu Aussage unterscheiden kann. In manchen Aussagen ist das äußernde Subjekt sehr präsent, z.B. in dem Vorwort eines Buches welches der Autor selbst verfasst hat. Schreibt er aber beispielweise „...wie bereits wissenschaftlich bewiesen", bezieht er sich auf eine andere endliche Menge von Aussagen die von einer bestimmten Anzahlt von Operationen schon vor dem Autor determiniert wurden. Mithin ist das Subjekt der Aussage nicht mit dem Autor der Formulierung identisch. Nach M. FOUCAULT muss die Natur der Beziehung zwischen der Aussage und dem Subjekt präzisiert werden, d.h. zu bestimmen, welche Position jedes Individuum einnehmen muss um das Subjekt der Aussage zu sein.[175] In der genealogischen Perspektive dient der Autor als ein Verknappungsprinzip (vgl. Kap. II. 1.6) und nimmt damit die *Funktion* des Autors wahr, wenn er beginnt einen Text zu schreiben. Das bedeutet „...was es schreibt und was es nicht schreibt, was es entwirft, und sei es nur eine flüchtige Skizze, was es an banalen Äußerungen fallen lässt, dieses ganze differenzierte Spiel ist von der Autor-Funktion vorgeschrieben, die es von seiner Epoche übernimmt oder die es seinerseits modifiziert."[176] Die Zugehörigkeit zu einer wissenschaftlichen Doktrin (als Prozedur der Unterwerfung des Diskurses)

174 Foucault, M.: Archäologie des Wissens, a.a.O., S. 133.

175 Vgl. Foucault, M.: Archäologie des Wissens. a.a.O., S. 137-139.

176 Foucault, M.: Die Ordnung des Diskurses. Fischer. Frankfurt a. M. 2007. S. 21.

betrifft sowohl die Aussage wie auch den Autor. Sie bindet die Individuen an bestimmte Aussagetypen und verbietet ihnen alle anderen.[177]

Für die Aussage ist konstitutiv, dass sie sich in einem Aussagefeld als eigenständiges Element befindet. Das Aussagefeld konstituiert sich dabei durch die Folge anderer Formulierungen, in denen die Aussage ein Element bildet, der Menge von Formulierungen auf die die Aussage sich bezieht, durch die Menge der Formulierungen welche als ihre Konsequenz, ihre Folge oder ihre Erwiderungen nach ihr kommen können und durch Formulierungen deren Status (mit denen sie erlischt oder an Wert gewinnen wird) die entsprechende Aussage teilt.[178] Ein letztes und wesentliches Element der Aussage ist ihre materielle Existenz. Aussagen können nur existieren und sind damit für eine Analyse zugänglich, wenn sie »geäußert« worden sind, d.h. wenn sie sich in einem Aussagefeld entfalten können, das ihnen gestattet, „...aufeinander zu folgen, sich zu ordnen, zu koexistieren und im Verhältnis zueinander eine Rolle zu spielen."[179]

„Die Aussagenanalyse ist also eine historische Analyse, die sich aber außerhalb jeder Interpretation hält: sie fragt die gesagten Dinge nicht nach dem, was sie verbergen, was in ihnen und trotz ihnen gesagt wurde, nach dem Nicht-Gesagten, das sie verbergen, dem Gewimmel von Gedanken, Bildern oder Phantasmen die sie bewohnen. Sondern umgekehrt, auf welche Weise sie existieren, was es für sie heißt, manifestiert worden zu sein, Spuren hinterlassen zu haben und vielleicht für ein eventuelle Wiederverwendung zu verbleiben; was es für sie heißt, erschienen zu sein - und dass keine andere an ihrer Stelle erschienen ist. Von diesem Gesichtspunkt her kennt man keine verborgene Aussage: denn das, woran man sich wendet, ist die Evidenz der effektiven Sprache."[180] Da die Aussage nach der Definition M. FOUCAULTs nicht mit der grammatischen Ebene der Sätze oder die logischen Ebene der Proposi-

177 Vgl. Foucault, M.: Die Ordnung des Diskuses, a.a.O., S. 21.

178 Vgl. Foucault, M.: Archäologie des Wissens. Suhrkamp. Frankfurt am Main. 1981. S. 143-144.

179 Vgl. Foucault, M.: Archäologie des Wissens, a.a.O., S. 145.

180 Foucault, M.: Archäologie des Wissen, a.a.O., S. 159.

tionen oder der psychologischen Ebene der Formulierung gleichzustellen ist, sondern durch Regelmäßigkeiten charakterisiert wird, kann die Evidenz der Sprache nur anhand der eigentlichen Aussage, ohne jegliche Interpretationen ermittelt werden.[181] M FOUCAULT unterscheidet zwischen der linguistischen Analogie (oder Übersetzbarkeit), der logischen Identität (oder Äquivalenz) und der Aussagehomogenität. Die homogenen Felder von Aussageregelmäßigkeiten charakterisieren die diskursive Formation.[182] Während aber die Regelmäßigkeit eines Satzes durch die Gesetzte einer Sprache und die Regelmäßigkeit einer Proposition durch die Gesetze einer Logik definiert wird, wird die Regelmäßigkeit der Aussagen durch die diskursive Formation selbst definiert. Ihre Zugehörigkeit und ihr Gesetz bilden ein und dieselbe Sache.[183] Die verschiedenen Modalitäten des Nicht-Gesagten, können auf dem Grund des Aussagefeldes gefunden werden.[184]

M. FOUCAULT definiert den Diskurs als „...eine Menge von Aussagen ..., insoweit sie zur selben diskursiven Formation gehören."[185] Die diskursiven Formationen werden aus vier Richtungen, der Formation der Gegenstände, der Formation der Begriffe, der Formation der Äußerungsmodalitäten, und der Formation der Strategien analysiert. Diese vier Richtungen korrespondieren mit den vier Gebieten, in denen sich die Aussagefunktion auswirkt.[186] „Bei der Untersuchung der Aussage haben wir eine Funktion gefunden, die Zeichenmengen betrifft, die nicht mit der grammatischen »Akzeptabiliät« oder der logischen Berichtung identisch ist und für ihre Wirksamkeit einen Bezug (der nicht exakt eine Tatsache, ein sachlicher Zustand, noch ein Objekt, sondern ein Differenzierungsprinzip ist) verlangt; ein Subjekt (nicht das Bewusstsein, nicht den Autor der Formulierung, sondern eine Position, die unter bestimmten Bedingungen mit indifferenten Individuen gefüllt werde kann); ein an-

---

181 Vgl. Foucault, M.: Archäologie des Wissens, ebd.

182 Vgl. Foucault, M.: Archäologie des Wissens, a.a.O., S. 207–208.

183 Foucault, M.: Archäologie des Wissens, a.a.O., S. 170.

184 Vgl. Foucault, M.: Archäologie des Wissens, a.a.O., S. 160.

185 Foucault, M.: Archäologie des Wissens, a.a.O., S. 170.

186 Vgl. Foucault, M.: Archäologie des Wissens, a.a.O., S. 169.

geschlossenes Feld (das nicht der wirklichen Kontext der Formulierung, die Situation, in der sie artikuliert worden ist, sondern ein Gebiet der Koexistenz für andere Aussagen ist); eine Materialität (die nicht nur die Substanz oder der Träger der Artikulation, sondern ein Statut, Transkriptionsregeln, Verwendungs- oder Wiederverwendungsmöglichkeiten ist). Was nun aber unter dem Namen diskursive Formation beschrieben wurde, sind im strengen Sinn Aussagegruppen."[187] Vor der Analyseebene der Aussage kann das allgemeine System definiert werden „... dem das Statut dieser Aussagen, die Weise, wie sie institutionalisiert, aufgenommen, verwandt, wiederbenutzt, miteinander kombiniert werden, die Weise definieren kann, auf die sie zu Aneignungsobjekten, Instrumenten für das Verlangen oder das Interesse, Elementen für eine Strategie werden."[188]

Die Formation der Gegenstände eines Diskurses kann durch die Fragen nach welchen Regeln die Gegenstände gebildet werden, von denen die Diskurse sprechen, welche wissenschaftlichen Disziplinen daran beteiligt sind und welche Klassifikationsmuster zum Einsatz kommen, erschlossen werden. Für die Formation der Äußerungsmodalitäten heißen die relevanten Fragen wer z.B. legitimer Sprecher ist bzw. von welchen institutionellen Orten und Subjektpositionen aus über einen Diskursgegenstand gesprochen wird und wie unterschiedliche Äußerungsformen (Statistik, Experiment etc.) zusammen hängen. Die Formation der Begriffe fragt nach den Regeln die den entsprechenden Aussagen zugrunde liegen, d.h. wie werden z.B. Textelemente miteinander verbunden, welche rhetorischen Schemata werden eingesetzt, die Frage danach wie Argumente aufgebaut werden, wie die Aussage im Gefüge anderer Texte verortet ist (z.B. durch Zitierweise) und wie quantitative und qualitative Aussagen übersetzt werden. Und abschließend fragt die Formation der Strategien nach den Außenbezügen des Diskurses, d.h. was sind die Themen und Theorien des Diskurses, wie beziehen sie sich auf andere

187 Foucault, M.: Archäologie des Wissens, a.a.O., S. 167.

188 Foucault, M.: Archäologie des Wissens, a.a.O., S. 168.

Diskurse und inwieweit geben sie vor, bessere Problemlösungen zu sein als jene.[189]

Die Formationen sind Bedingungen unterworfen, die M. FOUCAULT als Formationsregeln bezeichnet. Sie sind für die Formationen Existenzbedingungen.[190] Die Formationsregeln erklären, dass eine spezifische Art von Aussagen und keine anderen auftreten. „Nicht alles, was sich sagen ließe wird gesagt; und nicht überall kann alles gesagt werden. (...) Sie strukturieren, welche Aussagen überhaupt in einem bestimmten historischen Moment an einem bestimmten Ort erscheinen können."[191] Die Diskursanalyse analysiert mithin die Formen der Verteilung bzw. beschreibt das System der Streuung der Ereignisse im Hinblick auf die Formationsregeln.[192] Sie zentriert sich auf die Beschreibung der Aussagen in ihrer Spezifität.[193] Die Analyse der Aussage und die der Formation muss korrelativ erstellt werden.[194] Zusammenfassend bedeutet dies, dass die Diskursdichte nach M. FOUCAULT mehrere Ebenen möglicher Ereignisse unterscheidet „...die Ebenen der Aussagen selbst in ihrem besonderen Hervortreten; die Ebenen des Erscheinens der Gegenstände, der Aussagetypen, der Begriffe, der strategischen Wahl (oder der Transformationen, die die schon bestehenden beeinflussen); die Ebenen der Ableitung neuer Formationsregeln ausgehend von Regeln, die schon angewendet werden - aber immer im Element einer einzigen und selben Positivität; schließlich auf einer vierten Ebene, wo die Substitution einer diskursiven Formation durch eine andere stattfindet (oder des Erscheinens und ganz einfachen Verschwindens einer Positivität)."[195] [196]

---

189 Vgl. Keller, R.: Diskursforschung. Eine Einführung für Sozialwissenschaftlerinnen. 3. aktual. Aufl. Wiesbaden 2007. S. 46.

190 Vgl. Foucault, M.: Archäologie des Wissens, a.a.O., S. 58.

191 Keller, R.: Diskursforschung, a.a.O., S. 45.

192 Vgl. Foucault, M.: Archäologie des Wissens, a.a. O.,. S. 58.

193 Vgl. Foucault M.: Archäologie des Wissens, a.a.O., S. 160.

194 Foucault M.: Archäologie des Wissens, a.a.O., S. 169.

195 Foucault M.: Archäologie des Wissens, a.a.O., S. 243.

196 Unter Positivität versteht Foucault die Gegenstandsbereiche hinsichtlich derer wahre oder falsche Sätze behauptet oder verneint werden können. Vgl. Foucault, M.: Die Ordnung des Diskurses, a.a.O, S. 44.

In der genealogischen Perspektive sind die Verknappungssysteme der Versuch das unkontrollierbare Wuchern der Diskurse zu bändigen und ihre Unordnung so zu kontrollieren, dass das Unkontrollierbarste vermieden wird. Grundgedanke ist dabei, dass in jeder Gesellschaft die Produktion des Diskurses kontrolliert, selektiert, organisiert und kanalisiert wird (s.o.), da die Diskurse dasjenige sind, worum und womit in der Gesellschaft gekämpft wird. Sie sind die Macht derer man sich zu bemächtigen sucht.[197] Wenn man ihre Bedingungen, Spielregeln und Wirkungen analysieren will, muss man nach M. FOUCAULT bereit sein seinen Willen zur Wahrheit in Frage zu stellen, dem Diskurs seinen Ereignischarakter zurückzugeben und die Souveränität der Signifikanten[198] aufzugeben. Damit dies gelingen kann, benennt der Autor folgende vier methodischen Grundsätze die es zu berücksichtigen gilt:

Als erstens das Prinzip der *Umkehrung*. In der traditionellen Sichtweise wird in den Diskursen durch eine (anscheinend so) positive Figur des Autors, der Disziplin und des Willens zur Wahrheit ein Prinzip des Überflusses in ihrer Kontinuität gesehen. In genealogischen Analysen muss dagegen eher das negative Spiel einer Beschneidung und Verknappung des Diskurses gesehen werden. In dem zweiten Prinzip der *Diskontinuität* geht es darum die Diskurse als diskontinuierliche Praktiken zu behandeln, welche sich überschneiden oder berühren, die aber auch einander ignorieren oder ausschließen können. Grundlegend für das Prinzip der *Spezifität* ist, dass es keine prädiskursive Vorsehung existiert und der Diskurs nicht in einem Spiel von vorgängigen Bedeutungen aufgelöst werden kann.[199] „Man muß den Diskurs als eine Gewalt begreifen, die wir den Dingen antun; jedenfalls als eine Praxis, die wir

197 Vgl. Foucault, M.: Die Ordnung des Diskurses. Fischer. Frankfurt am Main. 2007. S. 11.

198 Nach F. de Suassure bezeichnet das Zeichen ein Ganzes, welches ein Signifikat und einen Signifikanten enthält. Der Signifikant ist das Lautbild (die Bezeichnung), das Signifikat die Vorstellung (des Bezeichneten) bzw. der Gedanke (vgl. Schützeichel, R.: Soziologische Kommunikationstheorie, Konstanz 2004, S. 38 ff und Nonhoff, M.: Politischer Diskurs und Hegemonie. Das Projekt Soziale Marktwirtschaft, Bielefeld 2005, S. 64).

199 Vgl. Foucault, M.: Die Ordnung des Diskurses, a.a.O., S. 33-34.

ihnen aufzwingen. In dieser Praxis finden die Ereignisse des Diskurses das Prinzip ihrer Regelhaftigkeit."[200] Im vierten Prinzip der *Äußerlichkeit* geht es darum, nicht in den Kern des Diskurses einzudringen, sondern von ihm aus, von seiner Erscheinung und Regelhaftigkeit auf seine äußeren Möglichkeitsbedingungen zuzugehen. „Auf das, was der Zufallsreihe dieser Ereignisse Raum gibt und ihre Grenzen fixiert."[201] Dieser Analyse müssen die Begriffe des Ereignisses, der Serie, der Regelhaftigkeit und der Möglichkeitsbedingung als Regulativ dienen.[202] [203]

Mit der diskursiven Praxis bezeichnet M. FOUCAULT „...eine Gesamtheit von anonymen, historischen, stets im Raum und in der Zeit determinierten Regeln, die in einer gegebenen Epoche und für eine gegebene soziale, ökonomische, geographische oder sprachliche Umgebung die Wirkungsbedingungen der Aussagefunktion definiert haben."[204] Jeder Diskurs ist mithin ein endliches, begrenztes aber auch wünschenswertes und nützliches Gut, das seine Erscheinungsregeln und Aneignungs- und Anwendungsbedingungen hat.[205] „Ein Gut, das infolgedessen mit seiner Existenz (und nicht nur in seinen »praktischen Anwendungen«) die Frage nach der Macht stellt. Ein Gut, das von Natur aus der Gegenstand eines Kampfes und eines politischen Kampfes ist."[206]

---

200 Foucault, M.: Die Ordnung des Diskurses, a.a.O., S. 35.

201 Foucault, M.: Die Ordnung des Diskurses, ebd.

202 Vgl. Foucault, M.: Die Ordnung des Diskurses, ebd.

203 Diese vier Begriffe stehen anderen vier Begriffen genau entgegen: das Ereignis der Schöpfung, die Serie der Einheit, die Regelhaftigkeit der Ursprünglichkeit, und die Möglichkeitsbedingung der Bedeutung. Diese vier Begriffe haben die traditionelle Geschichte der Ideen weitgehend beherrscht, in der man übereinstimmend den Augenblick der Schöpfung, die Einheit eines Werks, einer Epoche oder eines Gedankens, das Siegel einer individuellen Originalität und den unendlichen Schatz verborgender Bedeutungen suchte.

204 Foucault, M.: Archäologie des Wissens, a.a.O., S. 171.

205 Vgl. Foucault M.: Archäologie des Wissens, a.a.O., S. 175.

206 Foucault M.: Archäologie des Wissens, ebd.

2. Kategorien und Terminologien der Diskursanalyse nach S. JÄGER

Nach dem Soziologen R. KELLER hat M. FOUCAULT selbst keinen theoretisch/methodisch konsistenten Vorschlag zur Durchführung von Diskursanalysen entwickelt, d.h. eine konkrete Strategie der Materialbearbeitung. Mithin sagt die Berufung auf M. FOUCAULT zunächst nichts über die konkrete erfolgte methodische Vorgehensweise aus.[207] Der Sprachwissenschaftler S. JÄGER hat im deutschen Sprachraum mit seinen MitarbeiterInnen am Duisburger Institut für Sprach- und Sozialforschung (DISS) einen spezifischen Ansatz der Kritischen Diskursanalyse (KDA) nach M. FOUCAULT entwickelt.[208] Bei der kritischen Diskursanalyse handelt es sich um ein Analyse-Verfahren, das auf der Diskurstheorie M. FOUCAULTs aufruht, bzw. sich an dieser orientiert. Nach S. JÄGER übersteigt sie „...damit die Grenzen der Disziplin der Linguistik, in dem sie sich auf die Analyse des Diskurses bzw. der Diskurse konzentriert, die sie als Verläufe oder Flüsse von sozialen Wissensvorräten durch die Zeit versteht, die die Applikationsvorgaben[209] für die Gestaltung der gesellschaftlichen Wirklichkeit enthalten und in diese gegenständlich umgesetzt werden und, in Verbindung mit diesen »Vergegenständlichungen», insgesamt also als *Dispositive,* weiterwirken, sie »am Leben halten«, sie und sich verändern oder auch zum Absterben bringen können."[210] Die Beschreibung der diskursiven Ereignisse heißt: wie kommt es, dass eine bestimmte Aussagen erschienen ist und keine andere an ihrer Stelle?[211]

Um Diskurse in ihrer Verflochtenheit überhaupt analysieren und ihre prinzipielle Struktur durchschauen zu können schlägt S. JÄGER in An-

---

207 Vgl. Keller, R.: Diskursforschung. Eine Einführung für Sozialwissenschaftlerinnen. 3. aktual. Aufl. Wiesbaden 2007. S. 44–52.

208 Keller, R.: Diskursforschung, a.a.O., S. 31.

209 Im Sinne von Anwendungsvorgaben.

210 Jäger, S.: Kritische Diskursanalyse. Eine Einführung. 4. unverän. Aufl. Münster 2004. S. 158.

211 Foucault, M.: Archäologie des Wissens, a.a.O., S. 42.

lehnung an M. FOUCAULT das folgende terminologische Inventar vor[212], welches wir in der weiteren genealogischen Analyse der MDK-Prüfkonstrukte aufgreifen werden.

Spezialdiskurse und Interdiskurse

S. JÄGER unterscheidet grundsätzlich zwischen den *Spezialdiskursen* der Wissenschaften und dem *Interdiskurs*, der aus allen nicht-wissenschaftlichen Diskursen besteht. In den Interdiskurs fließen gleichzeitig ständig Elemente der Spezialdiskurse ein.[213] „Zugleich fließen ständig Elemente der wissenschaftlichen Diskurse (Spezialdiskurse) in den Interdiskurs ein."[214]

Diskursfragmente

Als *Diskursfragment* bezeichnet S. JÄGER einen Text oder ein Textteil erst dann, wenn dieser/dieses ein bestimmtes Thema behandelt, z.B. das Thema Qualität in der Pflege (im weitesten Sinne). Von *Texten* wird in der Diskursanalyse aber erst dadurch gesprochen, dass Texte als Elemente eines überindividuellen sozio-historischen Diskurses begriffen werden.[215] D.h., sie sind - unabhängig von Individuen - verbunden und gebunden an das in dieser Zeit mögliche Sagbare und nicht Sagbare. Dadurch erst sind sie oder enthalten sie Fragmente eines (überindividuellen) sozio-historischen Diskurses. Sie sind in diesem Sinne niemals nur individuell, dem Individuum eigentümlich, sondern immer auch sozial und historisch rückgebunden. D.h. sie sind verbunden und gebunden an die in dieser Zeit diskutierten Thematiken und das in dieser Zeit mögliche Sagbare und nicht Sagbare. Diese Elemente werden als *Diskursfragmente* bezeichnet. Die Diskursfragmente sind wiederum Bestandteile bzw. Fragmente von *Diskurssträngen* (= einer Abfolgen von Diskurs-

212 Vgl.: Jäger, S.: Diskurs und Wissen. Theoretische und methodische Aspekte einer Kritischen Diskurs- und Dispositivanalyse. In: Keller, R. et al.: Handbuch Sozialwissenschaftliche Diskursanalyse. Band 1: Theorien und Methoden, 2. Aufl., Wiesbaden 2006, S. 83–114.

213 Vgl. Jäger, S.: Kritische Diskursanalyse, a.a.O., S. 159.

214 Jäger, S.: Diskurs und Wissen, a.a.O., S. 33.

215 Vgl. Keller, R.: Diskursforschung, a.a.O., S. 33.

fragmenten mit gleicher Thematik).[216] Die Textanalyse wird zur Diskursanalyse dadurch, dass Texte als Elemente eines überindividuellen sozio-historischen Diskurses begriffen werden.[217]

Diskursstränge

Im gesellschaftlichen Gesamtdiskurs haben wir es mit einer Vielzahl höchst unterschiedlicher Themen zu tun. Thematisch einheitliche Diskursverläufe bezeichnet S. JÄGER als *Diskursstränge*. Die Diskursstränge bewegen sich auf verschiedenen *Diskursebenen* (= Orte, von denen aus gesprochen wird, also Wissenschaft, Politik, Medien, Alltag etc.) und machen in ihrer Gesamtheit den *Gesamtdiskurs* einer Gesellschaft aus, wobei die Diskurse die jeweiligen Voraussetzungen für den weiteren Verlauf des gesamtgesellschaftlichen Diskurses wiederum bilden.[218] „Der gesamtgesellschaftliche Diskurs steht für die Bildung von Wahrheiten, die sich innerhalb von Denksystemen in der Geschichte formieren."[219] Diskurse sind „...als Praktiken zu behandeln, die systematisch die Gegenstände bilden, von denen sie sprechen."[220]

Jeder Diskursstrang hat zudem eine synchrone und einen diachrone Dimension. „Ein synchroner Schnitt[221] durch einen Diskursstrang hat eine gewisse qualitative (endliche) Bandbreite. Ein solcher Schnitt ermittelt, was zu einem bestimmten gegenwärtigen oder früheren Zeitpunkt bzw. jeweiligen Gegenwarten ...'gesagt' wurde bzw. sagbar ist bzw. war."[222] Hierbei wird das Problem einer stets nur begrenzten Erfassung eines Diskursstranges evident. Dies hat Auswirkungen auf die Aussagefähigkeit und die allgemeine Gültigkeit einer Diskursanalyse. Ein diachroner Schnitt erfolgt durch alle bzw. durch ausgewählte Zeitebenen hindurch.

---

216 Vgl. Jäger, S.: Kritische Diskursanalyse, a.a.O., S. 117-120.

217 Vgl. Keller, R.: Diskursforschung, a.a.O., S. 33.

218 Vgl. Jäger, S.: Kritische Diskursanalyse, a.a.O., S. 117-120.

219 Ruoff, M.: Foucault-Lexikon. Paderborn 2007. S. 92.

220 Foucault, M.: Archäologie des Wissens, a.a.O., S. 42.

221 D.h. ein zeitlich übereinstimmender/auf einer Zeitebene liegender Schnitt

222 Jäger, S.: Diskurs und Wissen, a.a.O., S. 99.

In Bezug auf die hier vorgenommene Analyse der Qualitätsprüfwerke des Medizinischen Dienstes führen wir einerseits - in der Feinanalyse - einen synchronen Schnitt zu bestimmten jeweiligen Gegenwarten (der Protokolle der Projektgruppe) durch;[223] andererseits vollziehen wir - in den Strukturanalyse - einen diachronischen Schnitt in dem wir - innerhalb der einzelnen Diskursebenen - einen bestimmten Zeitraum (1990-2005) untersuchen. Diskurse *repräsentieren* die Wirklichkeit nicht, sie *konstituieren* sie, d.h. ob ein Diskursfragment nur einen Bereich der Wirklichkeit sprachlich ausdrückt oder ob er Elemente enthält, die für die vergangene, gegenwärtige oder auch zukünftige Gestaltung von Wirklichkeit entscheidend sind, das macht einen Unterschied um das Ganze aus. Passiver Repräsentation steht aktiv gestaltende Macht gegenüber.[224]

Diskursstrangverschränkungen

Da ein Text thematische Bezüge zu unterschiedlichen Diskurssträngen haben kann, d.h. in einem Text können verschiedene Diskursfragmente enthalten sein, die in *verschränkter Form* auftreten können spricht S. JÄGER diesbezüglich von *Diskursstrangverschränkungen*.[225] „Eine solche *Diskurs(strang)verschränkung* liegt vor, wenn ein Text klar verschiedene Themen anspricht, aber auch, wenn nur ein Hauptthema angesprochen ist, bei dem aber Bezüge zu anderen Themen vorgenommen werden."[226] So kann ein Beitrag in einer Fachzeitschrift das Thema ‚Qualität (in) der Pflege' behandeln und darin unterschiedliche Unter- und Seitenthemen wie gesetzliche Anforderungen an die Qualität, interne Qualitätsmanagementsysteme, Vorgaben zur MDK-Prüfung, leistungsrechtliche und ökonomisch Fragen der Qualität ansprechen.

---

223 Bspw. Aussagen zum Qualitätsprüfauftrag des MDK im Jahr 1995 auf der Ebene der parlamentarischen Initiativen und auf der Ebene ausgewählter Printmedien (Fachzeitschriften).

224 Vgl. Jäger, S.: Kritische Diskursanalyse, a.a.O., S. 23-24.

225 Jäger, S.: Diskurs und Wissen, a.a.O., S. 99.

226 Jäger, S.: Diskurs und Wissen, ebd.

Diskursebenen

Diskursstränge lassen sich auf verschiedenen diskursiven Ebenen finden. Diskursebenen sind/können sein: die Ebene der Wissenschaft(en), der Medien, der Politik, des Alltags, der Pflege, der Erziehung etc.[227] Diese Diskursebenen wirken stets aufeinander ein, beziehen sich aufeinander und nutzen sich gegenseitig. Sie sind in ihrer Wirkung also nicht separiert bzw. isoliert von Bedeutung. So können auf der Ebene der Medien Diskursfragmente eines (pflege-)wissenschaftlichen Spezialdiskurses oder auch des (verbands-)politischen Diskurses aufgegriffen werden. Erkennbar wird dabei, dass unterschiedliche Diskurspositionen dabei „...mehr oder minder stark zur Geltung kommen."[228]

Diskursposition

Mit der Kategorie der Diskursposition ist ein spezifischer ideologischer Standort einer Person oder eines Mediums gemeint.[229] Sie „...produziert und reproduiziert die besonderen diskursiven Verstrickungen, die sich aus den bisher durchlebten und aktuellen Lebenslagen der Diskursbeteiligten speisen. Die Diskursposition ist also das Resultat der Verstricktheit in diversen Diskursen, denen das Individuum ausgesetzt war und die es im Verlauf seines Lebens zu einer bestimmten ideologischen bzw. weltanschaulichen Position (...) verarbeitet hat."[230] Meistens lassen sich solche Diskurspositionen erst im Verlaufe von Diskursanalysen bzw. als Ergebnis eben solcher ermitteln.

Diskursive Ereignisse und diskursiver Kontext

Unter diskursiven Ereignissen versteht S. JÄGER „nur solche Ereignisse ..., die politisch, und das heißt in aller Regel auch durch die Medien besonders herausgestellt werden und als solche Ereignisse die Richtung und die Qualität des Diskursstrangs, zu dem sie gehören, mehr oder

227 Vgl. Jäger, S.: Diskurs und Wissen, S. 101.

228 Jäger, S.: Diskurs und Wissen, ebd.

229 Jäger, S.: Diskurs und Wissen, ebd.

230 Jäger, M.: Fatale Effekte. Die Kritik am Patriarchat im Einwanderungsdiskurs, Duisburg, 1996, S. 47 zit. n. Jäger, S.: Diskurs und Wissen, ebd.

minder stark beeinflussen."[231] Er verdeutlicht dies am Beispiel des Atom-Gaus von Harrisbourg, der ähnlich folgenschwer war wie der von Tschernobyl, jedoch „...medial unter der Decke gehalten wurde (während) letzterer zu einem medial-diskursiven Großereignis (wurde) und als solches die gesamte Weltpolitik (beeinflusste). Ob ein Ereignis ... zu einem diskursiven Ereignis wird oder nicht, das hängt von jeweiligen politischen Dominanzen und Konjunkturen ab. Diskursanalysen können ermitteln, ob solche zu erwartenden Ereignisse zu diskursiven Ereignissen werden oder nicht."[232]

Für die Markierung bzw. Konturierung diskursiver Kontexte (S. JÄGER 2006) auf denen sich ein Diskursstrang bezieht, kann die Analyse der diskursiven Ereignisse bedeutsam sein, weil erst hierdurch die Indexikalität von Kontext und Diskursstrang erkennbar wird.

3. Die (einfache) Diskursanalyse nach S. JÄGER

S. JÄGER stellt eine (einfache) Diskursanalyse vor. Sie setzt die Vorstellung und Begründung des Themas (Diskursstrangs) voraus. Die Diskursanalyse nach S. JÄGER beginnt demnach mit der *Definition der Fragestellung und Bestimmung des Diskursstrangs, in dem diese Fragestellung virulent sein kann.*

Die zu charakterisierenden Diskursstränge sind thematisch möglichst genau gegenüber sonstigen Diskurssträngen abzugrenzen, wobei besonders wichtig die Form oder Struktur des Diskursstrangs ist. Diese kann oft grob an der Rubrik und Textsorte festgemacht werden, genauer aber durch eine primär linguistisch verfahrene Feinanalyse (s. u.). Bei der Verortung eines Diskursstrangs kommt es auf das Wer, Was, Wann und Wo an, also auf das Subjekt der Aussage, das Referential oder die Aussage selbst, auf ihre Struktur oder Form den Zeitpunkt oder auch Zeitraum und auf den extradiskursiven Rahmen in der sich der Diskursstrang bewegt. Den Bezug von Wie und Was bezeichnet S. JÄGER von daher auch als innerdiskursiv, und die Relation von Subjekt und Rah-

231 Jäger, S.: Diskurs und Wissen, a.a.O., S. 100.

232 Jäger, S.: Diskurs und Wissen, ebd.

men als extradiskursiv. Damit sind die Kategorien bereitgestellt, die die Verortung des Diskursstranges ermöglichen.

a) Charakterisierung der Diskursebene

Im Anschluss erfolgt eine *knappe Charakterisierung (des Sektors) der Diskursebene (Politik, Wissenschaft, Medien, Alltag etc.), z.B. Sozialwissenschaftliche Zeitschriften, Print-Medien, Frauenzeitschriften, Schlager, Videofilm etc.* Die Diskursebenen beeinflussen sich gegenseitig und vermischen sich gelegentlich (s. o.), z.B. wenn Politiker in den Medien Interviews geben. Grundsätzlich sollte benannt werden, auf welcher Diskursebene der zu untersuchende Diskursstrang bzw. die zu untersuchenden Diskursstränge anzusiedeln sind. Zusätzlich ist die Bestimmung eines ideologischen Ortes (Diskursposition), von dem aus jemand oder auch eine Zeitung oder Zeitschrift am Diskurs teilnimmt wichtig. Der Ort wird als Diskursposition bezeichnet. Diese Diskursposition ist - wie oben ausgeführt - in der Regel erst aufgrund der vorgenommenen Analyse des Gegenstandes zu bestimmen.

b) Erschließen und Aufbereiten der Materialbasis

Das folgende *Erschließen und Aufbereiten der Materialbasis bzw. Erstellung des Dossiers, die Auswertung der Materialaufbereitung im Hinblick auf den zu analysierenden Diskursstrang und die Feinanalyse eines oder mehrerer für den Sektor bzw. für die Diskursposition der Zeitung etc. typischen Artikels (bzw. Diskursfragments), der/das einem bestimmten Oberthema zuzuordnen ist* werden im folgenden *Punkt 5. Analyseleitfaden zur Materialaufbereitung* (s. u.) ausführlich beschrieben.

c) Strukturanalyse

Innerhalb der Strukturanalyse wird die Auswertung der Materialaufbereitung im Hinblick auf den zu analysierenden Diskursstrang vollzogen.

d) Feinanalyse

Ein oder mehrere Sektoren bzw. eines für die Diskursposition der Zeitung/des Mediums möglichst typischer Artikel/Beitrag (Diskursfragments) der/das Selbstverständnis eines bestimmten Oberthemas erkennbar werden lässt, wird exemplarisch näher untersucht. Die Feinanalyse „…verfolgt den Zweck, in Rückkopplung mit den Strukturanalysen stark verallgemeinernde Aussagen über einen Diskursstrang in einer bestimmten Zeitung etc. vornehmen zu können, ohne ‚vom Material erschlagen' zu werden."[233]

e) Gesamtanalyse

Darauf folgt *die Gesamtanalyse des (gesamten) Diskursstranges im betreffenden Sektor (Politik, Wissenschaft, Alltag etc.) bzw. in der betreffenden Zeitung oder Zeitschrift etc.* Dabei werden alle bisher erzielten wesentlichen Ergebnisse reflektiert und einer Gesamtaussage über den Diskursstrang in der betreffenden Zeitung oder Zeitschrift bzw. des betr. Sektors zusammengefasst. Die über diesem abschließenden Teil schwebende Frage könnte lauten: ‚Welchen Beitrag leistete die betreffenden Zeitung etwa zur Durchsetzung des MDK-Prüfkonstruktes in der BRD in der Vergangenheit und welche weiteren Entwicklungen sind vermutlich zu erwarten?'[234]

4. Materialaufbereitung und Analyseleitfaden zur Durchführung der Diskursanalyse nach S. Jäger

Die Materialaufbereitung ist der Kern und die Basis der anschließenden Diskursanalyse. „Die synoptische Analyse ist im Anschluss an die einzelnen Untersuchungen z.B. eines jeweiligen Zeitungs- und Zeitschriftenjahrgangs darauf angewiesen, die Ergebnisse systematisch nebeneinanderzustellen. In die Materialaufbereitungen können/sollten immer schon Einfälle und Interpretationsansätze eingehen, und zwar immer dann, wenn man solche Einfälle/Ideen hat. Solche interpretativen Passagen sollten aber besonders gekennzeichnet werden, z.B. durch Unterstreichungen, Kursivdruck etc."[235] Für M. Foucault ist das Material, das

---

233 Jäger, S.: Kritische Diskursanalyse, a.a.O., S. 193.

234 Vgl. Jäger, S.: Bemerkungen zur Durchführung von Diskursanalysen. Vortrag auf der Tagung „Das große Wuchern des Diskurses. Der Diskurs als unberechenbares Ereignis" am 3. un 4.7.1997 in der Universität GH Paderborn. Duisburg, 2006.

235 Jäger, S.: ebd.

der Historiker in seiner ursprünglichen Neutralität zu behandeln hat, im Allgemeinen und zunächst eine Fülle von Ereignissen im Raum des Diskurses im allgemeinen.

Analyseleitfaden nach S. JÄGER

a. Materialaufbereitung für die Analyse z.B. *eines Diskursstranges* einer Zeitung/Zeitschrift.
   - Allgemeine Charakterisierung der Zeitung: Politische Verortung, Leserschaft, Auflage usw.,
   - Überblick über (z.B.) den gesamten Jahrgang in Hinblick auf die Thematik des MDK-Prüfkonzeptes,
   - Liste der erfassten zu den MDK-Prüfkonstrukten relevanten Artikel mit jeweiliger Angabe der bibliographischen Daten; Stichworte(n) zur Thematik; Angabe der journalistischen Textsorte; mögliche Besonderheiten; Angabe der Rubrik bei Wochenzeitungen/-zeitschriften,
   - zusammenfassender Überblick über die in der Zeitung/Zeitschrift angesprochenen/aufgegriffenen Themen; qualitative Bewertung; auffälliges Fehlen bestimmter Thematiken, die in den anderen ausgewerteten Jahrgängen besprochen wurden; zeitliche Präsentation und Häufungen bestimmter Thematiken in Hinblick auf mögliche diskursive Ereignisse; Zuordnung der Einzelthemen zu thematischen Bereichen (z.B. Pflege/Medizin, Finanzierung/Qualität).
   - Zusammenfassung und Bestimmung der Diskursposition der Zeitung/Zeitschrift in Hinblick auf die MDK-Prüfkonstrukt Thematik.

b. Materialaufbereitung *für die exemplarische Feinanalyse von Diskursfragmenten*: eines für die Diskursposition der Zeitung möglichst typischen Artikels bzw. von Artikelserien u.ä.

   Institutioneller Rahmen: ‚Kontext'

   - Begründung der Auswahl des Artikels

- Autor (Funktion und Gewicht innerhalb der Zeitung, Spezialgebiete usw.)
- Anlass des Artikels
- Welcher Rubrik ist der Artikel zugeordnet?
- Bei Interviews: Interviewsituationen etc.

Text-‚Oberfläche'

- Grafische Gestaltung inkl. Bebilderung und Grafiken
- Überschriften, Zwischenüberschriften
- Gliederung des Artikels in Sinneinheiten
- Im Artikel angesprochene Themen (Diskursfragmente, ihre Berührungen, Überlappungen)

Sprachlich-rhetorische Mittel

- Art und Form der Argumentation, Argumentationsstrategien
- Logik und Komposition
- Implikate und Anspielungen
- Kollektivsymbolik bwz. ‚Bildlichkeit': Symbolik, Metaphorik usw. in sprachlichen und graphischen Kontexten (Statistiken, Fotos, Bilder, Karikaturen etc.)
- Redewendungen, Sprichwörter
- Wortschatz und Stil
- Akteure (Personen, Pronominalstruktur)
- Referenzbezüge: Berufung auf die Wissenschaft(en), Angaben über die Quellen des Wissens o.ä.

c. Inhaltlich-ideologische Aussagen

Die folgenden Fragestellungen hängen vom jeweiligen Thema ab.

- Z.B.: Welche Art von Menschenbild setzt der Artikel voraus, vermittelt der Artikel?
- Z.B.: Welche Art von Gesellschaftsverständnis setzt der Artikel voraus, vermittelt der Artikel?

- Z.B.: Welche Art von Technikverständnis setzt der Artikel voraus, vermittelt der Artikel?
- Z.B.: Welche Zukunftsperspektive entwirft der Artikel?

d. Sonstige Auffälligkeiten

e. Zusammenfallung

Verortung der Ergebnisse der Feinanalyse Diskursstrang (s. Zusammenfassung). Das ‚Argument', die Kernaussage des gesamten Artikels; seine allgemeine ‚Botschaft', ‚Message'.

f. Diskurs(strang)verschränkungen

Diese Verschränkungen führen zu bestimmten diskursiven Effekten, z.B. zur Verstärkung rassistischer Aussagen bei Verschränkung des Einwandererdiskurses mit dem Diskursstrang Frauen. Welche Effekte die Verschränkung des Diskursstrangs Kultur mit dem Diskursstrang Frauen hat, ist im Vorhinein nicht zu sagen. Wenn aber z.B. die Frau als Kulturkrisenverursacherin ermittelt wird, ist damit zu rechnen, dass ein konservativ-autoritäres Frauenbild konstituiert wird.

g. Abschließende Einordnung der Untersuchungsergebnisse

Die Ergebnisse werden abschließend eingeordnet unter dem Rückgriff auf die vorliegenden Materialaufbereitungen, d.h. die Grob- und Feinanalyse(n) bzw. von Diskurs(strang)verschränkungen. Nach erneuter Durcharbeitung der Materialaufbereitungen, der Feststellung von Begründungszusammenhängen zwischen den unterschiedlichen Aufbereitungsebenen, der Ergänzung interpretatorischer Ansätze, der Verwerfung zu schwach begründeter Interpretationsansätze etc. liegt die vollständige und möglichst lückelose Materialaufbereitung eines oder mehrerer Diskursstränge vor.[236]

[236] Jäger, S.: Bemerkungen zur Durchführung von Diskursanalysen. Vortrag auf der Tagung „Das große Wuchern des Diskurses. Der Diskurs als unberechenbares Ereignis" am 3. un 4.7.1997 in der Universität GH Paderborn. Duisburg, 2006.

5. Möglichkeiten zur Analyse von Dispositiven

„Das allgemeine Ziel von Diskursanalysen ist es, Diskursstränge historisch und gegenwartsbezogen zu analysieren und zu kritisieren, wobei auch vorsichtige Aussagen über die weitere Entwicklung des Diskursstrangs in die Zukunft möglich sein sollten."[237]

Diskurse *repräsentieren* jedoch die Wirklichkeit nicht, sie *konstituieren* sie. D.h., ob ein Diskursfragment nur einen Bereich der Wirklichkeit sprachlich ausdrückt oder ob der Diskurs Elemente enthält, die für die vergangene, gegenwärtige oder auch zukünftige Gestaltung von Wirklichkeit entscheidend sind, das macht einen Unterschied um das Ganze aus. Passiver Repräsentation steht aktiv gestaltende Macht gegenüber.[238]

Es wird erkennbar, dass Diskurse „...keine eigenständigen und unabhängig existierenden Phänomene (sind); sie bilden Elemente von und sind die Voraussetzung für die Existenz von sogenannten Dispositiven."[239] M. RUOFF bezeichnet ein Dispositiv als „...eine Gesamtheit von Institutionen, Diskursen und Praktiken."[240]S. JÄGER versteht in Anlehnung an M. FOUCAULT unter einem Dispositiv „...der prozessierende Zusammenhang von Wissen, welches in Sprechen/Denken - Tun - Vergegenständlichung eingeschlossen ist."[241] Denn „Diskurse enthalten *Wissen, Wissen* bildet auch die Grundlage für *Handeln* und damit auch für die *Gestaltung von Wirklichkeit*."[242] S. JÄGER geht dabei von drei zentralen Durchlauf-Punkten (bzw. Durchgangsstationen) aus, die einen rotierenden bzw. historisch-prozessierenden Kreis darstellen:

---

237 Jäger, S.: Kritische Diskursanalyse, a.a.O., S. 188.

238 Vgl. Jäger, S.: Kritische Diskursanalyse, a.a.O.. S. 23–24.

239 Jäger, S.: Diskurs und Wissen, a.a.O., S. 108.

240 Ruoff, M.: Foucault-Lexikon, Paderborn 2007, S. 101.

241 Jäger, S.: Diskurs und Wissen, ebd.

242 Jäger, S.: Dispositiv. In: Kleiner, M. (Hrsg.): Michel Foucault. Eine Einführung in sein Denken, Frankfurt/New York 2001, S. 72.

1. Diskursive Praxen, in denen primär Wissen transportiert wird.
2. Handlungen als nicht-diskursive Praxen, in denen aber ebenfalls Wissen transportiert wird (denen Wissen vorausgeht bzw. das ständig von Wissen begleitet wird).
3. Sichtbarkeiten, die Vergegenständlichungen diskursiver Praxen darstellen, wobei die Existenz der Sichtbarkeiten (‚Gegenstände') nur durch diskursive und nicht-diskursive Praxen aufrechterhalten bleibt.[243]

Bezogen auf das in dieser Arbeit zu untersuchende Feld der MDK-Prüfkonstrukte lässt sich dies vorläufig wie folgt übersetzen:

Diskursive Praxis (*Wissen*) stellt - im weiteren Sinne - den gesamten Bereich dessen dar, was über Qualität in der Pflege gesagt und ebenso an seiner Stelle nicht gesagt wird. Im engeren Sinne handelt es sich dabei um Aussagen die zum Qualitätsprüfwerk des MDK geführt haben bzw. um Aussagen, die dort Berücksichtigung fanden und solche, die (weshalb auch immer) nicht aufgegriffen wurden.

Handlungen (*Handeln*) als nicht-diskursive Praxen (in denen aber Wissen transportiert wird und denen Wissen vorausgeht) stellen die Vornahme der Prüfungen durch den MDK dar, d.h., die Anwendung des Prüfkatalogs durch die Prüfer. Diese sind vom Wissen um die Prüfparameter und -aufgaben begleitet.

Nur durch diese diskursiven und nicht-diskursiven Praxen kommt es überhaupt zum Prüfvorgang der als solches erkennbar wird und - wenn er in der Folge Wirkung erzeugt - an einem veränderten Verhalten in den Einrichtungen ablesbar wird und damit sichtbar wird bzw. (systemisch in Anlehnung an G. BATESON formuliert: einen Unterschied macht, der einen Unterschied bewirkt). Hierdurch kommt es zur *Gestaltung von Wirklichkeit.* Und zwar immer auch dort, wo trotz Wissen und Handeln keine (direkten) Veränderungen erkennbar werden. Denn Nicht-Veränderung setzt immer auch Entscheidung voraus, die eine *Wirkung* entfalten kann. Das Verhalten in den Einrichtungen nach er-

243 Vgl. Jäger, S.: Diskurs und Wissen, ebd.

folgter Prüfung, Beratung oder Sanktionierung etc. ist jedoch als Sichtbarkeit nicht immer und unbedingt linear auf den nicht-diskurven Vorgang der MDK-Prüfung oder auf die diskursive Praxis des MDK-Prüfkonstrukts zurückrechenbar. Die Sichtbarkeit von Qualität in Pflegeeinrichtungen, ihre Vergegenständlichung müssen sich ja nicht unbedingt auf erfolgte MDK-Prüfungen gründen. Die Sichtbarkeit von Qualität in den Einrichtungen beeinflusst ‚mitunter allerdings die Prüfdichte und -tiefe des MDK und im weiteren die Inhalte der Prüfungen.

Diese Grundfigur des Dispositivs hat eine gewisse Festigkeit bleibt aber diachronisch immer auch Veränderungen unterworfen. Irritiert werden kann es jederzeit durch andere Dispositive.

Analysen von Dispositiven hätten nach S. JÄGER demnach die folgenden Schritte zu absolvieren:

1. Rekonstruktion des Wissens in den diskursiven Praxen (wie oben dargestellt). Sie stellen die Grundlage für jede weitere Dispositivanalyse dar.
2. Rekonstruktion des Wissen, dass den nicht-diskursiven Praxen zugrunde, liegt.
3. Rekonstruktion der nicht-diskursiven Praxen, die zu den Sichtbarkeiten/Vergegenständlichungen geführt haben, und des darin enthaltenen Wissens.[244]

Die Dispositivanalyse lässt Rückschlüsse auf den von M. FOUCAULT (in *‚Die Ordnung des Diskurses'*) heraus gearbeiteten und problematisierten Wissen-Macht-Subjekt-Zusammenhang zu: „Wo Wissen ist, da ist Macht, wo Vergegenständlichungen vorliegen, da waren Macht und Wissen am Werk und sind weiterhin am Werk, da sonst die Vergegenständlichungen ihre Bedeutungen verlieren und verrotten."[245] Wissen, Macht und Vergegenständlichungen prägen das Subjekt.

Die Diskurstheorie leugnet nicht das Subjekt. Es geht ihr darum, analytisch herauszuarbeiten, was die Konstitution des Subjekts im geschichtli-

---

244 Vgl. Jäger, S.: Diskurs und Wissen, a.a.O., S. 110.

245 Jäger, S.: Diskurs und Wissen, a.a.O., S. 112.

chen Zusammenhang ausmacht. „Das ist nicht gegen das Subjekt gerichtet, sondern allein gegen Subjektivismus und Individualismus. Das tätige Individuum ist also voll dabei, wenn es um die Realisierung von Machtbeziehungen (Praxis) geht. Es denkt, plant, konstruiert, interagiert und fabriziert. Und als solches hat es auch das Problem, zu bestehen, d.h. sich durchzusetzen, seinen Ort in der Gesellschaft zu finden. Es tut dies aber im Rahmen eines wuchernden Netzes diskursiver Beziehungen und Auseinandersetzungen, im Rahmen ‚lebendiger Diskurse' insofern, als es diese zum Leben bringt und sie, in diese verstrickt, lebt zu ihrer Veränderung beiträgt."[246] M. FOUCAULT selbst beschreibt die Rolle des Subjekts in der Triade Wissen, Macht, (Ver-)Gegenständlichkeit noch deutlicher: „Man muss sich vom konstituierenden Subjekt selbst befreien, d.h. zu einer Geschichtsanalyse gelangen, die die Konstitution des Subjekts im geschichtlichen Zusammenhang zu klären versucht. Und genau das würde ich Genealogie nennen, d.h. eine Form der Geschichte, die von der Konstitution von Wissen, von Diskursen, von Gegenstandsfeldern usw. berichtet, ohne sich auf ein Subjekt beziehen zu müssen, das das Feld der Ereignisse transzendiert und es mit seiner leeren Identität die ganze Geschichte hindurch besetzt."[247]

Deshalb sind Diskurse über-individuell, sie haben sich als „Resultate historischer Prozesse herausgebildet und verselbständigt. Sie transportieren ein mehr an Wissen, als den Einzelnen bewusst ist."[248] [249]

S. JÄGER fasst dies wie folgt zusammen: „Diskurse üben Macht aus, da sie Wissen transportieren, das kollektives und individuelles Bewusstsein speist. Dieses zustande kommende Wissen ist die Grundlage für indivi-

246 Jäger, S.: Diskurs und Wissen, a.a.O., S. 89.

247 Foucault, M.: Wahrheit und Macht. Interview mit Michel Foucault von A. Fontana und P. Pasquino. In: Ders.: Dispositive der Macht. Über Sexualität, Wissen und Wahrheit,, Berlin 1978, S. 32.

248 Jäger, S.: Diskurs und Wissen, a.a.O., S. 88.

249 Vgl. hierzu den Begriff des ‚organisationalen bzw. institutionellen Wissens', dass in personen-unabhängigen, anonymiserten Regelsystemen, welche die Operationsweisen von Systemen definieren steckt bei H. Willke (Willke, H.: Systemisches Wissensmanagement, 2. Aufl., Stuttgart 2001, S. 16).

duelles und kollektives Handeln und die Gestaltung von Wirklichkeit."[250]

Was die Analyse von Diskursen und Dispositiven anbelangt, so schlägt S. JÄGER (mit Verweis auf M. FOUCAULTs ‚Überwachen und Strafen' und V. KLEMPERERs ‚Tagebücher') eine eher ‚bastelnde' Vorgehensweise vor. M. FOUCAULT und V. KLEMPERER hätten beide dafür keine explizite Methode bereitgestellt, sondern diese ‚bastelnd' angewendet, „…in dem sie Diskurse analysierten, Wissen sammelten, Statistiken zu Rate zogen, sie kritisch auseinandernahmen, Schlüsse daraus zogen, Einschätzungen beisteuerten etc."[251] Denn es geht (auch hier) darum, einige der Ideen M. FOUCAULTs „…weiterzudenken oder auch erst zu Ende zu denken."[252]

[250] Jäger, S.: Diskurs und Wissen, a.a.O., S. 89.

[251] Jäger, S.: Diskurs und Wissen, a.a.O., S. 112.

[252] Jäger, S.: Diskurs und Wissen, a.a.O., S. 96.

IV. Genealogische Diskursanalyse der Prüfkonstrukte des Medizinischen Dienstes

1. Durchführung der Struktur- und Feinanalyse

Zur diskursanalytischen Bearbeitung unserer Fragestellung bestimmten wir zunächst die Orte an denen das Ideologem der Qualitätsprüfrichtlinien auftaucht, da diese den Diskursstrang und damit den Gegenstand der Untersuchung bilden.[253] Aufgrund der von uns ausgewerteten Sitzungsprotokolle der Projektgruppe „Externe Qualitätssicherung/Vertragswesen SGB XI",[254] die das erste MDK-Prüfkonzept entwickelte, wurde deutlich, dass die Pflegewissenschaft an der Erstellung der Prüfkonstrukte nicht beteiligt war. In Anerkennung dessen konzentrierten wir unsere Recherche auf den Interdiskurs und analysierten dort

a) die politische Diskursebene
    a. parlamentarischen Initiativen und
    b. dem Berichtswesen der Bundesregierung zur Pflegeversicherung,
b) die Diskursebene der Medien (hier der Teil-Sektor Print-Medien) und
c) die Diskursebene der Sitzungsprotokolle der oben genannten Arbeitsgruppe.

Der Analyse flankierend dienten Interviews mit drei (ehemaligen) Mitgliedern der Projektgruppe. 'Externe Qualitätssicherung/Vertragswesen SGB XI' und einem Geschäftsführer eines bundesdeutschen Trägerverbunds, der nicht Mitglied der Projektgruppe war.

Die Strukturanalyse der parlamentarischen Initiativen von 1990 bis 2005, des Berichtswesens der Bundesregierung über die Entwicklung der Pfle-

253 Vgl. Jäger, S.: Kritische Diskursanalyse, a.a.O.. S. 188.

254 Die Projektgruppe wurde aufgrund einer Entscheidung der MDK-Geschäftsführerkonferenz im September 1994 gegründet. Die Besetzung der Projektgruppe wurde durch die „Arbeitsgruppe M9" des Medizinischen Dienstes der Spitzenverbände der Krankenkassen e.V. mit Schreiben vom 06.09.1994 vorgeschlagen.

geversicherung[255] und der Print-Medien (hier: exemplarisch der Fachzeitschriften ‚Forum Sozialstation' und ‚Altenheim') der Jahre 1990–2005, dienten der Erfassung des diskursiven Kontextes. Nach S. JÄGER empfiehlt es sich, gerade bei längeren Zeitverläufen, den diskursiven Kontext[256] zu erfassen in dem das Thema auftaucht, da solche diskursiven Ereignisse Höhepunkte der Entwicklung des Diskursstrangs markieren und ihn strukturieren. Konstitutiv zu berücksichtigen ist, um die Orte zu finden, wo die diskursiven Ereignisse auftreten könnten, nicht mit einer Art Lupe auf die Suche zu gehen.[257] Demzufolge untersuchten wir in dem Teil-Sektor der Print-Medien die Diskursfragmente in denen über Ökonomie, Pflegeversicherung allgemein, Qualitätsmanagement allgemein, Qualitätsmanagement intern und extern, Prüfungen des Medizinischen Dienstes der Krankenkassen und die Qualitätsprüfrichtlinien gesprochen wurde, jeweils in der Funktion von Diskursereignissen die unser Kernthema berühren. Die Beschränkung der Strukturanalyse auf den Teil-Sektor der Print-Medien (Fachzeitschrift ‚Altenheim' und ‚Forum Sozialstation') beruht darauf, dass diese Fachzeitschriften den öffentlichen Fachdiskurs in den Bereichen ambulante und stationäre Pflege in den 90er Jahren bis heute maßgeblich abbildeten.[258]

Als Zeitraum der Strukturanalyse der Print-Medien legten wir die Jahre 1990 bis 2005 fest. Im Jahr 1990 kam es zu einem Bruchpunkt im Diskurs über die Absicherung des Lebensrisikos der Pflegebedürftigkeit. Im Frühjahr 1990 widmet die Zeitschrift Forum-Sozialstation ihre 50zigste Jubiläumsausgabe dem Thema „Pflegepolitik". Im Prolog heißt es: „Kein Zweifel: Dieses Jahrzehnt wird entscheidend von der Deutschlandpoli-

---

255 Die drei nach § 10 Abs. 4 SGB XI zu erstellenden Berichte erschienen 1997, 2001 und 2004.

256 Gemeint sind damit alle *diskursiven Ereignisse* die das Thema berühren sofern sie zu diskursiven Ereignissen gemacht worden sind. Vgl. Jäger, S. Kritische Diskursanalyse, a.a.O., S. 190 .

257 Vgl. Jäger, S.: Kritische Diskursanalyse, a.a.O., S. 189.

258 Die Fachzeitschrift Altenheim verfügt nach eigenen Angaben über eine Auflage von 9.200 und die Fachzeitschrift Forum Sozialstation über eine Auflage von ca. 7.000 Heften.

tik[259] geprägt sein. An den sozialen Defiziten im Bereich der pflegerischen Versorgung verändert sich damit nichts - im Gegenteil: Das Problem droht erneut in den Hintergrund zu geraten. Die höhere Lebenserwartung und das damit im Zusammenhang stehende Ansteigen der Pflegequote, die Zunahme des Anteils alter Menschen und die Verminderung des Potentials der Pflegenden wird dazu führen, dass die 90er Jahre zu einem Jahrzehnt wachsender Pflegeprobleme werden, zu einem Pflegejahrzehnt".[260]

Die Wahlen zum ersten gesamtdeutschen Bundestag im Dezember 1990 markieren in doppelter Hinsicht eine Bruchstelle. Zum einen hatte sich die Bundespolitik von nun an auch auf das Gebiet der fünf neuen Bundesländer (dem Gebiet der ehemaligen DDR) zu beziehen; was dem Handlungsbedarf zur Begründung einer fünften Säule der Sozialversicherung zusätzlichen Vorschub leistete. Zum anderen begannen in der 12. Legislaturperiode (LP) die konkreten Vorbereitungen für das zum 01. Januar 1995 in Kraft getretene Pflegeversicherungsgesetz (PflegeVG).[261]

In angemessener Würdigung der Primärliteratur analysierten wir die Diskursebene der Sitzungsprotokolle der Projektgruppe ‚Externe Qualitätssicherung/Vertragswesen SGB XI' mittels Feinanalyse. „Die Feinanalyse verfolgt den Zweck, in Rückkopplung mit den Strukturanalysen stark verallgemeinernde Aussagen über den Diskursstrang in einer bestimmten Zeitung etc. vornehmen zu können, ohne vom »Material erschlagen« zu werden."[262] Wir begrenzten die Feinanalyse exemplarisch auf ein typisches Sitzungsprotokoll bzw. Diskursfragment. Als leitendes Kriterium für die Auswahl des typischen Diskursfragmentes berücksichtigten wir die Art und Dichte der Verschränkungen mit anderen

[259] Hier wird Bezug genommen auf die bevorstehende Vereinigung beider deutscher Staaten.

[260] Forum Sozialstation: Die 90er Jahre 90 91 92 93 94 95 96 97 98 99 Das Pflegejahrzehnt, Nr. 50/Frühjahr 1990, S. 14.

[261] Der Gesetzentwurf der Bundesregierung datiert vom 04. September 1993 (BT-Drucksache 12/5617).

[262] Jäger, S.: Kritische Diskursanalyse. Eine Einführung.4. unverän. Aufl. ,Münster 2004. S. 193.

Diskurssträngen,[263] und folgende von R. KELLER formulierten „Orientierungshilfen für die Auswahl von Daten zu Feinanalyse":

- Handelt es sich um typische, exemplarische Äußerungen, um Schlüsseltexte, -passagen, -akteure und -ereignisse?
- Inwiefern ist anzunehmen, dass ein ausgewähltes Dokument Antworten/Ergebnisse zur verfolgten Fragestellung bietet?
- Sind alle als relevanten identifizierbaren institutionellen Felder, Akteure, Positionen und Artikulationsweisen einbezogen?[264]

Nach S. JÄGER bildet die Feinanalyse „...typischer Diskursfragmente eine solide Basis für die abschließende Gesamtinterpretation des Diskursstrangs..." [265] Die Feinanalyse ist nach R. KELLER als ein interpretativer Akt anzusehen, der auf den „...Kompetenzen des bzw. der Forschenden beruht. Sie ist ressourcenaufwändig und kann im Regelfall nicht alle Daten in den Korpus einbeziehen, sondern muss eine systematisch reflektierte und begründete Auswahl von Texten oder Textteilen innerhalb des Korpus treffen, als das Datenkorpus weiteren Einschränkungen unterziehen, gerade auch im Hinblick auf den Anspruch, Aussagen über einen Diskurs insgesamt zu treffen."[266]

2. Strukturanalyse der politischen Diskursebene

2.1 Strukturanalyse der Initiativen in den Parlamentsdebatten 1990–2005

Der im erwähnten Zeitraum 1990 bis 2005 zur Verfügung stehende Materialcorpus, der die Strukturanalyse der parlamentarischen Initiativen bildet, erfordert aufgrund der vielfältigen Aktivitäten auf der legislativen Ebene in der parlamentarischen Arbeit auf Bundesebene die Vornahme einer sinnhaften Komplexitätsreduktion, um ein entsprechendes

263 Vgl. Jäger, S.: ebd.

264 Keller, R.: Diskursforschung, a.a.O., S. 88.

265 Jäger, S.: ebd.

266 Keller, R.: Diskursforschung, a.a.O., S. 87.

Dossier im Sinne S. JÄGERs[267] erstellen zu können. Dabei steht die Erfassung relevanter Diskursstrangelemente, die auf der politischen Diskursebene aus den einzelnen parlamentarischen Beiträgen generiert werden, im Vordergrund. Zu berücksichtigen wären in diesem Kontext die jeweiligen Diskurspositionen als ideologische Orte, von denen aus Aussagen getätigt wurden. Als zu untersuchende Sektoren der parlamentarischen Diskursebene wurden im Vorhinein Kleine Anfragen, Große Anfragen sowie Gesetzesinitiativen festgelegt.

Als überliefertes Recht des Parlaments ist das Fragerecht (das sog. Interpellationsrecht) elementarer Bestandteil auf der Grundlage der bundesdeutschen Verfassung (Art. 43 GG) und der Geschäftsordnung des Bundestages als Minderheitsrecht besonders eingehend ausgestaltet.

Große Anfragen an die Bundesregierung (und damit an die zuständigen Ministerien) können von einem Fünftel der Mitglieder des Bundestages oder von einer Fraktion schriftlich gestellt und begründet werden. Sie müssen kurz und bestimmt gefasst sein und können mit einer kurzen Begründung versehen sein (§ 100 Geschäftsordnung des Bundestages - GschO[268]). Nach Eingang der Antwort durch die Bundesregierung wird die Große Anfrage auf die Tagesordnung des Bundestages gesetzt (§ 101 GSchO). Auf Grund Großer Anfragen und deren Beantwortung sind viele relevante Fragen im Bundestag erstmalig öffentlich debattiert worden. Zu Großen Anfragen können in der Folge durch die Fraktionen auch Anträge gestellt werden.

In Kleinen Anfragen kann von der Bundesregierung Auskünfte über bestimmte bezeichnete Bereiche verlangt werden. Sie sind innerhalb von 14 Tagen zu beantworten (§ 104 GSchO). Kleine Anfragen können ebenfalls von einer Fraktion oder einem Fünftel der Mitglieder des Bundestages eingereicht werden. In ihnen wird von der Bundesregierung Auskunft über bestimmte bezeichnete Tatsachen verlangt. Die Fragen sind (wie bei den Großen Anfragen) schriftlich einzureichen und werden ebenso

---

267 Vgl. Jäger, S.: Kritische Diskursanalyse, a.a.O., S. 192.

268 Geschäftsordnung des Bundestages in der Fassung vom 26.09.2006 (BGBl. I S. 2210).

schriftlich beantwortet. Fragen und Antworten von Großen wie von Kleinen Anfragen werden als Drucksache verteilt und sind daher jedermann zugänglich.

Gesetzesinitiativen stellen eine Möglichkeit des Parlaments dar aus der Mitte des Bundestages oder aus dem Bundesrat Gesetzesvorlagen einzubringen. Die Gesetzesvorlagen aus der Mitte des Bundestages müssen von einem Fünftel der Abgeordneten oder von einer Fraktion getragen werden. Neben den Fraktionen und Abgeordneten des Bundestages bringt die Bundesregierung - als weitere Initiativberechtigte - Gesetzesinitiativen in das Parlament ein. Die Gesetzesvorlagen aus dem Bundesrat gehen auf den Antrag eines oder mehrerer Bundesländer zurück. Der Bundesrat beschließt nach Beratung darüber, ob er die Gesetzesvorlage in den Bundestag einbringen soll.

Den Gesetzesinitiativen voraus gehen in der Regel Forderungen von Verbänden, Gewerkschaften, Vereinigungen und aus vielfältigen Bereichen der Gesellschaft. Diese konnten in der vorliegenden Analyse aufgrund der damit verbundenen hohen Komplexität des Archivs und des Rechercheaufwands nicht berücksichtigt werden.

Die meisten Gesetzesinitiativen werden von den Ministerien über die Bundesregierung in das Parlament eingebracht. Alle Gesetzesvorlagen werden als Bundestags-Drucksache (im folgenden BT-Drs.) an die Mitglieder des Bundestages, des Bundesrates, an die Bundesministerien sowie an die Presse verteilt und können von jedermann erworben werden.

Zugrundegelegte Zeiträume und Legislaturperioden (LP)

Der erste Untersuchungszeitraum (1990–1995) betrifft die komplette 12. und Teile der 13. Legislaturperiode:

12. LP: 12/1990–11/1994

13. LP: 11/1994–10/1998

Der zweite Untersuchungszeitraum (1996–2000) betrifft in Teilen die 13. und die erste Hälfte der 14. Legislaturperiode:

13. LP: 11/1994–10/1998

14. LP: 10/1998-10/2002

Der dritte Untersuchungszeitraum (2001-2005) betrifft die letzte Hälfte der 14. Legislaturperiode, die komplette (verkürzte) 15. sowie die ersten drei Monate der 16. Legislaturperiode:

14. LP: 10/1998-10/2002

15. LP: 10/2002-10/2005

16. LP: seit 10/2005

Diskursposition bzw. ideologische Orte können bezogen auf die Zeiträume wie folgt unterschieden werden:

Diskurs-positionen Zeiträume	1990-10/1998	10/1998-10/2005	seit 10/2005
Mehrheit	CDU/CSU u. FDP	SPD u. B'90-Grüne	CDU/CSU u. SPD
Opposition	SPD,. B'90-Grüne[269] u. PDS[270]	CDU/CSU, FDP, PDS/Die Linke	FDP, Die Linke, B'90/Grüne

Die Recherche erfolgte im Wesentlichen über die Datenbank des Deutschen Bundestags.[271] Die Suche erfolgte in den „Parlamentarischen Vorgängen im Bundestag und Bundesrat".[272] In der Suche wurden folgende Kategorien verwendet:

- Legislaturperiode (beginnend mit der 12. LP)
- Vorgangstyp: Kleine Anfragen, Große Anfragen, Gesetzesinitiativen

[269] In der 12. LP waren B'90/Die Grünen als Gruppe (ohne Fraktionsstatus) mit acht ostdeutschen Abgeordneten im Bundestag vertreten.

[270] Die PDS war in der 12. LP (ab 12/1990) als Gruppe vertreten und hatte damit keinen Fraktionsstatus.

[271] http://dip.bundestag.de/parfors/parfors.htm

[272] Verfügbar sind alle Vorgänge im Zeitraum der achten bis zur laufenden 16. Legislaturperiode.

- Sachgruppe:
  - Ausgewählte Items: ‚Sozialpolitik'; ‚Sozialversicherung'. Beide schränken die weitere Suche auf *„Null Ergebnisse"* ein; deshalb wurden bei ‚Sachgruppe' keine weiteren Einträge vorgenommen.
- Schlagwort:
  - ‚Pflege'; ‚Pflegeversicherung' und ‚Pflegeversicherungsgesetz'
- Initianten-Institutionen:
  - Institutionen: Einzelne Fraktionen, einzelne Ministerien etc. Wegen zu großer Einschränkung wurde hier kein Eintrag vorgenommen.
  - Personen: Listung aller Abgeordneten etc.

    Hier wurde kein Eintrag wg. zu großer Einschränkung der Suchoptionen vorgenommen.

Als *brauchbar* wurden die Anfragen und Initiativen aufgegriffen, in denen danach die Diskursfragment-Items ‚Qualität', ‚Qualitätssicherung' und ‚Qualitätsprüfung' auftauchen. Da es jedoch für den Prozess der Erkenntnisgewinnung nicht hilfreich ist, mit einer „Art Lupe auf die Suche zu gehen" (S. JÄGER), haben wir dort wo es uns sinnvoll erschien, auch darüber hinaus gehend Beiträge in die Strukturanalyse aufgenommen. Dies geschah, um im Rahmen der Kontextbeschreibung (den ja die Strukturanalyse u.a. leisten soll) auch Akzentuierungen erkennbar werden zu lassen, die offenkundig in den einzelnen Zeitabschnitten im Vordergrund der geführten Debatten (z.B. um die Entwicklung des Pflegeversicherungsgesetzes) standen.

2.2 Darstellung der Ergebnisse

2.2.1 Zeitraum 1990–1995

1. *Vorgangstyp* Große Anfragen

Insgesamt konnten fünf Einträge ausfindig gemacht werden; drei davon sind brauchbar:

Große Anfrage zur „Situation behinderter und älterer pflegebedürftiger Menschen in der Bundesrepublik Deutschland“ von der Fraktion PDS-Linke Liste (ideologischer Ort: Opposition) (BT-Drs.: 12/2375) vom 03.04.1992.[273] Die Gruppe der PDS thematisiert hierin u.a. ein Modell der Pflege-Assistenz, welches sie später auch als Antrag im Rahmen der Debatte um die Pflegeversicherung einbrachte. In der Anfrage enthalten sind u.a. Bezüge auf die beiden folgenden Materialien aus den 1980er Jahren.

Exkurs: Qualität und Qualitätssicherung in der parlamentarischen Debatte Mitte der 1980er Jahre

Bericht der Bundesregierung zu Fragen der Pflegebedürftigkeit (BT-Drs. 10/1943 vom 05.09.1984)[274]:

In den „Vorschläge(n) der Bundesregierung“ (im Kapitel D, S. 13–18) stellt diese - ca. 10 Jahre vor Inkrafttreten der Pflegeversicherung - beim Unterkapitel ‚Forschung‘ fest, dass „(d)er Qualität und Effizienz der pflegerischen Versorgung ein besonderes Augenmerk zu schenken (sei)“[275]. Deshalb seien Untersuchungen erforderlich, „…wie Qualität und Effizienz der sozialen Dienste verbessert werden können, und es sind Qualitätssicherungsprogramme für den stationären, den teilstationären und für den ambulanten Bereich zu entwickeln.“[276]

273 Antwort der Bundesregierung (BMFuS), BT-Drs.: 12/3253 vom 15.09.1992.

274 Der Bericht liefert umfangreichere Daten über die Anzahl pflegebedürftiger Menschen in der Bundesrepublik Deutschland und deren Versorgung in ambulanten sozialen Diensten und stationären Einrichtungen.

275 Bericht der Bundesregierung zur Fragen der Pflegebedürftigkeit, BT-Drs. 10/1943 vom 05.09.1984, S. 18.

276 Bericht der Bundesregierung zu Fragen der Pflegebedürftigkeit, 1984 ebd.

Antwort der Bundesregierung auf die Große Anfrage der SPD-Fraktion zur Lebenssituation und Zukunftsperspektiven der älteren Menschen (BT-Drs.: 10/2784 23.01.1985).[277]

Die Bundesregierung stellte 1985 zur Frage der SPD-Fraktion nach den aus Sicht der Bundesregierung zugrunde zu legenden Qualitätsmaßstäben für die Heimbetreuung und für ambulante Dienste (Frage II. 6) fest, dass „(d)etallierte, allgemeinverbindliche Maßstäbe für die Qualität ambulanter Dienste und für die Heimbetreuung sich … nicht aufstellen (lassen)".[278] Dies - so die damalige Bundesregierung - habe mit den sehr unterschiedlichen Bedürfnissen der älteren Menschen, den örtlichen Verhältnissen, dem unterschiedlichen Zusammenwirken der Träger bei unterschiedlicher Zielsetzung zu tun. Für die Qualität der pflegerischen Dienstleistung sei deshalb vor allem das Zusammenwirken unterschiedlicher ambulanter, teilstationärer und stationärer Leistungssysteme und deren Durchlässigkeit entscheidend.[279]

Große Anfrage der Gruppe der PDS vom 11.12.1995 zum Stand der Umsetzung der Pflegeversicherung (BT-Drs. 13/3361).

Knapp ein Jahr nach Inkrafttreten der ersten Stufe der Pflegeversicherung erkundigt sich die Gruppe der PDS nach dem Umsetzungsstand. Die fünf Themenblöcke und insgesamt 55 Fragen umfassende Anfrage problematisiert im wesentlichen Fragen der Antragsentwicklung in der ambulanten Pflege, der Berücksichtung von Menschen mit Behinderungen und von AIDS Betroffenen im Pflegeversicherungsrecht, die Pflege in den neuen Bundesländern und den Stand der Vorbereitungen der zweiten Stufe der Pflegeversicherung (die zum 01.07.1996 in Kraft treten sollte). Unter der Überschrift ‚Avisierte Effekte und Wirklichkeit' stellt die PDS-Gruppe u.a. die Frage (Nr. 23): „Was versteht die Bundesregierung unter ‚Qualitätssicherung in der Pflege', und welche Kriterien sind dafür maßgebend heranzuziehen?" Erweitert wird der Fokus dieser Frage dann um die Verbindung Qualität und ökonomische Aspekte (in Frage 25): „Ist die Bundesregie-

277 Die Anfrage umfasst acht Themenkomplexe mit insgesamt 51 Fragen.

278 Antwort der Bundesregierung auf die Anfrage der SPD-Fraktion zur Lebenssituation und Zukunftsperspektiven älterer Menschen, BT-Drs. 10/2784 vom 23.01. 1985, S. 18.

279 Vgl. Antwort der Bundesregierung auf die Anfrage der SPD-Fraktion zur Lebenssituation und Zukunftsperspektiven älterer Menschen, BT-Drs. 10/2784 vom 23.01.1985, ebd.

rung der Auffassung, daß im Rahmen der vereinbarten Vergütungen eine Qualitätssicherung in der Pflege gewährleistet werden kann?"

Große Anfrage der SPD-Fraktion vom 13.12.1995 (BT-Drs. 13/3343) zur ‚Situation der Demenzkranken in der Bundesrepublik Deutschland'.

In Frage 22 dieser Großen Anfrage wird konkret nach Erkenntnissen der Bundesregierung über ‚Qualitätsprüfrichtlinien für die ambulante Versorgung Demenzkranker durch professionelle Pflegedienste' gefragt. In der Beantwortung durch die Bundesregierung vom 10.07.1996 (BT-Drs. 13/5257) betont diese, dass die „Festschreibung und Kontrolle von Qualitätsrichtlinien in der ambulanten Versorgung Demenzkranker (eine) besondere Bedeutung zu(kommt). Eine Befragung der Bundesländer habe diesbezüglich ergeben, dass „...die Länder in der Regel Fach- und Förderrichtlinien für Sozialstationen erlassen haben und diese Richtlinien, soweit Sozialstationen Demente versorgen, auch für diesen Personenkreis gelten. Spezifische Anforderungen liegen jedoch nicht vor." Es seien zudem wiederholt Versuche einer Formulierung von Qualitätsmerkmalen pflegerischer Versorgung Demenzkranker in Fachkreisen unternommen worden.[280]

2. *Vorgangstyp:* Kleine Anfragen

15 Einträge; zwei Beiträge sind brauchbar:

Kleine Anfrage zur „Pflegesituation in den neuen Bundesländern" von Christina Schenk, Gruppe Bündnis 90/Die Grünen (ideologischer Ort: Opposition) BT-Drs.: 12/995 vom 26.07.1991 und Antwort der Bundesregierung BT-Drs.: 12/1067 vom 15.08.1991

In dieser Kleinen Anfrage stehen Fragen zur ‚Haltung der Bundesregierung in der Frage Pflegeversicherung', zur ‚Pflegesituation in den neuen Bundesländern', zur ‚Heimsituation in den neuen Bundesländern', und der ‚ambulanten Versorgung in den neuen Bundesländern'[281] im Vordergrund. In der Beantwortung dieser Anfrage (BT-Drs. 12/1067) verweist die Bundesregierung darauf, dass die Koalitionsparteien bis zum 01.06.1992 einen Gesetzesentwurf zur Absicherung des Pflegerisikos vorlegen wollen. Benannte Eckpfeiler die als Orientierung des Gesetzentwurfes dienen sollen wären u.a. die Benennung und Ausgestaltung diverser Leistungskomplexe (z.B. Maßnahmen zur Prävention und Rehabilitation), der Vorrang der häuslichen Versorgung pflegebedürftiger Menschen, die Regelung

[280] Vgl. BT-Drs. 13/5257 vom 10.07.1996, S. 18.

[281] BT-Drs. 12/995 vom 26.07.1991.

der Kostenbeteiligung der Pflegebedürftigen, die ideelle und materielle Aufwertung der Pflegeberufe, der Aufbau „...eines pluralistischen wettbewerbsorientierten Angebotes ineinandergreifender ambulanter Pflegedienste und stationärer und teilstationärer Pflegeeinrichtungen".[282] ⇨[283] Die Themenfelder Qualitätssicherung und Qualitätsprüfungen gehören zu dieser Zeit erkennbar (noch) nicht zu den Eckpfeilern, an denen sich eine Pflegeversicherung zu orientieren hat.

Kleine Anfrage Dr. Gregor Gysi und der Gruppe der PDS zur Umsetzung der Pflegeversicherung (BT-Drs. 13/1034) und die Antwort der Bundesregierung vom 28.04.1995 (BT-Drs. 1227).

Es handelt sich - knapp vier Monate nach Inkrafttreten - um die erste Anfrage zur Umsetzung der Pflegeversicherung. Gegenstand der insgesamt 12 Fragen sind primär ökonomische und administrative Themen, wie dem Verlauf der Umsetzung der gesetzlichen Anforderungen und den Auswirkungen für die Pflegebedürftigen und ihre Angehörigen. ⇨ Qualität und Qualitätssicherung tauchen als Themen nicht auf.

In der Antwort zu diesen Fragen stellt die Bundesregierung fest, dass der den Pflegekassen obliegende Sicherstellungsauftrag (§ 69 SGB XI) eine ständige Sicherung der Qualität der Pflege erfordern würde. Deshalb sei die Selbstverwaltung der Beteiligten - Kostenträger und Pflegeeinrichtungen - verpflichtet worden, in Zusammenarbeit mit dem Medizinischen Dienst und den verbänden der Pflegeberufe und der Behinderten Grundsätze für die Qualität und Verfahren zur Durchführung der Qualitätssicherung zu vereinbaren (§ 80 SGB XI). ⇨ Die Bundesregierung sähe „...keinerlei Veranlassung, eigene Kriterien für die Qualitätssicherung in der Pflege aufzustellen."[284]

3. *Vorgangstyp* Gesetzgebung

Es finden sich 32 Einträge[285] unter dieser Kombination, wovon fünf sich als brauchbar darstellen:

---

282 BT-Drs. 12/1067 vom 15.08.1991, S. 4 f.

283 Der Pfeil ⇨ markiert im Folgenden die Stellen, an denen auf die Nennung/nicht-Nennung der Diskursfragmente-Items verwiesen wird.

284 BT-Drs. 13/5258, S. 10.

285 Hierbei tauchen unter dem Schlagwort ‚Pflege' insgesamt 27 Beiträge auf, die nicht in den thematischen Kontext passen (wie z.B. Gesetzesantrag zur Pflege des deutsch-sorbischen Kulturgutes etc.).

Undatierter Gesetzesentwurf der SPD-Fraktion (BT-Drs. 12/1156) über eine ‚Gesetz zur Einführung eines gesetzlichen Pflegeversicherung'.

Der insgesamt 46 Paragraphen umfassende Gesetzesentwurf ist in sechs Kapiteln eingeteilt, die Regelungen treffen zu den Aufgaben der Versicherung, dem versicherten Personenkreis, den Leistungen, der Beziehung zwischen Pflegeversicherungsträger und Leistungserbringern, der Organisation und der Finanzierung. ⇨ Die Themenfelder Qualitätssicherung und Qualitätsprüfung sind nicht Gegenstand dieses Gesetzesentwurfes.

Antrag der Abgeordneten Dr. Klaus-Dieter Feige u.a. und der Gruppe Bündnis 90/Die Grünen zur ‚Sozialen Absicherung einer besseren Pflege' vom 04.12.1991 (BT-Drs. 12/1712).

Es handelt sich um einen Initiativantrag, in der die Bundesregierung aufgefordert wird, einen Gesetzesentwurf für eine Pflegeversicherung vorzulegen. Als wesentliches Ziel wird u.a. „...die Verbesserung von Pflegequalität" gefordert. darunter verstehen die Antragsteller, die finanzielle Förderung aktivierender und rehabilitierender Pflege sowie die Festlegung entsprechender Mindeststandards im Gesetz.[286]

Gesetzentwurf der Gruppe PDS-Linke Liste zur „sozialstaalichen Gewährleistung von Assistenz, Anleitung und/oder Pflege (Pflege-Assistenz-Gesetz)" vom 13.01.1993 (BT-Drs. 12/4099).

Der Gesetzesantrag sieht ein in 31 Paragraphen geregeltes Pflege-Assistenz-Modell vor, das verschiedene Leistungsformen und die demokratische Mitgestaltung der „Pflegebeauftragten" sowie diverse Durchführungsregelungen beinhalteten. ⇨ Die Themenfelder ‚Qualität' und ‚Qualitätssicherung' werden nicht benannt.

Undatierter Entwurf eines ‚Gesetzes zur sozialen Absicherung des Risikos der Pflegebedürftigkeit' der Fraktionen der CDU/CSU und FDP (BT-Drs. 12/5262).

In diesem von den Regierungsfraktionen eingebrachten Gesetzesentwurf findet sich im allgemeinen Teil der amtlichen Begründung unter Kap. VIII (Die Eckpunkte des Gesetzesentwurfs der Koalition) in Pkt. 9 (Sicherstellung der Versorgung) ein Regelungsvorschlag für die abzuschließenden Versorgungsverträge

[286] BT-Drs. 12/1712 vom 04.12.1991, S. 4.

zwischen den Pflegekassen und den Leistungserbringern, der neben den Themen ‚Verträge mit Pflegeeinrichtungen', ‚Versorgung mit Pflegehilfsmitteln' als dritte Komponente ⇨ das Thema ‚Qualitätssicherung' aufweist. Hierin heißt es: „Die Pflegeeinrichtungen werden verpflichtet, sich an Maßnahmen der Qualitätssicherung zu beteiligen. Die Landesverbände der Pflegekassen sollen die Möglichkeit erhalten, die Wirtschaftlichkeit und Zweckmäßigkeit der ambulanten und stationären Pflegeleistungen durch geeignete, von ihnen bestellte Prüfer prüfen zu lassen."

Insgesamt umfasst der Gesetzentwurf im Artikel 1 (dem SGB XI)[287] 121 Paragraphen, die in 11 Kapitel eingeteilt sind. Im 7. Kapitel (Beziehungen der Pflegekassen zu den Leistungserbringern) regelt der vierte Abschnitt die Wirtschaftlichkeitsprüfungen und die Qualitätssicherung. ⇨ In § 89 ist die Qualitätssicherung geregelt. Die Formulierung ist nahezu deckungsgleich mit der später im verabschiedeten Gesetz stehenden Regelung des § 80. Lediglich die unmittelbare Beteiligung der kommunalen Spitzenverbände und der überörtlichen Träger der Sozialhilfe an der Erstellung der ‚Gemeinsamen Gründsätze und Maßstäbe für die Qualität und die Qualitätssicherung' war hier noch nicht vorgesehen. Anstelle dessen sollten diese (wie die Berufs- und Behindertenverbände) mittelbar beteiligt werden. ⇨ Die Beteiligung des Medizinischen Dienstes an den ‚Gemeinsamen Grundsätzen und Maßstäben' war gar nicht vorgesehen; im späteren Gesetz (§ 80) ist dann eine „enge Zusammenarbeit" festgelegt worden. Der spätere Abs. 4 des § 80 (Berechtigung des Medizinischen Dienstes zur Übermittlung personenbezogener Daten an die Landesverbände der Pflegekassen beim Auftauchen von Mängel in den Pflegeeinrichtungen) war zu dieser Zeit ebenfalls noch kein Regelungstatbestand im Entwurf.

Gesetzentwurf der Bundesregierung ‚Entwurf eines Gesetzes zur sozialen Absicherung des Risikos der Pflegebedürftigkeit' (PflegeVG) vom 04.09.1993 BT-Drs.: 12/5617.

Der Text ist gleich lautend mit dem Text der vg. BT-Drs. 12/5262 (Gesetzentwurf der CDU/CSU/FDP-Koalititon).

Zwischenfazit zu den Initiativen im Zeitraum 1990–1995

Im Vordergrund der in den Kleinen und Großen Anfragen sowie den jeweiligen Antworten der Bundesregierung thematisierten Anliegen ste-

[287] Die Artikel 2-34 regeln Änderungen in den (bestehenden) Sozialgesetzbüchern und anderen Gesetzen.

hen die je nach Diskursposition unterschiedlichen Grundüberzeugungen für die Entwicklung eines Gesetzes zur Absicherung des Risikos der Pflegebedürftigkeit, welches als konkreter Gesetzesantrag (von den Mehrheitsfraktionen) erstmalig im September 1993 in das Parlament eingebracht wurde.

Während vor der Einbringung des Gesetzesantrages der Mehrheitsfraktionen eher fiskalische und organisatorische Aspekte einer Absicherung des Pflegerisikos thematisiert wurden, sind die Themenfelder Qualität, Qualitätssicherung und/oder Qualitätsprüfung eindeutig erst *nach* der Einbringung des Gesetzesantrages durch die Mehrheitsfraktionen Gegenstand von Anfragen. Und zwar im Rahmen Großer Anfragen der PDS-Gruppe vom 11.12.1995 und der SPD-Fraktion vom 12.12.1995. Die Anfrage der PDS-Gruppe umfasste 55 Fragen; zwei davon greifen das Themenfeld ‚Qualität in der Pflege' auf, die der SPD-Fraktion insgesamt 27 Fragen, wovon eine Frage das Thema ‚Qualitätssicherung' (in der Betreuung demenziell veränderter Menschen im ambulanten Bereich) aufgreift. Die Fragen haben damit einen eher reaktiven Charakter oder versuchen aus der oppositionellen Perspektive die blinden Flecken im Gesetzesantrag der Mehrheit aufzugreifen (bspw. die Fragen nach Qualitätsprüfrichtlinien für die ambulante Versorgung Demenzkranker durch professionelle Pflegedienste).

Bei den fünf Treffern unter dem Vorgangstyp ‚Gesetzgebung' handelt es sich um

- einen Initiativantrag der Gruppe Bündnis 90/Die Grünen vom 04.12. 1991
- einen undatierten Gesetzesentwurf der SPD-Fraktion
- ein Gesetzentwurf der PDS-Gruppe zur Einführung eines Pflege-Assistenz-Gesetzes vom 13.01.1993
- einen ebenfalls undatierten Gesetzesentwurf der Mehrheitsfraktionen von CDU/CSU und FDP

- einen mit dem Antrag von CDU/CSU und FDP identischen Gesetzesantrag der Bundesregierung vom 04.09.1993 (der späteren Beratungsvorlage)

Die drei erstgenannten Anträge greifen die Themenfelder Qualität, Qualitätssicherung und Qualitätsprüfung nicht auf. In den inhaltlich gleich lautenden Anträgen der Mehrheitsfraktionen und der Bundesregierung findet sich dann erstmalig eine Regelung zur Qualitätssicherung (§ 89), die der späteren gesetzlichen Regelung (§ 80) inhaltlich sehr nahe kommt. In der amtlichen Begründung zu dieser Bestimmung heißt es, dass der gesetzliche Auftrag an die Pflegekassen zur bedarfsgerechten und gleichmäßigen, dem allgemein anerkannten Stand wissenschaftlicher Erkenntnisse entsprechende pflegerische Versorgung der Versicherten „...eine ständige Sicherung der Qualität der Pflege" bedarf.[288] Es wird von einem „einheitlichen System der Qualitätssicherung" ausgegangen, bestehend aus

- den Grundsätzen und Maßstäben für die Qualität und die Qualitätssicherung (Absatz 1)
- der Ermöglichung des Medizinischen Dienstes der Krankenversicherung zur Überprüfung der Qualität der erbrachten Leistungen in den Einrichtungen durch Einzelprüfungen, Stichproben oder vergleichenden Prüfungen (Absatz 2)[289]
- der Möglichkeit für die Landesverbände der Pflegekassen auf eine Abstellung festgestellter Mängel hinzuwirken. Als letztes Mittel gehöre hierzu die Kündigung des Versorgungsvertrages (Absatz 3).

Da für die häusliche Pflege durch Angehörige nahe stehende Pflegepersonen die Qualitätssicherung nicht näher geregelt sei, soll es Aufgabe des Medizinischen Dienstes sein, „...dafür zu sorgen, daß bei der Inan-

[288] BT-Drs. 12/5262 (undatiert), S. 141.

[289] Wobei der Gesetzgeber nicht definiert, was er unter Einzelprüfung, Stichproben und vergleichenden Prüfungen versteht (vgl. hierzu Kap. IV. 2.3).

spruchnahme des Pflegegeldes die Qualität der damit selbst beschafften Pflege gewährleistet ist (...)."[290]

Es gibt keine weiteren Hinweise in der amtlichen Begründung, weshalb der Gesetzgeber bzw. die Antragssteller die Regelung des § 89 in der ausformulierten Version für erforderlich hielten. Aus den vorherigen Anfragen lassen sich ebenfalls keine Hinweise ableiten, die zu dieser (später in § 80 SGB XI mündenden) Regelung führen.

„Die Pflegeversicherung hat dem Thema Qualitätssicherung zu einer enormen Konjunktur verholfen"[291] attestiert T. KLIE 1998. Die Frage bleibt zu klären, wie es zu der ersten zentralen Bestimmung des späteren § 80 SGB XI kam, die diese Konjunktur nicht unmaßgeblich beeinflusst hat.

2.2.2 Exkurs: Berichterstattung der Bundesregierung über die Umsetzung der Pflegeversicherung im Fachausschuss

In der Zeit von Mai 1995 bis zum Oktober 1997 (die festgelegten Untersuchungszeiträume übergreifend) legte die Bundesregierung dem zuständigen Ausschuss für Arbeit und Sozialordnung des Deutschen Bundestages insgesamt vier Sachstandsberichte über die Umsetzung der Pflegeversicherung zur Kenntnisnahme und zur Beratung vor. Es handelt sich dabei um den

- 1. Bericht vom 30.05.1995 (im Nachgang zu den mündlichen Ausführungen des Staatsekretärs K. JUNG zu TOP 1)
- 2. Bericht vom 01. März 1996 (mit Bezug auf die Sitzung des Ausschusses vom 11.10.1995)
- 3. Bericht vom 07.03.1997 (mit Bezug auf die Fachausschusssitzung vom 11.12.1996)
- 4. Bericht vom 27.10.1997 (zur Vorbereitung auf die Sitzung des Fachausschusses vom 12.11.1997)

290 BT-Drs. 12/5262 (undadiert), ebd.

291 Klie, T.: Pflegeversicherung, 4. Aufl., Hannover 1998 [und gleich lautend in den darauf folgenden Auflagen (bis einschl. der aktuellen 7. Auflage, 2005)].

Der erste (23-seitige) Bericht thematisiert fünf Monate nach Inkrafttreten der ersten Stufe der Pflegeversicherung die ‚Antrags- und Begutachtungssituation' in der sozialen und in der privaten Pflegeversicherung (Pkt. B) und die ‚Schwierigkeiten im Verhältnis zur Sozialhilfe' (Pkt. C). Weitere - kurz angerissene - Themen sind die Investitionsförderung, die Finanzsituation der Pflegeversicherung und die weitere Umsetzung. In Pkt. E findet sich unter der Überschrift ‚Bundesempfehlungen, Qualitätssicherung, Vergütung' die Aussage: ⇨ „Empfehlungen zur Qualitätssicherung und zu den Vergütungen sind bislang noch in den Anfängen stecken geblieben. Es ist nicht gelungen, hier bundesweit zwischen den Kassen und den Leistungserbringern entsprechende Regelungen zustande zu bringen. Sie gestalten sich in der Praxis als sehr viel schwieriger, als man das im Gesetzgebungsverfahren vorausahnen konnte."[292] [293] In der diesem Bericht beigefügten Kleine Anfrage der Gruppe der PDS sowie in der Antwort der Bundesregierung (BT-Drs. 13/1227 vom 28.04.1995) hierauf, kommt dem Themenfeld Qualität keine Bedeutung bei. Die 12 Fragen behandeln im Wesentlichen die vorwiegend ökonomischen und organisatorischen Themen, die auch den Bericht prägen.

Der zweite (17-seitige) Bericht vom 01.03.1996 befasst sich wiederum schwerpunktmäßig mit Fragen der Finanzierung und der organisatorischen Umsetzung der Pflegeversicherung, wobei hier die Besitzstandsregelung des Artikels 51 PflegeVG breiten Raum einnimmt.[294] Ein weiterer Schwerpunkt stellen die gesetzlichen Regelungen im Hinblick auf die Einführung der 2. Stufe der Pflegeversicherung (zum 01.07.1996) dar. ⇨ Die Themen Qualität bzw. Qualitätssicherung tauchen in der Berichterstattung nicht auf.

Der dritte Bericht vom 07.03.1997 umfasst insgesamt 16 Kapitel auf 61 Seiten. ⇨ Dem Thema ‚Qualitätssicherung in der Pflege' ist das Kapitel XII gewidmet. Hier werden in zwei Unterpunkten die häusliche Pflege durch Angehörige und ehrenamtliche Personen sowie die Qualitätssicherung bei zugelassenen Einrichtungen nach § 80 SGB XI angesprochen. Zum ersten Punkt wird auf die bekannten gesetzlichen Instrumente (Pflegeprüfeinsätze gem. § 37 SGB XI, Durchführung

---

292 Bericht des BM für Arbeit und Sozialordnung zum Thema ‚Aktuelle Fragen zur Pflegeversicherung', Bonn 30.05.1995.

293 Vgl. hierzu die zu diesem Zeitpunkt bereits angelaufenen Arbeiten der MDK-Projektgruppe ‚Externe Qualitätssicherung/Vertragswesen SGB XI', die ihre Arbeit am 26.09.1994 aufnahm.

294 Die Besitzstandsregelung des Art. 51 PflegeVG sollte verhindern, dass Bezieher von Sachleistungen nach dem BSHG (§ 69 a.F.) durch Einführung der Pflegeversicherung finanzielle Nachteile erlitten.

von Pflegekursen) verwiesen. „Weitergehende Maßnahmen zur Qualitätssicherung bei der häuslichen Pflege durch Angehörige und sonstige ehrenamtliche Pflegepersonen sind aus Sicht der Pflegekassen nicht erforderlich. Pressemeldungen der jüngsten Zeit über Gewalt gegenüber Pflegebedürftigen im häuslichen Bereich rechtfertigen keine andere Beurteilung. Hierbei handelt es sich nicht um ein spezifisches Problem der Pflegeversicherung. Gewalt in der Pflege gab es schon vor Einführung der Pflegeversicherung und nicht nur gegenüber Pflegebedürftigen. Es geht um eine gesamtgesellschaftliche Problematik: Wie gehen die Familien insbesondere mit ihren Alten, Behinderten, gebrechlichen und allgemein mit Schwachen (z.B. auch mit Kindern) um? Welche Wertvorstellungen für ein geordnetes, menschenwürdiges Miteinander gibt es und wie können hier eventuell Korrekturen erreicht werden? Es darf nicht übersehen werden, dass es bei den in der Presse dargestellten Fällen letztlich um Einzelfälle handelt."[295]

Im Unterkapitel ‚Qualitätssicherung bei zugelassenen Pflegeeinrichtungen nach § 80 SGB XI' werden die Gemeinsamen Grundsätze und Maßstäbe, die „...nicht auf staatlichen Vorgaben beruhen" und die bestehenden aufsichtsrechtlichen Maßnahmen der staatlichen Überwachungsbehörden (Heimaufsicht) thematisiert.

Der vierte Bericht vom 24.10.1997 beantwortet Fragen der Bundestagsfraktion von CDU/CSU, SPD, FDP und Bündnis 90/Die Grünen zur Umsetzung der Pflegeversicherung. Dabei stehen wiederum fiskalische und organisatorische Fragen im Vordergrund. ⇨ Lediglich zwei Fragen aus dem Katalog der insgesamt 50 Fragen greift das Thema ‚Qualitätssicherung' auf. Zum einen wird nach eine Veränderung bei den Pflichteinsätzen im ambulanten Bereich gem. § 37 SGB XI gefragt (Frage 4.11). Des Weiteren wird nach möglichen Qualitätsverlusten durch Personaleinsparungen im Rahmen der Einführung der Pflegeversicherung im stationären Bereich gefragt (Frage 1.2). Vorrangig interessieren sich die vier Fraktionen für die organisatorische Umsetzung der Pflegeversicherung und die Kompatibilität mit dem Bundessozialhilfegesetz (BSHG), sowie für spezifische Teilfragen zum SGB XI.

295 Bericht des BM für Arbeit und Sozialordnung zum Thema ‚Aktuelle Fragen zur Pflegeversicherung', Bonn 07.03.1997.

2.2.3 Zeitraum 1996–2000

1. *Vorgangstyp* Große Anfragen

Es fanden sich keine brauchbaren Großen Anfragen innerhalb des vorgegebenen Zeitraums.

2. *Kleine Anfragen*

Lediglich eine Kleine Anfrage der PDS-Gruppe (BT-Drs. 13/3687) zum Schlagwort Pflege fand sich im vorgegebenen Zeitraum. Die fünf Fragen umfassende Anfrage thematisiert die Frage der leistungsrechtlichen Regelung der Kosten der Behandlungspflege im stationären Bereich.

3. *Gesetzgebung*

Insgesamt fanden sich in diesem Zeitraum sieben Dokumente zu den Stichworten Pflege bzw. Pflegeversicherung die nach dem Diskursfragment-Items Qualität, Qualitätssicherung und Qualitätsprüfung hin untersucht wurden.

Am 06.02.1996 reichte die Bundestagsmehrheit aus CDU/CSU und FDP einen Entwurf für ein Erstes SGB XI-Änderungsgesetz ein (BT-Drs. 13/3696). Dabei waren allerdings keine Änderungen der Bestimmung des § 80 SGB XI oder anderer Bestimmungen, die die Qualitätssicherung betreffen, vorgesehen.[296]

Am 16.02.1996 legte die Bundesregierung einen Entwurf eines Gesetzes zum Inkrafttreten der 2. Stufe der Pflegeversicherung vor (BT-Drs. 13/3811). Dieser betrifft ausschließlich leistungsrechtliche Fragen.

Der Ausschuss für Arbeit und Sozialordnung (11. Ausschuss) legte mit Datum vom 12.03.1996 dem Bundestag eine Beschlussempfehlung zum vg. Antrag der Bundestagsmehrheit vom 06.02.1996 und einem Antrag der Fraktion Bündnis 90/Die Grünen (BT-Drs. 13/99) vor. Auch hier werden keinerlei neueren Regelungserfordernisse zur Qualitätssicherung bzw. Qualitätsprüfung thematisiert.

---

296 Der später in das Erste SGB XI-Änderungsgesetz aufgenommene § 53a war zu diesem Zeitpunkt des Verfahrens noch nicht Gegenstand des Gesetzesvorhabens.

Aufgrund der Ablehnung des vg. Gesetzesvorhabens durch den Bundesrat, hat dieser am 03.05.1996 beschlossen, den Vermittlungsausschuss nach Art. 77 GG mit der Überarbeitung des Gesetzes zu beauftragen. Darüber wurde der Bundestag mit der BT-Drs. 13/4521 am 06.05.1996 informiert.

Am 22.05.1996 legte der Vermittlungsausschuss dem Bundestag einen überarbeiteten und abgestimmten Beschlussvorschlag zum Ersten SGB XI-Änderungsgesetz vor (BT-Drs. 13/4688).

In diesem Kompromissvorschlag zwischen Bundestag und Bundesrat wird erstmalig unter Nr. 10 zum Artikel 1 des Änderungsgesetzes zum SGB XI der neue Paragraph 53a erwähnt, der die Zusammenarbeit der Medizinischen Dienste regeln soll. Demnach werden die Spitzenverbände der Pflegekassen vom Gesetzgeber aufgefordert, für den Bereich der sozialen Pflegeversicherung gemeinsame und einheitliche Richtlinien zu beschließen

- über die Zusammenarbeit der Pflegekassen mit den Medizinischen Diensten,
- zur Durchführung und Sicherstellung einer einheitlichen Begutachtung,
- über die von den Medizinischen Diensten zu übermittelnden Berichte und Statistiken,
- ⇨ zur Qualitätssicherung der Begutachtung und Beratung sowie über das Verfahren zur Durchführung von Qualitätsprüfungen,
- über Grundsätze der Fort- und Weiterbildung.

Die Richtlinien sollen unter dem Zustimmungsvorbehalt des Bundesministeriums für Arbeit und Sozialordnung und des Bundesministeriums für Gesundheit stehen und für die Medizinischen Dienste verbindlich sein.[297]

Die Aufnahme dieser Bestimmung, die vorher nicht im Gesetzesantrag der Bundestagsmehrheit (BT-Drs. 13/3696) stand, wird nicht näher begründet. Auch das Protokoll der 107. Sitzung des Bundestages vom 23.05.1996 liefert unter dem zu beratenden Tagesordnungspunkt 5 (Beratung der Beschlussempfehlung des Ausschusses nach Artikel 77 (Vermittlungsausschuss) zu dem Ersten Gesetz zur Änderung des Elften Buches Sozialgesetzbuch und andere Gesetze (Erstes SGB XI-Änderungsetz) keine weiteren Hinweise. Im Vordergrund dieser Debatte standen Themen wie die Einbeziehung stationär betreuter behinderter Menschen in den

[297] BT-Drs., 13/4688, S. 3.

Leistungsanspruch nach SGB XI, das Verhältnis zwischen Pflegeversicherung und Sozialhilfe und die damit einhergehende Entlastung der Kommunen.

Im Gesetzesantrag zum Zweiten SGB XI -Änderungsgesetz des Bundesrates vom 06.11.1997 ging es um die Regelung bzw. Umlage der Ausbildungskosten in der Altenpflege; wobei die Ausbildung als „...unerläßliches Kernstück (der) Qualitätssicherung" gesehen wurde. Die Refinanzierung der Ausbildungskosten sollten leistungsrechtlich besser abgesichert werden. Hierzu sollte ein § 82a in das SGB XI eingefügt werden, was vom Gesetzgeber später ebenso realisiert wurde.

Der Antrag der (neuen) Bundesregierung aus SPD und Bündnis 90/Die Grünen vom 24.10.2000 zur Weiterentwicklung der sozialen Pflegeversicherung (BT-Drs. 14/4391) stellte im Rückgriff auf die Koalitionsvereinbarung vom 20.10.1998 die Ankündigung zum späteren Gesetzesantrag zur Einführung des Pflegequalitätssicherungsgesetzes (PQsG) dar.

In dem Entschließungsantrag forderten die Mehrheitsfraktionen den Bundestag u.a. auf, zu beschließen, dass sich die Pflegeversicherung zwar zu einem festen Bestandteil im System der sozialen Sicherung in der Bundesrepublik Deutschland entwickelt habe, aber auch festzustellen sein, dass „...es nach wie vor Schwächen, Fehler, Lücken, Ungereimtheiten oder sogar Ungerechtigkeiten bei der Ausgestaltung und Durchführung der Pflegeversicherung gibt."[298] Diese Versäumnisse und Defizite wurden der Vorgängerregierung angelastet. Folgende „wichtigen Veränderungen" wolle die neue Regierung angehen:

1. Verbesserung der Versorgungssituation dementer Menschen
2. Qualitätssicherung

Mit Bezug auf die „öffentliche Wahrnehmung" von Mängeln und Defiziten in der ambulanten und stationären Versorgung sollte Missstände konsequent bekämpft werden und Voraussetzungen geschaffen werden, dass sie zukünftig vermieden werden. Dabei dürften jedoch nicht der Blick auf die Bemühung vieler Pflegeheime und Pflegedienste um die Sicherstellung einer qualitätsgerechten Betreuung und Versorgung der ihnen anvertrauten Menschen verstellt werden.[299]

---

[298] Entschließungsantrag der Bundestagsfraktionen von SPD und Bündnis 90/Die Grünen vom 24.10.2000 (BT-Drs. 14/4391), S. 1.

[299] Entschließungsantrag der Bundestagsfraktionen von SPD und Bündnis 90/Die Grünen vom 24.10.2000 (BT-Drs. 14/4391), S. 5.

In der weiteren Argumentation wird dann Bezug genommen auf „...die Erkenntnisse der Medizinischen Dienste der Krankenversicherung aus über 4.000 Qualitätsprüfungen."[300] [301] Demnach ließen sich die Pflegeeinrichtungen in vier Gruppen einteilen. An der Spitze stehen Einrichtungen, die seit Jahren Pflege auf einem hohen Qualitätsstandard erbringen würden. Die zweite und dritte Kategorie umfassen Dienste und Einrichtungen, für die die Einführung der Pflegeversicherung Anlass war, verstärkt Methoden der internen Qualitätssicherung anzuwenden oder die vom MDK hierzu angeregt wurden. Den Einrichtungen der letzten Kategorie fehle in allen Bereichen der Qualitätssicherung jegliche Basis für eine fachgerechte Pflege. Diese - so die Mehrheitsfraktionen - würden eine Gefahr für die Pflegebedürftigen darstellen.

Es werden eine Reihe von Ursachen für die pflegerischen Defizite und Mängel benannt, die es zu beheben gälte:

- Managementfehler in den Einrichtungen
- das Qualifikationsniveau der Pflege- und Betreuungskräfte
- die Personalausstattung
- die Entwicklung der Heimbewohnerstruktur
- die Nichtdurchsetzung von Ansprüchen auf leistungsgerechte Vergütungen durch die Einrichtungsträger gegenüber den Kostenträgern[302]

Zum Themenfeld ‚Qualitätssicherung' stellt die neue Regierung fest, ⇨ dass „...(d)ie Methoden der externen und internen Qualitätssicherung und -entwicklung ...konsequenter als bisher anzuwenden (sind); denn eine verbesserte und dauerhaft anhaltende Leistungsqualität lässt sich nicht durch vermehrte Kontrollen von außen erzwingen, sondern muss von innen aus den Einrichtungen heraus entwickelt werden. (...) Dies schließt nicht aus, die Kontroll- und Prüfinstrumente des Medizinischen Dienstes zu verbessern und aufeinander abzustimmen."[303] Im Rahmen der verfassungsrechtlich vorgegebenen Grenzen seien deshalb die Prüf-

---

300 Entschließungsantrag der Bundestagsfraktionen von SPD und Bündnis 90/Die Grünen vom 24.10.2000 (BT-Drs. 14/4391), ebd.

301 Das entspricht allerdings nur 15 Prozent aller Dienste und Einrichtungen (Vgl. hierzu BM für Familie, Senioren, Frauen und Jugend: Vierter Bericht zur Lage der älteren Generation, Bonn 2002, S. 280).

302 Entschließungsantrag der Bundestagsfraktionen von SPD und Bündnis 90/Die Grünen vom 24.10.2000 (BT-Drs. 14/4391), ebd.

303 Entschließungsantrag der Bundestagsfraktionen von SPD und Bündnis 90/Die Grünen vom 24.10.2000 (BT-Drs. 14/4391), ebd.

und Zutrittsrechte so zu regeln, „...dass die Heimaufsichten und die Medizinischen Dienste ihre Aufgaben so effizient wie möglich wahrnehmen können. Dies reicht von der Beratung der Einrichtungen bis hin zu unangemeldeten Überprüfungen."[304] Die Schwerpunkte des Pflege-Qualitätssicherungsgesetzes (und des 3. Änderungsgesetzes zum Heimgesetz) seien deshalb:

- Stärkung der Eigenverantwortung der Selbstverwaltung
- Sicherung, Weiterentwicklung und Prüfung der Pflegequalität
- Zusammenarbeit mit der Heimaufsicht
- Verbesserung der Eingriffsmöglichkeiten der Heimaufsicht

die mit der Stärkung der Verbraucherrechte und der Weiterentwicklung der Mitwirkung durch die Heimaufsicht verbunden werden sollten. Hierdurch würde ein gesetzgeberischer Ansatz gewählt, der die vielfältigen Ursachen von Qualitätsmängeln berücksichtigen würde und geeignet sei, „...nachhaltig und dauerhaft positive Wirkung zu erzielen."[305]

Zwischenfazit zu den Initiativen 1996–2000

Der untersuchte zweite Zeitraum ist durch zwei relevante Erscheinungen geprägt:

1. Der politischen Auseinandersetzung um die Anpassungen und Veränderungen des zum 01.01.1995 In Kraft getretene SGB XI zwischen der (CDU/CSU/FDP-)Bundestagsmehrheit und dem mehrheitlich SPD-geführten Bundesrat. Hier stand Mitte 1996 insbesondere die Diskussion um zahlreiche Veränderungen im Rahmen des Ersten SGB XI-Änderungesetzes im Zentrum der Auseinandersetzung.
2. Der politischen Wende, die durch die Bundestagswahlen im September 1998 (nach 16 Jahren CDU/CSU/FDP-Regierung) zu einem Regierungswechsel führte.

Die Themenfelder Qualität, Qualitätssicherung und Qualitätsprüfung standen dabei zunächst im Schatten der Auseinandersetzung um die leistungsrechtliche und leistungsgerechte Ausgestaltung der Ansprüche

---

304 Entschließungsantrag der Bundestagsfraktionen von SPD und Bündnis 90/Die Grünen vom 24.10.2000 (BT-Drs. 14/4391), ebd.

305 Entschließungsantrag der Bundestagsfraktionen von SPD und Bündnis 90/Die Grünen vom 24.10.2000 (BT-Drs. 14/4391), S. 6.

für die pflegebedürftigen Versicherten. Eher als Zufallsprodukt, deren Herkunft sich weder anhand verschiedener Gesetzeskommentierungen noch seitens der interviewten Mitglieder der MDK-Projektgruppe nachvollziehen lässt, entstand im Mai/Juni 1996 in dieser politischen Gemengelage der § 53a SGB XI, in dem Befugnisse, Pflichten und Verantwortlichkeiten für den Medizinischen Dienst geregelt wurden - knapp 18 Monate nach Inkrafttreten der ersten Stufe Pflegeversicherung und ca. drei Wochen vor Inkrafttreten der 2. Stufe der Pflegeversicherung (Leistungsansprüche für pflegebedürftige Personen im stationären Bereich).

Nach der Bundestagswahl zum 14. Bundestag brachte die neue rotgrüne Bundesregierung den o.a. Initiativantrag (BT-Drs. 14/4391) ein, in dem sie sich ausführlich mit den - aus ihrer Sicht - Versäumnissen der alten Bundesregierung auseinandersetzte und in diesem Zusammenhang erhebliche Mängel und Defizite in der ambulanten und stationären Pflege konstatierte. Primäre Bezugsquelle dieser argumentativen Feststellung waren die ersten Erkenntnisse aus den 4.000 Qualitätsprüfungen der MDK. Die hierbei festgestellten Mängel und Defizite sollten durch das Pflege-Qualitätssicherungsgesetz und durch die Novellierung des Heimgesetzes behoben werden. Erstmalig standen dabei die Prüfinstrumente des MDK selber auf dem Prüfstand, denn auch die Methoden der externen Qualitätssicherung sollten konsequenter als bislang angewendet werden. Zudem sollten neben dem Kontroll- und Prüfinstrumentarium des MDK weitere Qualitätssicherungsmöglichkeiten geben, die im o.a. Initiativantrag aber nur angedeutet wurden.

Beratung und unangemeldete Überprüfungen stellen dabei aus Sicht der Bundestagsmehrheit die dichotomen Pole in der Handlungskette des Medizinischen Dienstes dar.

2.2.4 Zeitraum 2001-2005

1. *Vorgangstyp* Große Anfragen

Hierzu fanden sich keine Dokumente innerhalb des vorgegebenen Zeitraums.

2. *Vorgangstyp* Kleine Anfragen

Die von der FDP-Fraktion als Oppositionsfraktion in der 15. Legislaturperiode am 20.12.2004 (BT-Drs.15/4452) eingebrachte Kleine Anfrage ‚Qualität der Pflege' befasst sich auf der Grundlage des Ersten MDS-Prüfberichts mit den darin festgestellten Defiziten und Mängel in der Pflege. Die FDP-Fraktion möchte u.a. wissen, welche konkreten Maßnahmen die Bundesregierung zur weiteren Optimierung der Pflege vorsieht (Frage 8).

3. *Vorgangstyp* Gesetzesinitiativen

Unter diesem Vorgangstyp (und den Schlagworten Pflege und Pflegeversicherung) fanden sich insgesamt fünf brauchbare Dokumente, die Diskursfragmente-Itmes Qualität, Qualitätssicherung und/oder Qualitätsprüfung enthalten.

In Folge des Initiativantrags der Bundestagsmehrheit vom 24.10.2000 legte die Bundesregierung am 23.02.2001 einen Entwurf eines Gesetzes zur Qualitätssicherung und zur Stärkung des Verbraucherschutzes in der Pflege (PQsG) vor (BT-Drs. 14/5395). Hierbei handelt es sich um ein Artikelgesetz zum SGB XI[306], dass diesem u.a. ein neues (elftes) Kapitel (§§ 112–120) mit dem Titel „Qualitätssicherung, Sonstige Regelungen zum Schutz der Pflegebedürftigen" zufügt.

Zielsetzungen des Gesetzentwurfes sind:

1. die Sicherung und Weiterentwicklung der Pflegequalität
2. die Stärkung der Verbraucherrechte.[307]

---

306 Das PQsG sollte als Artikelgesetz das bestehende SGB XI in insgesamt 25 Punkten verändern bzw. erweitern.

307 Entwurf eines Gesetzes zur Qualitätssicherung und zur Stärkung des Verbraucherschutzes in der Pflege (PQsG) vom 23.02.2001 (BT-Drs. 14/5395), S. 1.

Als Schwerpunkte benennt der Gesetzesentwurf:

- Stärkung der Eigenverantwortung der Pflegeselbstverwaltung
- Sicherung, Weiterentwicklung und Prüfung der Pflegequalität
- Verbesserte Zusammenarbeit zwischen dem Medizinischen Dienst und den Heimaufsichtsbehörden.[308]

Der Gesetzesentwurf steht im Zusammenhang mit zwei weiteren zeitnahen Gesetzesinitiativen der Bundesregierung bzw. der Bundestagsmehrheit in der 14. Legislaturperiode:

- dem Gesetz zur Ergänzung der Leistungen bei häuslicher Pflege von Pflegebedürftigen mit erheblichem allgemeinen Aufwand (PflEG) vom 24.09.2001 (BT-Drs. 14/6949) und
- dem 3. Gesetz zur Änderung des Heimgesetzes (3. Änd HeimG) vom 23.02.2001 (BT-Drs. 14/5399).

Der Gesetzgeber verfolgt im PQsG-Entwurf einen „zweigleisigen Ansatz"[309]:

Grundsätzlich sollen die Träger der Pflegeeinrichtungen für die Sicherung und für die Weiterentwicklung der Qualität selbst verantwortlich bleiben. Dies beinhalte die Pflicht für jedes Pflegeheim und jeden Pflegedienst, ein umfassendes, einrichtungsinternes Qualitätsmanagement einzuführen und weiterzuentwickeln.

Darüber hinaus sollen parallel hierzu aber auch weiterhin externe Qualitätssicherungsmaßnahmen durch die Landesverbände der Pflegekassen und die der Heimaufsichten greifen. Durch § 112 Abs. 4 des Gesetzesentwurfs soll „...die bewährte Beratungsfunktion des Medizinischen Dienstes gestärkt" werden. Des Weiteren sollen die Zugangsrechte des Medizinischen Dienstes zu den Pflegeeinrichtungen konkretisiert und gefördert werden.[310]

Zur Begründung greift er die - bereits im Entschließungsantrag der Bundestagsmehrheit vom 24.10.2000 (BT-Drs. 14/3491) dargelegte, auf die ersten Prüfberichte der Medizinischen Dienste zurückgehende Kategorisierung der geprüften 4.000 Einrichtungen auf. Konkretisiert wird dies durch den Hinweis, dass es aus Sicht des MDK im Jahr 1999 „...in rund 50 Fällen geboten (war), in den Prüfberichten

308 Entwurf eines Gesetzes zur Qualitätssicherung und zur Stärkung des Verbraucherschutzes in der Pflege (PQsG) vom 23.02.2001 (BT-Drs. 14/5395), S. 2.

309 Entwurf eines Gesetzes zur Qualitätssicherung und zur Stärkung des Verbraucherschutzes in der Pflege (PQsG) vom 23.02.2001 (BT-Drs. 14/5395), S. 18.

310 Entwurf eines Gesetzes zur Qualitätssicherung und zur Stärkung des Verbraucherschutzes in der Pflege (PQsG) vom 23.02.2001 (BT-Drs. 14/5395), S. 18.

den dafür zuständigen Landesverbänden der Pflegekassen zu empfehlen, den betroffenen Einrichtungen den Versorgungsvertrag zu kündigen. Die Qualitätsmängel in diesen Einrichtungen waren so groß, dass keine Möglichkeit gesehen wurde, die Qualität in angemessener Frist zu verbessern."[311]

Damit der bislang geltende § 80 SGB XI „...nicht zu einer unübersichtlichen ‚Mammut'-Vorschrift"[312] ausgeweitet wird, soll diese bislang zentrale Bestimmung zur Qualitätssicherung auf die von den o.g. Beteiligten zu vereinbarten ‚Gemeinsamen Grundsätze und Maßstäbe zur Sicherung und Weiterentwicklung der Pflegequalität' beschränkt werden. Die bislang in § 80 enthaltenen Grundregelungen finden sich nunmehr im neuen elften Kapitel des SGB XI. Der neue § 80a regelt die Leistungs- und Qualitätsvereinbarungen (LQV), die für neue Einrichtungen ab dem 01.01.2002 (für bereits bestehende Einrichtungen ab dem 01.01.2004) zwischen dem Träger der Pflegeeinrichtung und den Kostenträgern abzuschließen sind. Hierbei sollen insbesondere:

- die Struktur und die voraussichtliche Entwicklung des zu betreuenden Personenkreises
- Art und Inhalt der Leistungen, die vom Pflegeheim während des nächsten Pflegesatzzeitraums erwartet werden
- die personelle und sächliche Ausstattung des Pflegeheims einschließlich der Qualifikation der Mitarbeiter

vereinbart werden. Da die LQV stets im Zusammenhang mit der Pflegesatzvereinbarung nach § 85 SGB XI abzuschließen ist, stellt sie die Grundlage der Vergütungsverhandlungen dar und hat damit unmittelbar fiskalische Relevanz für die Einrichtungen und die Kostenträger.

---

311 Entwurf eines Gesetzes zur Qualitätssicherung und zur Stärkung des Verbraucherschutzes in der Pflege (PQsG) vom 23.02.2001 (BT-Drs. 14/5395), ebd.

312 Entwurf eines Gesetzes zur Qualitätssicherung und zur Stärkung des Verbraucherschutzes in der Pflege (PQsG) vom 23.02.2001 (BT-Drs. 14/5395), S. 22.

Abb IV.1 Kombination der Bestimmungen des 11. Kapitels SGB XI im Rahmen der Einführung des PQsG

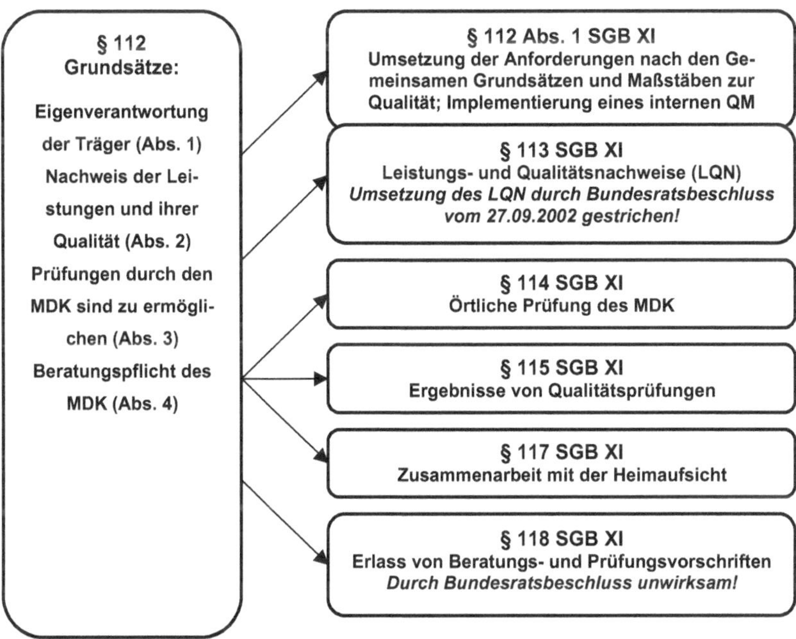

Insbesondere die Bestimmung des § 114 SGB XI regelt die Rechte der Medizinischen Dienste. Der Gesetzgeber konstatiert hierzu, dass die Rechte der Medizinischen Dienste gegenüber den Pflegeeinrichtungen bislang ungeregelt gewesen seien und nunmehr „verfassungskonform konkretisiert" würden.[313]

Die zunächst vorgesehenen Leistungs- und Qualitätsnachweise (LQN; § 113 SGB XI)[314] sollten „…entlastende Wirkung für den MDK entfalten und als ‚trägernahes' Instrument zur externen Qualitätssicherung gefördert werden."[315] Deshalb habe der MDK und die von den Landesverbänden bestellten Sachverständige

313 Entwurf eines Gesetzes zur Qualitätssicherung und zur Stärkung des Verbraucherschutzes in der Pflege (PQsG) vom 23.02.2001 (BT-Drs. 14/5395), S. 22 u. S. 30.

314 Der LQN sollte zu einer „bundesweit einheitliche und verlässliche Grundlage" für die Durchführung der Qualitätsprüfungen führen (BT-Drs. 14/5395, S. 23)

315 Entwurf eines Gesetzes zur Qualitätssicherung und zur Stärkung des Verbraucherschutzes in der Pflege (PQsG) vom 23.02.2001 (BT-Drs. 14/5395), S. 41.

Leistungs- und Qualitätsnachweise „...bei der Bestimmung von Zeitpunkt und Umfang ihrer Qualitätsprüfungen angemessen zu berücksichtigen, wenn die Erteilung nicht länger als ein Jahr zurückliegt."[316] Der gültige LQN sollte demnach dazu führen, dass die MDK-Prüfung ausgesetzt wird. Die Prüfrechte des MDK wären damit jedoch prinzipiell nicht ausgeschlossen gewesen (vgl. § 113 Abs. 4 SGB XI). Durch den Bundesratsbeschluss vom 27.09.2002 wurde die Umsetzung der Bestimmung des § 113 SGB XI, der den Erlass von Beratungs- und Prüfungsvorschriften (Pflege-Prüfverordnung) ausgesetzt. Der Versuch einer Ersatzregelung im Gesetz selbst (durch das 4. SGB XI-Änderungesetz) scheiterte danach an der vorzeitigen Aufhebung des Bundestages durch das konstruktive Misstrauensvotum, welches zur Neuwahl des Bundestages im Jahre 2005 führte.

Weitere relevante Änderungen in Bezug auf die Aufgabenpalette des MDK benennt der Gesetzesentwurf zum PQsG wie folgt:

- Das von vielen Pflegeeinrichtungen bis dato bereits in Anspruch genommene Beratungsangebot der Medizinischen Dienste „...wird auf eine ausdrückliche gesetzliche Grundlage gestellt" (vgl. Sollvorschrift im § 112 Abs.2 SGB XI)[317].
- Der MDK wird ausdrücklich ermächtigt und verpflichtet, „...an Ort und Stelle zu überprüfen, ob die ambulanten oder stationären Pflegeeinrichtungen die Leistungs- und Qualitätsanforderungen nach dem SGB XI weiterhin erfüllen (vgl. § 114 Abs. 1 SGB XI). Dazu ist der MDK nunmehr ausdrücklich berechtigt,
    - zum Zwecke der Qualitätssicherung die für das Pflegeheim benutzten Grundstücke und Räume jederzeit angemeldet oder unangemeldet zu betreten, dort Prüfungen und Besichtigungen vorzunehmen, sich mit Pflegebedürftigen, ihren Angehörigen oder Betreuern in Verbindung zu setzen sowie die Beschäftigten und den Heimbeirat oder den Heimfürsprecher zu befragen;
    - Prüfungen und Besichtigungen zur Nachtzeit durchzuführen, wenn und soweit das Ziel der Qualitätssicherung zu anderen Zeiten nicht erreicht werden kann;[318]

---

316 Entwurf eines Gesetzes zur Qualitätssicherung und zur Stärkung des Verbraucherschutzes in der Pflege (PQsG) vom 23.02.2001 (BT-Drs. 14/5395), ebd.

317 Entwurf eines Gesetzes zur Qualitätssicherung und zur Stärkung des Verbraucherschutzes in der Pflege (PQsG) vom 23.02.2001 (BT-Drs. 14/5395), S. 22.

318 Dies betrifft insbesondere nächtliches Fixieren und Sedieren von Heimbewohnern.

- o soweit dies zur Verhütung dringender Gefahren für die öffentliche Sicherheit und Ordnung erforderlich ist, auch Räume, die einem Wohnrecht der Heimbewohner unterliegen, zu betreten;[319]
- o sich sowohl an angemeldeten als auch an unangemeldeten Überprüfungen von zugelassenen Pflegeheimen zu beteiligen.

Die gesetzliche Einräumung dieser Zugangsrechte entbindet den MDK nicht von der Pflicht abzuwägen, ob und in welchem Umfang er davon im Einzelfall Gebrauch machen will.

- Ambulante Dienste nicht nur in ihren Betriebsräumen, sondern auch bei ihrem Einsatz in der Wohnung des Pflegebedürftigen zu beraten und zu prüfen.

Die Sanktionsmöglichkeiten bei Feststellung von Qualitätsmängeln werden differenzierter ausgestaltet. Hält eine Pflegeeinrichtung ihre gesetzlichen oder vertraglichen Verpflichtungen, insbesondere ihre Verpflichtung zu einer qualitätsgerechten Leistungserbringung aus dem Versorgungsvertrag (§ 72) oder aus der LQV (§ 80a) ganz oder teilweise nicht ein, sind die vereinbarten Pflegevergütungen für die Dauer der Pflichtverletzung entsprechend zu kürzen.

Ab 2003 soll der Medizinischen Dienst der Krankenversicherung einen Bericht über die Erfahrungen und Erkenntnisse, die die Medizinischen Dienste aus ihren Beratungen und Prüfungen gewinnen, erstellen (vgl. § 118 Abs. 4 SGB XI).

Der von der oppositionellen CDU/CSU-Fraktion eingebrachte Antrag vom 13.03.2001 (BT-Drs. 14/5547) kritisiert den von der Mehrheit eingebrachten Gesetzesentwurf zum PQsG insofern, dass dieser „...den Pflegeheimen vor allem kostenträchtige Maßnahmen der Qualitätssicherung auferlegt, ohne dass die Voraussetzungen für die Verbesserung der Qualität gegeben sind."[320] So sei die Versorgung der Demenzkranken in dem Gesetzentwurf überhaupt nicht geregelt. Die Frage der Verbesserung der Pflegequalität würde ausschließlich unter ordnungspolitischen Vorgaben angestrebt.

---

319 Als eine solche Gefahr bezeichnet der Gesetzgeber eindeutig die Fixierung oder Sedierung von Pflegebedürftigen ohne medizinische Indikation und ohne ärztliche Anordnung (S. 22 f).

320 Entwurf eines Gesetzes zur Verbesserung der Leistungen in der Pflege (Pflege-Leistungs-Verbesserungsgesetz) vom 13.03.2001, BT-Drs. 14/5547, S. 1.

Beratung der vom Bundestag vorlegten Pflege-Prüfverordnung nach § 118 SGB XI durch den Bundesrat am 27.09.2002[321]

Obschon der Bundesrat dem PQsG und damit dem § 118 SGB XI zunächst zustimmte und auch die Fachausschüsse des Bundesrates der Verordnung zustimmten, versagte der Bundesrat am 27.09.2002 der von der Bundesregierung vorgelegten Prüfverordnung seine Zustimmung.[322] Zur Begründung für das Abstimmungsverhalten der CDU-geführten Bundesländer Baden-Württemberg, Bayern, Hamburg, Hessen, Saarland, Sachsen, Sachsen-Anhalt und Thüringen führte Minister R. Köberle in der Bundesratssitzung aus, dass die Prüfverordnung „...die Pflegeeinrichtungen mit erheblichen Regelungen und Aufgaben in Beschlag nimmt."[323] Dies sei vor dem Hintergrund der Personalknappheit in den Pflegeeinrichtungen nicht zu rechtfertigen. „Jede Minute, die für überflüssige, bürokratische Arbeit aufgewendet werden muss, ist eine verlorene Minute, die zu Lasten der Qualität der Pflege geht."[324] Ziel dieser Ablehnung sei deshalb auch, dass der Leistungs- und Qualitätsnachweis aus dem Gesetz gestrichen würde. „Der bürokratische Aufwand, der mit dem Leistungs- und Qualitätsnachweis verbunden ist, steht in keinem Verhältnis zu den bei Nichterteilung des Leistungs- und Qualitätsnachweises vorgesehenen Konsequenzen, die allein den vergütungsrechtlichen Anspruch der Einrichtung betreffen. Ziel soll es deshalb sein, die Qualitätskontrolle im Bereich der Pflege weiterhin auf den Medizinischen Dienst der Krankenversicherung und im stationären Bereich zusätzlich auf die Heimaufsicht zu konzentrieren."[325]

Die am 23.02.2001 (BT-Drs. 14/5399) und am 24.09.2001 (BT-Drs. 14/6949) eingebrachten Gesetzentwürfe betrafen das bereits erwähnte Pflegeleistungsergänzungsgesetz (PflEG) und das 3. Änderungsgesetz zum Heimgesetz, die beide keine - über den bereits thematisierten Inhalt - hinausgehenden Aspekte zu den Themenfeldern Qualität, Qualitätssicherung und/oder Qualitätsprüfung enthalten. Deshalb werden diese hier nicht weiter vertieft.

---

321 Es handelt sich um die erste Sitzung des Bundesrates nach der Bundestagswahl 2002.

322 Vgl. Plenarprotokoll zur 780. Sitzung des Bundesrates TOP 36, S. 456 und 463.

323 Plenarprotokoll zur 780. Sitzung des Bundesrates TOP 36, S. 463.

324 Plenarprotokoll zur 780. Sitzung des Bundesrates TOP 36, S. 463.

325 Plenarprotokoll zur 780. Sitzung des Bundesrates TOP 36, S. 463.

Zwischenfazit zu den Initiativen 2001–2005

Der dritte und letzte Untersuchungszeitraum ist stark geprägt durch die den Gesetzgebungsaktivitäten der rot-grünen Bundestagsmehrheit, die bereits im Entschließungsantrag vom 24.10.2000 angekündigt wurden. Zu den drei Gesetzen zur Pflege-Qualitätssicherung und zur Stärkung des Verbraucherschutzes, zur Ergänzung der Leistungen bei häuslicher Pflege und zur Novellierung des Heimgesetzes fand sich ein oppositioneller Antrag (BT-Drs. 14/5547), sowie das Dokument (Sitzungsprotokoll zur 780. Sitzung) zur Sitzung des Bundesrates vom 27.09.2002.

Während die Themenfelder Qualität, Qualitätssicherung und Qualitätsprüfung im ersten und im zweiten Zeitraum (1990–2000) stets im Schatten der Auseinandersetzung um die leistungsrechtliche und leistungsgerechte Ausgestaltung der Ansprüche für die pflegebedürftigen Versicherten standen, stehen sie nun ganz vorne in den untersuchten Dokumenten. Die Relevanz des Themas zeigt sich u.a. daran, dass erstmalig der Begriff *Qualitätssicherung* im Titel eines Leistungsgesetzes zur Pflege benannt wird. Dies geschieht im unmittelbaren Zusammenhang mit dem ebenfalls für relevant erachteten Gedanken des *Verbraucherschutzes*. Letzteres definiert Pflegebedürftige und ihre Angehörige als Bedarfsträger bzw. Konsumenten, deren Rechte es zu schützen gilt.

Die Regelungsinhalte des PQsG sollen zum einen bislang gesetzlich nicht eindeutig geregelte Rechte und Pflichten der Medizinischen Dienste klarstellen (vgl. u.a. § 112 SGB XI) als auch deren Verantwortungsbereich erheblich in Richtung Intervention, Beratung und Kooperation mit der Heimaufsicht erweitern. Gleichzeitig sollten - über den Leistungs- und Qualitätsnachweis und die (letztendlich nicht zustande gekommenen) Pflege-Prüfverordnung[326] (gem. § 118 SGB XI) - aber auch die Prüfrechte der Medizinischen Dienste hinsichtlich des Prüfzeitpunkts und des Prüfumfangs beschränkt werden können. Unabhängige Prüfer und Prüfstellen sollten neben dem MDK berechtigt sein, Prüfungen

326 Die Verordnungslösung wurde seinerzeit vom Gesetzgeber gewählt, weil sich die Regelungstatbestände im Spannungsfeld zwischen ordnungsrechtlichen Eingriffbefugnissen, Prüfbefugnissen des MDK und den neuen Instrumenten der Qualitätsprüfung durch unabhängige Prüfer bewegt (vgl. BT-Drs. 14/5395 S. 45).

durchzuführen. Der Gesetzgeber begründet dies u.a. damit, dass der Medizinische Dienste „sinnvoll entlastet" werden sollte.[327]

Die unabhängigen Prüfer und Prüfstellen gem. § 118 Abs. 2 SGB XI jedoch der Anerkennung durch die Landes- und Bundesverbände der Pflegekassen bedurften , bevor sie berechtigt gewesen wären, die Einrichtungen zu prüfen und den LQN auszustellen. Die Prüf-Verordnung sollte die einheitlichen Voraussetzungen für das Verfahren zur Anerkennung der Prüfer festlegen. Beim Anerkennungsverfahren wiederum wäre auf Bundesebene der MDS und auf Landesebene der MDK zu beteiligen gewesen. Diese Beteiligungspflicht sollte „...sicherstellen, dass die vielfältigen Erfahrungen der Medizinischen Dienste im Bereich der Qualitätssicherung für die Anerkennung der unabhängigen Sachverständigen und Prüfstellen nutzbar gemacht werden" können[328].

Die Prüfverordnung wurde am 27.09.2002 vom Bundesrat mit der Begründung abgelehnt, dass diese die Pflegeeinrichtungen in einem Übermaß mit entbehrlichen Regelungen und Aufgaben in Beschlag nehmen würden, was angesichts der bestehenden Personalknappheit einen überflüssigen bürokratischen Mehraufwand darstellen würde, den es zu verhindern gälte.

Die Setzung des Kollektivsymbols *Bürokratismus* dient hier als kulturelles Stereotyp, welches sich auf eine kollektiv tradierte Wirkung verlassen kann. Die Begründung zur Ablehnung der Prüfverordnung stellt einen Zusammenhang zwischen der Aussage und Erfahrungsbereichen her, der zum einen auf einen Widerspruch (Bürokratische Regelungen versus Personalknappheit) hinweisen soll, der erst durch die Ablehnung der Pflege-Prüfverordnung aufgehoben werden würde. Der katachresische Ausdruck der „Zunahme des bürokratischen Aufwands" der die „Qualität der Pflege belastet", bringt als Bildbruch zwei nicht zusammenpassende Aussagen/Ausdrücke wirkungsvoll zusammen: Bürokratische Regelungen gefährden die Qualität in der Pflege. Gleichzeitig wird da-

[327] Entwurf eines Gesetzes zur Qualitätssicherung und zur Stärkung des Verbraucherschutzes in der Pflege (PQsG) vom 23.02.2001 (BT-Drs. 14/5395), S. 46.

[328] Entwurf eines Gesetzes zur Qualitätssicherung und zur Stärkung des Verbraucherschutzes in der Pflege (PQsG) vom 23.02.2001 (BT-Drs. 14/5395), S. 46.

mit ein bestimmter ,Behaltenseffekt' transportiert, der das Bewusstsein der Leser/Hörer zu faszinieren vermag und als „...Baustein für die Entwicklung einer bestimmten Diskursposition (bzw. eines bestimmten ,Weltbildes' oder auch für eine Befestigung oder Bestätigung) fungieren."[329] Da spielt es keine Rolle, dass man selber vorher dem Gesetz und in den Fachausschüssen der Prüfverordnung zugestimmt hat. Mit N. LUHMANN lässt sich hierzu feststellen, dass „...etwas in den Geschäftsgang gegeben wird, schon eine Entscheidung (ist), die weiteres Entscheiden wie eine Kettenreaktion nach sich zieht. Sehr oft kommt es dann zu einem Verlauf, in dessen erste Hälfte man freudig auf Ergebnisse hofft, während es in der zweiten Hälfte, in der man den Zwang zum Entscheiden nicht mehr los wird, darum geht, zu retten, was noch zu retten ist."[330] Danach wird „...die Einschätzung nachträglich revidiert, auch wenn das wahrscheinlichkeitstheoretisch nicht zulässig ist."[331]

Das Scheitern der Pflege-Prüfverordnung - deren Realisierung Auswirkungen auf das Selbstverständnis des MDK genommen hätte (s.o.) - wurde 2006 im Abschlussbericht zur ,Identifizierung von Entbürokratisierungspotenzialen in Einrichtungen der stationären Altenpflege in Deutschland' des Bundesministeriums für Familie, Senioren, Frauen und Jugend so dargestellt, als sei die Prüfverordnung aus Sicht des Medizinischen Dienstes gar nicht erforderlich gewesen. Denn, mit der „...entwickelten MDK-Prüfanleitung stehe ein adäquates Instrument zur Verfügung ...(dass sich) in der Vergangenheit bewährt (habe) und regelmäßig an die Erfahrungen aus den Prüfungen sowie an pflegewissenschaftliche Erkenntnisse angepasst (werde)."[332]

In der Pressemitteilung des MDS zur Ablehnung der Prüfverordnung im Bundesrat vom 01.10.2002 liest sich dies anders. Der Geschäftsführer des MDS, P. PICK, äußerte sich hierzu: „Die Medizinische Dienste bedauern

329 Jäger, S.: Kritische Diskursanalyse, a.a.O., S. 181.

330 Luhmann, N.: Soziologie des Risikos, Berlin, New York 2003, S. 203.

331 Luhmann, N.: Soziologie des Risikos, Berlin, New York 2003, S. 207.

332 Bundesministerium für Familie, Senioren, Frauen und Jugend: Identifizierung von Entbürokratisierungspotenzialen in der stationären Altenpflege in Deutschland. Abschlussbericht, Berlin 2006, S. 496.

außerordentlich, dass die Pflege-Prüfverordnung im Bundesrat gescheitert ist und der gesamte Umsetzungsprozess des Pflege-Qualitätssicherungsgesetzes damit aufgehalten wird."[333] Umso wichtiger seien allerdings jetzt die Qualitätsprüfungen der Medizinischen Dienste, „...die wir in bewährter Weise durchführen werden."[334]

2.3 das Thema Qualität und der MDK-Prüfauftrag im Berichtswesen der Bundesregierung über die Entwicklung der Pflegeversicherung

Auf der politischen Diskursebene[335], als ein sozialer Ort von dem aus Aussagen generiert werden, haben wir es im Kontext des Qualitätsdiskurses in der Pflege, neben parlamentarischen Initiativen der Legislative und der Exekutive, mit einem Berichtswesen der Bundesregierung zu tun, dessen Auftragstellung sich aus § 10 Abs. 4 SGB XI ergibt. Demnach hat das zuständige Bundesministerium[336] im Abstand von drei Jahren (beginnend mit 1997) über die Entwicklung der Pflegeversicherung, den Stand der pflegerischen Versorgung in der Bundesrepublik Deutschland und die Umsetzung der Empfehlungen und Vorschläge des Ausschusses für Fragen der Pflegeversicherung zu berichten.

2.3.1 Der erste Bericht über die Entwicklung der Pflegeversicherung - 1997

Mit Datum vom 19. Dezember 1997 kommt die Bundesregierung diesem Auftrag mit der Vorlage des Ersten Berichts über die Entwicklung der Pflegeversicherung nach. Der Bericht[337] umfasst insgesamt 60 Seiten

333 Pressemitteilung des MDS vom 01.10.2002.

334 Pressemitteilung des MDS vom 01.10.2002.

335 J. Link (1983c) spricht hier von Interdiskursen und meint damit journalistische, politische und literarische Diskurse im Unterschied zu den Spezialdiskursen der Wissenschaft.

336 Bis zum Ende der 13. Legislaturperiode (Sept. 1998) war dies das BM für Arbeit. Mit Beginn der 14. Legislaturperiode ist das BM für Gesundheit für die Durchführung der Pflegeversicherung zuständig.

337 BT-Drs. 13/9528.

(ohne Anlagen). Das Thema ‚Qualitätssicherung in der Pflege' (Kapitel C. X) umfasst insgesamt drei Seiten. Der Schwerpunkt wird dabei auf die häusliche Pflege durch Angehörige und ehrenamtliche Pflegepersonen gelegt (Pkt. 1). Weitere Themen sind die Qualitätssicherung bei zugelassenen Pflegeeinrichtungen nach § 80 SGB XI (Pkt. 2) und aktuelle Qualitätssicherungsmaßnahmen der Pflegekassen (Pkt. 3).

Das im Hinblick auf die Aufgaben des MDK hinterlegte Selbstverständnis, das sich im diskurstheoretischen Sinne als materielle Produktion sozialer Gegenstände (wie Qualität in der häuslichen Pflege) beschreiben lässt, wird an mehreren Stellen deutlich. Ausgangspunkt ist dabei die Konstatierung einer defizitären Situation in der häuslichen Pflege, die durch das Inkrafttreten des Pflegeversicherungsgesetzes[338] und das Wirken des MDK abgemildert werden konnte: „Mit Blick auf diese Ausgangssituation [der Überlastung pflegender Angehöriger, Anm. d. A.] sind im SGB XI eine Reihe von Maßnahmen vorgesehen worden, die die Qualität der häuslichen Pflege sichern und die missbräuchliche Inanspruchnahme des Pflegegeldes verhindern sollen."[339] Damit die „...hauswirtschaftliche [sic!] Situation sichergestellt (ist), überprüft der MDK nicht nur bei der Erstuntersuchung im Rahmen seiner Feststellungen über das Vorliegen der Pflegebedürftigkeit, sondern auch bei den gesetzlich vorgeschriebenen Wiederholungsuntersuchungen."[340] Darüber hinaus sollen Pflegebedürftige, die ausschließlich Pflegegeld erhalten, gem. § 37 Abs. 3 SGB XI in regelmäßigen Abständen[341] einen Pflegeeinsatz durch eine zugelassene Pflegeeinrichtung abrufen. Damit könnten Defizite in der häuslichen Pflege frühzeitig erkannt und Maßnahmen zur Verbesserung der häuslichen Pflegesituation ergriffen werden. Bei diesen Maßnahmen zur Verbesserung der Situation sollen offenkundig die Beratung der pflegenden Angehörigen und die Anwen-

[338] Leistungen für die ambulante Pflege konnten ab dem 01. April 1995 in Anspruch genommen werden.

[339] Erster Bericht über die Entwicklung der Pflegeversicherung vom 19.12.1997, S. 43.

[340] Erster Bericht, ebd.

[341] Bei Pflegestufe I und II einmal halbjährlich, bei Pflegestufe III einmal vierteljährlich.

dung so genannter Kombinationsleistungen (Inanspruchnahme von Sach- und Geldleistungen) im Vordergrund stehen.

Problematisch erweisen sich dabei offenkundig nicht die Prüfeinsätze des MDK, sondern die Pflegeeinsätze der ambulanten Dienste nach § 37 Abs. 3 SGB XI. Diese stießen „...seit ihrer Einführung auf Akzeptanzprobleme."[342]

Neben diesen Einsätzen schreibt das SGB XI den Pflegekassen die Durchführung von Pflegekursen für pflegende Angehörige vor. „Weitergehende Maßnahmen zur Qualitätssicherung bei der häuslichen Pflege durch Angehörige und sonstige ehrenamtlich Pflegepersonen sind aus Sicht der Pflegekassen nicht erforderlich",[343] so die Berichterstatterin.

Der Bericht nimmt ausführlicher Stellung zu „(e)inzelnen Pressemeldungen über Gewalt gegenüber Pflegebedürftige im häuslichen Bereich"[344]. Es sei schwer, verlässliche Zahlen und Fakten über das tatsächliche Ausmaß an gewaltsamen Übergriffen in Pflegebeziehungen zu erhalten. Jedenfalls handele es sich bei den in den Presseberichten dargestellten „bedauernswerten Einzelfällen ... nicht um ein Massenphänomen. Es liegen keine Erkenntnisse vor, daß in solchen Einzelfällen das von der Pflegeversicherung bereitgestellte Pflegegeld die Gewaltanwendung begünstigt oder dazu beiträgt, daß eine Pflegeperson eine Pflege übernimmt."[345] Bei den von der Presse dargestellten Einzelfällen handele es sich im Grunde „... um eine gesamtgesellschaftliche Problematik: Wie gehen die Familien insbesondere mit Alten, Kranken, Behinderten, Gebrechlichen und allgemein mit Schwächeren (z.B. mit Kindern)? Welche Wertvorstellungen für ein geordnetes, menschenwürdiges Miteinander

---

342 Erster Bericht, a.a.O., S. 44. Die Einsätze waren bis zum Inkrafttreten des 4. SGB XI-Änderungsgesetzes zum 1. August 1999 für die betroffenen Pflegebedürftigen kostenpflichtig. Mit Inkrafttreten des 4. SGB XI-Änderungsgesetzes übernimmt die zuständige Pflegekasse die Kosten als Sachleistung.

343 Erster Bericht, ebd.

344 Erster Bericht, ebd.

345 Erster Bericht, ebd.

gibt es…?"[346] Jedenfalls dürften „(d)iese bedauerlichen Einzelfälle … nicht dazu verleiten, allgemein die Qualität der Pflege durch ehrenamtliche Pflegepersonen in Zweifel zu ziehen. Insbesondere soll den Familienangehörigen nicht von vorneherein mit Mißtrauen begegnet werden" denn „(d)ie Pflege ist meist sehr aufwendig, mühsam und verlangt in hohem Maße persönliches Engagement. Wer dazu bereit ist, hat in der Regel eine gute Grundeinstellung zum Mitmenschen sowie ein hohes Pflicht- und Verantwortungsbewußtsein gegenüber dem Pflegebedürftigen. Die Förderung der ehrenamtlichen Pflege muß auf einer Wertschätzung der aufopferungsvollen Tätigkeit aufbauen und darf nicht Misstrauen in den Vordergrund schieben."[347] Und mit Bezug auf die Aufgaben des SGB XI betont die Bundesregierung: „Es wäre falsch anzunehmen, Fälle von Gewalt ließen sich durch weitere gesetzliche Regelungen im Bereich der Pflegeversicherung gänzlich ausschließen."[348]

Im zweiten Teil des Kapitels ‚Qualitätssicherung in der Pflege' greift der Erste Bericht die sich aus dem SGB XI ergebenden vertraglichen und vereinbarungsmäßigen Grundlagen für das Handeln der Pflegekassen, des MDS und der MDK auf. Während die ‚Gemeinsamen Grundsätze und Maßstäbe der Selbstverwaltung zur Qualität und Qualitätssicherung einschließlich des Verfahrens zur Durchführung von Qualitätsprüfungen' „beispielgebend für die Gestaltung der pflegerischen Versorgung durch die Selbstverwaltung" (Zitat) auf dem Vereinbarungswege zwischen Kostenträgern und Leistungserbringern zustande gekommen seien und einen „weiteren Schritt zu bundesweiten Qualitätsstandards"[349] darstellen würden, hat der MDS „…ein Konzept zur Durchführung der Qualitätsprüfungen erarbeitet, so daß auch inhaltlich von einer hinreichenden Vorbereitung der Qualitätsprüfungen ausgegangen werden kann."[350] Die Bundesregierung stellt des weitern allgemein fest, dass die Pflegeeinrichtungen verpflichtet seien, sich an Maßnahmen der

346 Erster Bericht, ebd.

347 Erster Bericht, ebd.

348 Erster Bericht, ebd.

349 Erster Bericht, a.a.O., S. 45.

350 Erster Bericht, ebd.

Qualitätssicherung zu beteiligen und „...ferner auf Verlangen der Pflegekassen dem MDK (oder sonstigen Sachverständigen) die Prüfung der Qualität ihrer Leistungen durch Einzelprüfungen, Stichproben und vergleichende Prüfungen zu ermöglichen"[351] habe.

2.3.2 Der zweite Bericht über die Entwicklung der Pflegeversicherung - 2001

Im zweiten Bericht über die Entwicklung der Pflegeversicherung vom März 2001 fällt zunächst im Hinblick auf die Textoberfläche (S. JÄGER 2004) auf, dass die Themen ‚Qualität und Qualitätssicherung' an zwei Stellen aufgegriffen werden. Während im ersten Teil (I.) des Kapitels C. (Umsetzung und Weiterentwicklung der Pflegeversicherung) der Entwurf eines Gesetzes zur Qualitätssicherung und zur Stärkung des Verbraucherschutzes in der Pflege (Pflege-Qualitätssicherungsgesetz - PQsG) auf insgesamt zwei Seiten thematisiert wird, greift dasselbe Kapitel im Teil X. die ‚Qualitätssicherung in der Pflege' erneut (über sieben Seiten) auf. Im Vergleich zum Ersten Bericht hat sich der quantitative Umfang des Themas verdreifacht. In Relation zum Gesamtumfang des Berichts (diesmal 128 Seiten ohne Anlagen) handelt es sich jedoch nur um eine minimale textliche Erweiterung (7,5 Prozent in Relation zu 5,0 Prozent des Gesamtberichtumfangs). Ökonomisch geprägte Themen wie die finanzielle Situation der Pflegeversicherung, die Feststellung der Pflegebedürftigkeit durch den MDK, die Vergütung ambulanter und stationärer Pflegeleistungen, die Auswirkungen der Pflegeversicherung auf die Sozialhilfe und die Berücksichtigung von Leistungen der Pflegeversicherung in anderen Sozialleistungs- und Rechtsbereichen stehen immer noch stark im Vordergrund der Berichtserstattung durch die Bundesregierung.

Es sind jetzt nicht mehr Presseberichte über Gewalthandlungen in der häuslichen Pflege, die als Referenz- und Legitimierungspunkt benannt werden. Nunmehr (2001) kann sich die Bundesregierung als Berichterstatterin auf die ersten Prüfberichte der MDK beziehen. Als ein Anlass

351 Erster Bericht, ebd.

für die Entwicklung eines neuen Pflegequalitätssicherungsgesetzes (PQsG) werden zwar immer noch „...häufige Berichte über Mängel in der Pflege“[352] genannt. Presseberichte über Qualitätsmängel spielen darüber hinaus jedoch keine weitere argumentative Rolle mehr. Primärer Referenzpunkt ist nun das Ergebnis aus über 4.000 Qualitätsprüfungen im ambulanten und im stationären Bereich dar. Dort wo Prüfungen durchgeführt wurden, habe sich gezeigt, „...dass sich die externe Qualitätssicherung nach dem § 80 SGB XI durch den Medizinischen Dienst - verstanden als Einheit aus Prüfung, Empfehlung und Beratung - bewährt hat.“[353]

Trotz dieser Bewährung des MDK-Prüfansatzes bedarf es aus Sicht des Gesetzgebers mit der Etablierung des PQsG (als Artikelgesetz, welches das SGB XI verändert und erweitert) einer neuerlichen Gesetzesinitiative. Dies begründet der Gesetzgeber mit den Zielsetzungen

a) der Sicherung und Weiterentwicklung der Pflegequalität und

b) der Stärkung der Verbraucherrechte.[354]

Betont wird dabei aber, dass Qualität nicht von außen in die Pflegeeinrichtung ‚hineingeprüft‘ werden könne.[355]

Die externe Qualitätssicherung solle unabhängig von dieser Gesetzesinitiative weiterhin durch die Landesverbände der Pflegekassen (und durch die Heimaufsichtsbehörden) sichergestellt werden. Denn, „(w)ie bisher haben die Pflegeeinrichtungen auf Verlangen der Landesverbände der Pflegekassen dem Medizinischen Dienst der Krankenversicherung (MDK) ... die Prüfung der erbrachten Leistungen und deren Qualität durch Einzelprüfungen, Stichprobenprüfungen und vergleichende Prüfungen zu ermöglichen.“[356] Der Bericht hebt im Anschluss an diese Feststellung noch mal hervor, worauf sich diese Rechte der MDK beziehen. Der MDK

352 Zweiter Bericht über die Entwicklung der Pflegeversicherung, 2001, S. 28.

353 Zweiter Bericht, S. 29.

354 Der Verbraucherschutz wird bereits im Titel des PQsG aufgenommen.

355 Vgl. Zweiter Bericht, ebd.

356 Zweiter Bericht, S. 30.

- hat tagsüber jederzeit Zutritt zu den Pflegeeinrichtungen, auch ohne Anmeldungen,
- darf nächtliche (angemeldete und unangemeldete) Kontrollen durchführen, wenn das Ziel der Überprüfung tagsüber nicht erreicht werden kann (...),
- hat Zutritt zu Räumen, die einem Wohnrecht unterliegen nur, wenn die Zustimmung des Bewohners vorliegt oder eine Gefahr für die öffentliche Sicherheit und Ordnung gegeben ist.[357]

Kapitel C. X befasst sich unter der Überschrift ‚Qualitätssicherung in der Pflege' zunächst analog zur bereits bekannten Gliederung dieses Kapitels im ersten Bericht mit der häuslichen Pflege durch Angehörige und ehrenamtlich Pflegepersonen (Pkt. 1), der Qualitätssicherung bei zugelassenen Einrichtungen (Pkt. 2), greift dann aber (in Pkt. 3), kurz und mit Verweis auf eine Anlage, die unterschiedlichen Länderinitiativen zur Sicherung und Weiterentwicklung der Qualität der pflegerischen Versorgung auf. Die aktuellen Qualitätssicherungsmaßnahmen der Pflegekassen und der MDK[358] werden dezidiert (in vier Unterabschnitten) erörtert.

Im Gegensatz zum ersten Bericht wird im ersten Punkt des Kapitels kein Bezug mehr auf das Thema ‚Gewalt in der häuslichen Pflege' bzw. Presseberichte hier genommen. Im Vordergrund stehen nun auch hier die in den vorangegangenen drei Jahren im Rahmen der MDK-Prüfungen festgestellten Qualitätsmängel, wie die mangelhafte Umsetzung des Pflegekonzepts in der Pflegepraxis, keine aktivierende, ressourcenorientierte Pflege, die mangelhafte Qualifikation der verantwortlichen Pflegefachkräfte und nicht gewährleistete Aktualität des pflegefachlichen Wissens. Darüber hinaus werden besondere Problembereiche thematisiert, wie die Dekubitusprophylaxe, die Inkontinenzversorgung, der Umgang mit Medikamenten und Defizite bei der Ernährung und Flüssigkeitsversorgung.

---

357 Vgl. Zweiter Bericht, S. 30.

358 Im Ersten Bericht wurden die MDK hier nicht gesondert erwähnt.

Es sei vor dem Hintergrund der festgestellten Qualitätsprobleme in den vergangenen Jahren eine intensive Debatte unter den beteiligten Institutionen, Trägern und Berufsgruppen zu Fragen der Qualität und Qualitätsprüfung geführt worden.[359] Schwierigkeiten zur Bewertung der Effektivität von implementierten internen Qualitätssicherungsmaßnahmen würden sich u.a. daraus ergeben, dass hierzu „...zur Zeit nur wenige verfügbare empirische und vergleichsorientierte Studien"[360] vorliegen würden.[361] Schwierigkeiten für die Einrichtungen würden sich auch im Hinblick auf die Vielfalt der externen Siegel und Zertifikate zeigen. Dies betreffe insbesondere Fragen des Prüfumfangs, der Trägerunabhängigkeit der Siegel, der Neutralität der Prüfer usw.[362] Diese Feststellung geht einher mit der Einschätzung des Dritten Berichts zur Lage der älteren Generation des BMFSJF aus 2001, der bemerkt, dass „...Zertifizierung und Zertifikate häufig eher Marketing-Mittel als Instrumente der Qualitätsentwicklung und Qualitätssicherung darstellen. Ob bei ihnen Kosten und Nutzen in einem angemessenen Verhältnis stehen, kann bezweifelt werden."[363]

Vor diesem Hintergrund und mit Bezug auf die vorliegenden „...Prüfberichte, die zum Teil erhebliche Qualitätsmängel in der Qualität von Pflegeeinrichtungen offen legen..." sei „...die Notwendigkeit der externen Qualitätsprüfung durch den MDK und der daraus resultierende Nutzen für den Versicherten, seine Angehörigen und die Solidargemeinschaft ... deutlich geworden."[364]

---

359 Vgl. Zweiter Bericht, S. 99.

360 Zweiter Bericht, S. 100.

361 Vgl. hierzu auch G. Roth (2007), der auf die gleiche Problematik hinweist. Das Bemühen um Qualitätsmanagement in der Altenpflege und die Bewertung der unterschiedlichen Modelle bleibe „...weithin theoriefrei und gleicht einer empirischen Nabelschau oder Stochern im Nebel" G. Roth: Qualitätsprobleme in der Altenpflege: Versuch einer soziologischen Aufklärung. In: PrinterNet 01/2007, 9. Jg., S. 42–51.

362 Zweiter Bericht, S. 101

363 BMFSFJ: Dritter Bericht zur Lage der älteren Generation, Berlin 2001, S. 139.

364 Zweiter Bericht, S. 102.

Ausführlicher als im ersten Bericht wird die Genese des MDK-Prüfkonzepts thematisiert. „Auf der Grundlage der im partnerschaftlichen Konsens entstandenen Qualitätsanforderungen nach § 80 SGB XI hat die MDK-Gemeinschaft ein ‚MDK-Konzept zur Qualitätssicherung in der Pflege' als Arbeitshilfe entwickelt. Seit 1994 wurde in einer MDK-übergreifenden Projektgruppe - in Zusammenarbeit/Abstimmung mit den Spitzenverbänden der Pflegekassen und anderen Experten - ein beratungsorientierter Prüfansatz für die MDK-Gemeinschaft sowie ein Konzept zum Prüfverfahren erarbeitet."[365] Dabei wird erneut die Einheit aus Prüfung, Empfehlung und Beratung, die dem Konzept zugrunde liegen soll, betont.

Die zwischenzeitliche Fortführung dieser Arbeit wird ebenfalls angesprochen: „Seit Juni 1997 war eine weitere Projektgruppe auf der Basis der praktischen Erfahrungen mit der Optimierung und Weiterentwicklung dieses ersten Konzepts beauftragt worden. Mit der nunmehr seit Juni 2000 vorliegenden MDK-Anleitung, differenziert in eine Anleitung für den ambulanten und eine für den stationären Bereich, wird einerseits den MDK seit Oktober 2000 ein Leitfaden für eine einheitliche Umsetzung der Qualitätsprüfungen nach § 80 SGB XI geboten. Gleichzeitig wird hierdurch ein einheitliches Verfahren der Qualitätsprüfung durch die MDK-Gemeinschaft empfohlen... ."[366]

Die MDK-Anleitung wird nunmehr auch für die zugelassenen Pflegeeinrichtungen als ein „hilfreiches Instrument zur Selbstevaluation"[367] betrachtet. Die offizielle Veröffentlichung des 1996er MDK-Prüfkonzepts (als Vorläufer der MDK-Prüfanleitung) erfolgte allerdings erst im Jahre 1998, veranlasst durch ein Schreiben des MDS-Geschäftsführers Dr. P. PICK an die Geschäftsführer der MDK. Hintergrund dieser Maßnahme war die bis dato bereits erfolgte „inoffizielle Weitergabe über informelle Kanäle"[368], die als unbefriedigend empfunden wurde. „Um einen offe-

365 Zweiter Bericht, ebd.

366 Zweiter Bericht, ebd.

367 Zweiter Bericht, ebd.

368 Brief der MDS-Geschäftsführung vom 23. Januar 1998 an die Geschäftsführer der MDK.

nen Umgang der MDK mit dieser Thematik gewährleisten zu können und zur Förderung der Transparenz hat sich der MDS entschlossen, das ‚MDK-Konzept zur Qualitätssicherung der Pflege nach SGB XI' öffentlich zugänglich zu machen."[369]

2.3.3 Der Dritte Bericht über die Entwicklung der Pflegeversicherung - 2004

Die Textoberfläche des Dritte Berichts über die Entwicklung der Pflegeversicherung vom 4. November 2004[370] zeigt, dass die Auseinandersetzung mit dem Thema ‚Qualität und Qualitätssicherung' noch einmal weiter differenziert wurde. Wiederum in Kapitel C. (Umsetzung und Weiterentwicklung der Pflegeversicherung) findet sich eine über zwei Seiten geführte Auseinandersetzung mit aktuellen gesetzlichen Entwicklungen.[371] Wiederum im Kapitel X. sind dann die Erfahrungen der vergangenen drei Jahre zum Thema ‚Qualitätssicherung in der Pflege' (auf insgesamt sieben Seiten) zusammengefasst. Neu in die Berichterstattung aufgenommen wurde im Kapitel IV. ‚Feststellung der Pflegebedürftigkeit durch den Medizinischen Dienst der Krankenversicherung' ein Unterkapitel ‚Qualitätsprüfungen innerhalb der Medizinischen Dienste' (eine Seite). Das Thema Qualitätsprüfung firmiert hier also als Unterthema der Einstufungsproblematik. Wie im zweiten Bericht werden dem Thema ‚Qualität und Qualitätssicherung' wiederum neun Seiten gewidmet; das sind über 11 Prozent des Gesamtberichtsumfangs (80 Seiten ohne Anlagen).

Im Folgenden wollen wir uns in Bezug auf die Auswertung des Dritten Berichts primär mit der Rolle des MDS und der MDK und deren Prüfauftrag befassen.

---

369 Brief der MDS-Geschäftsführung vom 23. Januar 1998 an die Geschäftsführer der MDK.

370 BT-Drucksache 15/4125.

371 Hier u.a. mit den Entwürfen für eine Verordnung zur Beratung und Prüfung von Pflegeeinrichtungen, die später im Bundesrat gescheitert ist.

Die zweifelhafte Rechtsgrundlage (s.o.) der Durchführung von Anlass-, Stichproben- und Evaluationsprüfungen[372] durch die MDK wurde durch das Inkrafttreten des PQsG und damit die Einführung eines 11. Kapitels ‚Qualitätssicherung. Sonstige Regelungen zum Schutz der Pflegebedürftigen' in das SGB XI (hier insb. des § 114 SGB XI) beseitigt. Die Bundesregierung führt hierzu aus: „Durch das PQsG sind die Qualitätsprüfungen des MDK auf eine neue gesetzliche Grundlage gestellt worden: Das Prüfverfahren und die Prüfrechte des MDK wurden konkretisiert und besser gesetzlich abgesichert."[373] Nochmals betont wird, dass die Medizinischen Dienste „...von Anfang an auf einen beratungsorientierten Ansatz gesetzt" hätten.[374] Das eben diese Intention der Projektgruppe seitens der Spitzenverbände der Pflegekassen lange anders gesehen wurde und diese ausschließlich einen Prüfauftrag aus dem SGB XI ableiteten[375] ist nicht Gegenstand des Berichtswesens der Bundesregierung.

Und dennoch hielt der Gesetzgeber es - wie bereits im zweiten Bericht angekündigt und begründet - für erforderlich den MDK-Prüfansatz im Rahmen des PQsG zu ergänzen. Dies sollte insbesondere durch die Einführung einer Leistungs- und Qualitätsvereinbarung (LQV) nach § 80a SGB XI und eines Leistungs- und Qualitätsnachweises (LQN) nach § 113 SGB XI erfolgen. Während erster vom Gesetzgeber unmittelbar im SGB XI geregelt werden konnte, bedurfte letztere einer konkretisierenden ministeriellen Rechtsverordnung, „...weil sich die Regelungstatbestände im Spannungsfeld zwischen ordnungsrechtlichen Eingriffbefugnissen, Prüfbefugnissen des MDK und den neuen Instrumenten der Qualitätsprüfung durch unabhängige Prüfer bewegen"[376] würden. Durch den § 113 SGB XI würden nunmehr Qualitätsprüfungen auch durch unab-

372 Evaluationsprüfungen sind Prüfungen, in denen festgestellt werden soll, ob die aus vorangegangenen Prüfungen resultierenden Maßnahmebescheide der Landesverbände der Pflegekassen umgesetzt worden sind und zu Verbesserungen/Mängelbeseitigung geführt haben.

373 Dritter Bericht über die Entwicklung der Pflegeversicherung, S. 63; gleichlautend: S. 26.

374 Dritter Bericht, ebd.

375 Vgl. Schreiben des VdAK vom 04. Juli 1996.

376 Klie, T.: Pflegeversicherung, 7. Aufl., Hannover 2005, S. 467.

hängige Sachverständige und Prüfstellen möglich, was eine rechtlich schwierige Gemengelage darstellen würde, die eine Verordnungslösung aus Rechtsgründen erforderliche mache.[377]

Kernstück der Pflege-Prüfverordnung nach § 118 SGB XI war denn auch eine Prüfhilfe, die einen ‚Erhebungsbogen zur Durchführung von Qualitätsprüfungen durch den Medizinischen Dienst der Krankenversicherung **und** von Prüfungen zur Erteilung eines leistungs- und Qualitätsnachweises in zugelassenen Pflegeeinrichtungen'[378] (getrennt für die ambulanten und die stationären Bereiche) vorsah. Damit sollten neben den MDK weitere - unabhängige - Prüfinstanzen legitimiert werden, Qualitätsprüfungen zur Erteilung eines LQN in den Pflegeeinrichtungen durchzuführen. Diese Erteilung des LQN sollte jedoch eine öffentliche Aufgabe bleiben (§ 113 Abs. 2 SGB XI). Die Anerkennung als unabhängiger Sachverständiger oder als Prüfstelle setzte damit die Erfüllung der Rechtsverordnung nach § 118 SGB XI voraus.

Die Ablehnung des Verordnungsentwurfes zur Pflege-Prüfverordnung durch den Bundesrat am 27. September 2002 (vgl. Kap. IV. 2.4) kommentiert der Bericht wie folgt: „Zur Begründung beruft sich der Bundesrat maßgeblich darauf, dass die gesetzliche Regelungssystematik des PQsG, die neben der Qualitätsprüfung durch den Medizinischen Dienst der Krankenversicherung und die Heimaufsicht zwingend auch Prüfungen zur Erteilung von Leistungs- und Qualitätsnachweisen (LQN) durch unabhängige Sachverständige und Prüfstellen vorsieht, zu verwaltungsaufwendig sei."[379] Um den Anliegen der Bundesländer zu entsprechen, legte das Bundesministerium für Gesundheit und soziale Angelegenheiten (BMGS) im Juni 2003 einen Referentenentwurf für ein Fünftes Änderungsgesetz zum SGB XI vor. Darin hielt das BMGS an „...der doppelseitigen Grundphilosophie des PQsG fest, die internen und externen Maßnahmen der Qualitätssicherung sachgerecht"[380] verknüpfen zu wollen. Kernstück dieses 5. SGB XI-Änderungsgesetzes vom 17. Juni

377 Klie, T., Pflegeversicherung, ebd.

378 Hervorhebung durch die Autoren.

379 Dritter Bericht, S. 26.

380 Dritter Bericht, ebd.

2003 war die Regelung, dass „...regelmäßig vom Medizinischen Dienst der Krankenversicherung durchgeführte Qualitätsprüfungen durch Qualitätstestate unabhängiger Prüfer (Testatprüfer) ersetzt werden können."[381] Begründet wurde dieser Schritt - wie im zweiten Bericht die entsprechenden Regelungen im PQsG - mit der „Anerkennung der vielfältigen Initiativen der Einrichtungen und ihrer Verbände auf dem Gebiet der Qualitätssicherung und des Qualitätsmanagements". „Daher hält der Gesetzgeber eine stärkere Anerkennung einrichtungsbezogener Ansätze zur Qualitätssicherung und -entwicklung für verantwortbar."[382] Letztendlich handelte es sich um eine gesetzliche Anschlussregelung, bei denen die §§ 113 und 114 entsprechend geändert werden sollten.[383]

Der vom Projektgruppenleiter der MDK, J. W., im Interview vom 26.11.2007 erwähnte beratungsorientierte Consulting-Ansatz (Z. 204 ff) wird auch im dritten Bericht über die Entwicklung der Pflegeversicherung hervorgehoben. Das PQsG habe hier zu einer Konkretisierung beigetragen, in dem nunmehr „Impulsberatungen während der örtlichen Prüfungen nach § 114 SGB XI"[384] stattfinden würden, die Mitarbeiter der MDK-Gemeinschaft auf Veranstaltungen über ihre Arbeit und über Möglichkeiten zur Qualitätsverbesserung informieren würden und die MDK-Gemeinschaft so genannte Grundsatzstellungnahmen erstellt habe, in denen das aktuelle medizinische und pflegewissenschaftliche Wissen zu pflegerisch bedeutsamen Themen (bspw. Dekubitusprophylaxe,

381 Dritter Bericht, ebd.

382 Dritter Bericht, ebd.

383 Der Leistungs- und Qualitätsnachweises tauchte im 5. SGB-Änderungsgesetz allerdings nicht mehr auf. Die Regelungen in § 118 Abs. 2 SGB XI (Erlass einer Rechtsverordnung) wurde ersatzlos gestrichen. Das 5. SGB XI-Änderungsgesetz wurde - nicht zuletzt durch die vorgezogenen Bundestagswahlen in 2005 - nicht umgesetzt. Die Grundanliegen dieses Gesetzentwurfes tauchen jedoch in veränderter Form (als „2. und 3. Säule der Qualitätssicherung") im Referentenentwurf vom 10. September 2007 zum Pflege-Weiterentwicklungsgesetz (PfWG) erneut auf (S. 91 ff).

384 Dritter Bericht, S. 63.

Ernährung und Flüssigkeitsversorgung) zusammenfassend und praxisorientiert aufbereitet würde.[385]

Die Kombination aus Prüfung und Beratung wurde zwischenzeitlich von einem MDK aufgegeben. „Der MDK Rheinland-Pfalz bietet seit 2002 prüfungsunabhängige individuelle Beratungen für rheinland-pfälzische Pflegeeinrichtungen mit Anschubfinanzierung des Landesministeriums[386] und der Unterstützung durch die Landesverbände der Pflegekassen an. Er stellt dabei sicher, dass die ‚MDK-Berater personell getrennt von den ‚MDK-Prüfern' arbeiten und bei den Beratungen erhobene Informationen vertraulich behandelt werden."[387] Offenkundig stößt dieser differenzierte Ansatz auf positive Resonanz bei den Einrichtungen. Denn: „(d)ieses Beratungsangebot wird vonseiten der Pflegeeinrichtungen intensiv nachgefragt."[388] Insgesamt haben zwischen 2002 und Ende 2007 zwei Drittel aller Einrichtungen in Rheinland-Pfalz dieses Angebot wahrgenommen.[389]

Erstmals erwähnt werden auch die Anforderungen an die Qualifikation der MDK-Prüfer. Diese sollen neben aktuellem pflegerischem Fachwissen auch über Kenntnisse zu den einrichtungsinternen Qualitätsmanagementsystemen verfügen. Deshalb besteht seit 2002 für die MDK-Mitarbeiter die Möglichkeit, „...im Rahmen eines MDS-Fortbildungsprogramms an Total-Quality-Managament (TQM)-Auditoren-Schulungen mit anschließender Qualifizierungsprüfung teilzunehmen."[390] Der Dritte Bericht kündigt abschließend die erneute Überarbeitung der MDK-Prüfanleitung an. Diese würden durch die neuen Regelungen des PQsG erforderlich.[391]

385 Vgl. Dritter Bericht, ebd.

386 Ministerium für Arbeit, Soziales, Gesundheit, Familie und Frauen (MASGFF) Rheinland-Pfalz.

387 Dritter Bericht, S. 62.

388 Dritter Bericht, ebd.

389 Vgl. Broschüre des MDK Rheinland-Pfalz ‚Beratungsangebot für stationäre und ambulante Einrichtungen in Rheinland-Pfalz, Alzey 2007, S. 3.

390 Dritter Bericht, ebd.

391 Dritter Bericht, S. 65.

2.3.4 Genealogische Analyse der vorliegenden Berichte

Die genealogische Strukturanalyse untersucht den aus den Diskursfragmenten abgebildeten Entwicklungsprozess des MDK-Prüfauftrags und der entsprechenden Prüfwerke. Die über einen Zeitraum von insgesamt acht Jahre veröffentlichten Berichte über die Entwicklung der Pflegeversicherung bilden das Material hierzu. Im Rahmen der Genealogie rücken die politischen, sozialen und ökonomischen Bedingungen der Diskurse ins Blickfeld (s.o.).[392] Die Machtanalytik ist das eigentliche Feld der Genealogie."[393] Die Genealogie der Pflegeversicherungsberichte offenbart die Einwirkungen verschiedener diskursiver Wissensbereiche und Machtfelder. „Im Rahmen dieses genealogischen Analyseschritts gilt es deshalb das festzuhalten, was sich in Zwischenfällen, in winzigen Abweichungen oder in totalen Umschwüngen, in Irrtümern etc. ereignet hat. Das Wechselspiel von Sichtbarem/Vergegenständlichungen (Materialität), diskursiven Praktiken und nicht-diskursiven Praktiken sowie die dem Diskurs der Prüfberichte zugrunde liegenden Kontrollverfahren: erkennbare Ausschließungs- und Verknappungssysteme. Was mit dem „Dechiffrierungsinstrument der Genealogie" (M. SAAR 2007) erkennbar wird, ist eine deontologische „Äußerlichkeit des Zufalls ... die den Schein der Natürlichkeit und Substanzialität von Ideen und Werten durch die Zurückführung auf ihre wenig natürlichen und wenig neutralen möglichen ‚Fabrikationen' zersetzt"[394]. Erkennbar werden damit - zumindest an einigen Stellen - „die Kämpfe hinter den Phänomenen"[395] der Entwicklung der MDK-Konstrukte.

In einer ersten allgemeinen Betrachtung der Textoberflächen wird erkennbar, dass der Stellenwert des Themas Qualität in den Berichten zu-

392 Vgl. Friesacher, H.: Foucaults Konzept der Gouvernementalität als Analyseinstrument für die Pflegewissenschaft. In: Pflege, 17. Jg., 2004, S. 364-374.

393 Bublitz, H.: Differenz und Integration. Zur diskursanalytischen Rekonstruktion der Regelstrukturen sozialer Wirklichkeit. In: Keller, R. et al.: Handbuch Sozialwissenschaftliche Diskursanalyse. Band 1: Theorien und Methoden, 2. Aufl., Wiesbaden 2006, S. 227-262.

394 Saar, M.: Genealogie als Kritik. Geschichte und Theorie des Subjekts nach Nietzsche und Foucault, Fankfurt a. M./New York, 2007, S. 198 f.

395 Saar, M.: Genealogie als Kritik, a.a.O., S. 200.

nächst relativ unbedeutend ist und dann eine zunehmend größere Bedeutung erhält. In einer diachronischen Betrachtung rangiert das Thema - und in ihm das Unterthema MDK-Prüfungen - auf einem der hinteren Ränge in der Wertigkeit der Themen der drei Berichte über die Entwicklung der Pflegeversicherung. Ökonomische Themen nehmen über die Gesamtlaufzeit der Berichterstattung einen weitaus größeren Raum in der Berichterstattung ein (s.o.).

Der erste Bericht ist geprägt durch zwei zentrale Diskursfragmente, die wir im Folgenden genealogisch analysieren:

1. der Rekurs auf das Phänomen der Gewalt in der häuslichen Pflege und seine mediale Aufbereitung durch die Presse; mit folgenden Unterthemen:
   a. die Rolle der pflegenden Angehörigen;
   b. einer möglichen Wechselwirkung zwischen Pflegegeldzahlungen und der Verfestigung von Gewalthandlungen in der häuslichen Pflege;
2. der Prüfauftrag des MDK.

Rekurs auf das Phänomen der Gewalt in der häuslichen Pflege und seine mediale Aufbereitung durch die Presse

Die ersten Diskursfragmente, in dem das Spannungsfeld häuslicher Pflege im Kontext (leistungs-)rechtlicher Interventionen thematisiert wird, kann diskurstheoretisch, unter Heranziehung der von M. FOUCAULT benannten Formationsregeln, wie folgt analysiert werden.

Als klar erkennbarer Außenbezug (Formation der Strategien) des eigentlichen Qualitätsdiskurses fungieren Presseberichte über „bedauerliche Einzelfälle" von Gewalt in der häuslichen Pflege, die es offenkundig für die Berichterstatterin (der Bundesregierung) erforderlich machen, in einem eher reservierten, aber dennoch eben hierdurch legitimierten Umfang die beschriebenen Instrumente des SGB XI (Erstuntersuchung und Wiederholungsuntersuchungen durch den MDK, Pflegepflichteinsätze gem. § 37 Abs. 3 SGB XI, Pflegekurse der Pflegekassen) einzusetzen. Der argumentative Aufbau im Kapitel ‚Qualitätssicherung' im ersten Bericht über die Entwicklung der Pflegeversicherung und die hierbei verwendete Begriffsformation lässt des weiteren darauf schließen, dass es auch zwei Jahren nach Inkrafttreten der Pflegeversicherung für den häuslichen Sektor einer argumentativen Rechtfertigung des (über das Leistungsrecht erfolgenden) bedingten staatlichen Eingriffs in familiäre Kontexte bedarf. Hierbei ist natürlich zu berücksichtigen, dass Art. 6 des Grundgesetzes den familiären Bereich und Art. 13 die Unverletzlichkeit der Wohnung besonders schützen und kontrollierende, prüfende, sanktionierende aber auch beratende Interventionen insofern zuerst dem verfassungsrechtlich hinterlegten Subsidiaritätsprinzip zu folgen haben. Diese von der Bundesregierung – als ‚legitimierte Sprecherin' im Sinne der Formation der Äußerungsmodalitäten – gewählte Kontrastierung ‚Qualitätsprüfung vs. Gewalt in der häuslichen Pflege' kommt zwar sehr defensiv daher, dient jedoch in dieser Form letztendlich der Legitimierung der begrenzten Eingriffs- und Prüfinstrumente im SGB XI.

Genealogisch betrachtet bedeutet dies aber zugleich, dass die hierbei gewählte thematische Selektierung bzw. Kanalisierung sowie die gewählte Organisation der Argumentation den Versuch einer Bändigung bzw. Kontrolle des öffentlichen Gewaltdiskurses in der Pflege (aber nicht des Gewaltphänomens selbst!) durch die Leistungsfähigkeit des Pflegeversicherungsgesetzes darstellt. Denn zum einen werden die Grenzen des SGB XI als Leistungsrecht betont, indem die Bundesregierung ihre Überzeugung darlegt, dass es ‚falsch wäre', Fälle von Gewalt in der Familie durch gesetzliche Regelungen im Bereich des Pflegeversicherungsgesetzes gänzlich ausschließen zu wollen[396]. Zum anderen lässt sich eine gewisse Form der Normalisierung des Phänomens der häuslichen Gewalt konstatieren, welches nicht über staatliche bzw. staatlich legalisierte Instanzen zu beeinflussen sei, sondern eher eine „gesamtgesellschaftliche Problematik" darstelle. Hierbei zeichnet die Berichterstatterin ein philantropisches Bild pflegender Angehöriger, die bereits

[396] Im Vordergrund stehen hier sicherlich eher die zivilrechtlichen bzw. familienrechtlichen Grundlagen im 4. Buch BGB (Abschnitt 3) bzw. strafrechtliche Sanktionsmöglichkeiten (z.B. im § 239 StGB), welche jedoch eine Einflussnahme des Gesetzgebers über das Leistungsrecht (SGB XI) nicht obsolet werden lassen.

aufgrund ihrer Bereitschaft zur Übernahme der Pflege von einer „guten Grundeinstellung zum Mitmenschen" und einem „hohen Pflicht- und Verantwortungsbewusstsein" geprägt seien. Die Problematik mangelnder befriedigender Alternativlösungen für pflegende Angehörige wird dabei ebenso außen vor gelassen, wie die Frage nach deren Bedürfnissen. Die „aufopfernde Tätigkeit" der Angehörigen verdiene per se Wertschätzung. Diese präskriptiv, fast schon apodiktische Aussage ist im Kontext des Gouvernementaltiätsansatzes M. FOUCAULTs[397] als eine Bedeutungsverschiebung von gesellschaftlichen Risiken wie Krankheit und Pflegebedürftigkeit in den primären Zuständigkeitsbereich von Individuen und Familien zu sehen. Die Bedürfnisse der Angehörigen werden dabei zu einem „...sorgfältig gepflegten, kalkulierten und ausgenutzten politischen Instrument."[398] Damit werden im Sinne der Gouvernementalität[399] gesellschaftlich evidente Problemlagen zum Problem der Selbstsorge des Einzelnen transformiert. Als gesellschaftliche Gegenleistung steht den pflegenden Angehörigen die nicht öffentlich zu hinterfragende gesellschaftliche Wertschätzung zu.

Erkennbar werden die von M. FOUCAULT herausgearbeiteten diskursexternen Einschränkungen, bspw. im Sinne einer Unterscheidung zwischen Vernunft und Wahnsinn: Der ‚Wahnsinn der häuslichen Gewalt' wird als ein Stück Normalität begriffen, dass als Einzelfall daherkommt und weder durch die Zahlung von Pflegegeld hervorgebracht, noch durch weitere gesetzliche Sanktionsmaßnahmen minimiert werden

397 Foucault, M.: Die Gouvernementalität. In: Bröckling, U. et al. (Hrsg.): Gouvernementalität der Gegenwart. Studien zur Ökonomisierung des Sozialen, Frankfurt a.M. 2000, S. 41-67.

398 Foucault, M.: Überwachen und Strafen. Die Geburt des Gefängnisses, Frankfurt a.M. 1994, S. 119.

399 Die Gouvernementalität verkörpert eine Strategie der Menschenführung mittels Sozial- und Selbsttechnologien, die sowohl die Patienten als auch die Pflegenden im Sinne neoliberaler Subjektbildung formen. Subjektivierungsformen gelingen dabei mittels einer pastoralen Führungstechniken, auf die der moderne Staat und die kapitalistische Gesellschaft aufbauen kann [vgl. Foucault, M.: Die Gouvernementalität. Bröckling, U. et al. (Hrsg.), a.a.O., S. 41-67 und Bröckling, U.: Totale Mobilmachung. Menschenführung im Qualitäts- und Selbstmanagement. In: ders et al. (Hrsg.): Gouvernementalität der Gegenwart, a.a.O., S. 131-167].

kann. Damit werden mögliche Erwartungen an eine gewaltreduzierende bzw. pazifizierende Intervention in familiäre Strukturen durch das SGB XI eindeutig mit dem Argument der Nicht-Zuständigkeit beantwortet.

Der Prüfauftrag des MDK

Der Prüfauftrag des MDK wird als selbstverständlich und axiomatisch behandelt. Der Bericht liefert keinerlei Hinweis zur Klärung dieses Prüfauftrags (Wer war Auftraggeber? Was beinhaltete der Auftrag?). Zum zeitnahen Abschluss der Erstellung eines Qualitätsprüfungskonzepts durch die MDK-Gemeinschaft sagt der Erste Bericht nichts aus. In der Unterscheidung zu dem ‚Gemeinsamen Grundsätzen und Maßstäbe' wird hier deutlich, dass diese rechtlich begründet einen Auftrag an die Selbstverwaltung darstellen (§ 80 SGB XI). Einen vergleichbaren Auftrag des Gesetzgebers an den MDS zur Erstellung eines Prüfkonzepts, kann jedoch dem ursprünglichen Gesetzeswerk entnommen werden.

Es lässt sich feststellen, dass der Erste Bericht über die Entwicklung der Pflegeversicherung die Frage der gesetzlichen Grundlage zur Erstellung eines Prüfkonzepts durch den MDS und seine Projektgruppe weder klärt noch kommentiert. Es bleibt bei der Feststellung im Bericht, dass der MDS ein entsprechendes Konzept erstellt habe.

Der Bericht nimmt zudem keine Differenzierung zwischen Beratungs- und Prüfauftrag der MDK vor. Im Vordergrund steht offenkundig der Prüfauftrag mit den Zielen:

- Reduktion pflegerischer Defizite,
- Sicherstellung der häuslichen Situation und,
- Vermeidung missbräuchlicher Inanspruchnahme von Pflegegeld..

Der vom Gesetzgeber vorgesehene Beratungsansatz bzw. der von J. WIESNER gekennzeichnete Consulting-Ansatz wird im gesamten ersten Bericht nicht thematisiert.

Der zweite Bericht grenzt sich vom ersten Bericht - neben dem leicht erweiterten Textumfang zum Thema Qualitätssicherung - insbesondere dadurch ab, dass nunmehr nicht mehr Medienberichte über Gewalt in der häuslichen Pflege einen zentralen Referenzpunkt darstellen. Nach fünf Jahren Erfahrung mit der Pflegeversicherung im ambulanten und vier Jahren im stationären Bereich ist die Bundesregierung nunmehr in der Lage auf erste Prüfergebnisse der MDK zurückgreifen zu können.

Die Frage der Legalität des Prüfauftrags und des Prüfhandelns der MDK wird auch in 2001 nicht direkt thematisiert, vielmehr als Normativität des Faktischen vorausgesetzt.

Kommt der erste Bericht 1997 noch zur Feststellung, dass weitergehende Maßnahmen zur Qualitätssicherung nicht erforderliche seien (s.o.), so sieht die (neue) Bundesregierung 2001 weiteren Handlungsbedarf. Zum einen beruft sie sich dabei auf „Schwierigkeiten der Einrichtungen" im Hinblick auf die Implementierung externer (freiwilliger) Qualitätsmanagementsysteme, zum anderen begründet sie die Gesetzeserweiterung mit einer in den vergangenen Jahren zu Fragen der Qualität und Qualitätsprüfung intensiv geführten Debatte der beteiligten Institutionen, Trägern und Berufsgruppen. Eine Konkretisierung dieser Debatte und ein Fazit hierzu finden sich nicht im Bericht. Als weiterer Grund für die neuerliche Gesetzesinitiative gibt der Bericht „die zum Teil erheblichen Qualitätsmängel in der Qualität von Pflegeeinrichtungen" an. Hieraus ergeben sich für den Gesetzgeber die o.a. Ziele der Weiterentwicklung der Pflegequalität und der Stärkung des Verbraucherschutzes durch das PQsG. Die Prüfbefugnisse der MDK sollen hierdurch nicht eingeschränkt werden. Vielmehr sollen sie durch eine gesetzliche geregelte Kooperation mit den Heimaufsichtsbehörden effektiver werden. Die Befugnisse zur Durchführung von Prüfungen sollen im Gesetzestext (vgl. den späteren § 114 SGB XI) aufgenommen und präzisiert werden. Der Zweite Bericht liefert keine Begründung dazu, weshalb dies aus Sicht der Bundesregierung erforderlich ist und die bisherige Bezugnahme auf den § 80 SGB XI offenkundig nun als nicht mehr ausreichend angesehen wird.

Während der erste Bericht lediglich die Prüfrechte und -erfordernisse der MDK thematisiert, spricht der zweite Bericht nunmehr im Hinblick auf die Aufgaben der MDK von einer „Einheit aus Prüfung, Empfehlung und Beratung", die sich bewährt habe. Woraus sich diese Bewährung ableiten lässt, wird nicht näher erläutert oder begründet. Die gegenteilige Auffassung der Spitzenverbände der Pflegekassen (s.o.) wird nicht erwähnt.

Neu ist auch der Hinweis, dass die (neue) MDK-Anleitung als ein „hilfreiches Instrument zur Selbstevaluation" für Pflegeeinrichtungen gesehen wird. Über eine Veröffentlichungspflicht durch den MDS sagt der Bericht allerdings ebenso wenig wie über die Hintergründe, die zum Schreiben des Geschäftsführers P. PICK an die MDK-Geschäftsführer vom 23. Januar 1998 geführt haben. Letztendlich scheint es die vom MDS-Geschäftsführer bewirkte „Freigabe" des MDK-Prüfkonzepts und die damit bewirkte Erübrigung der bis dato erfolgten „inoffiziellen Weitergabe über informelle Kanäle" gewesen zu sein, die zu einer nachträglichen Bewertung - im Sinne eines *postdecision regret*[400] (N. LUHMANN, 2003) - als „hilfreiches Instrument der Selbstevaluation" geführt hat.

Der dritte Bericht unterscheidet sich von seinen Vorgängern durch vier Diskursfragmente, die wir im Folgenden näher untersuchen wollen:

1. die Auswirkungen der im Bundesrat gescheiterten Pflege-Prüfverordnung und die Variante einer Testatprüfung im 5. Änderungsgesetz zum SGB XI,
2. die Erwähnung einer gesetzlichen Absicherung des Prüfverfahrens und der Prüfrechte der MDK,
3. die Problematik des so genannten Consulting-Ansatzes als Einheit aus Prüfung und Beratung,
4. die Qualifizierung der MDK-Mitarbeiter.

Zu 1: Die geplante Erteilung von Leistungs- und Qualitätsnachweisen (LQN) war zwar als öffentliche Aufgabe geplant (vgl. § 113 Abs. 2 Satz 1

400 N. Luhmann meint damit (unter Bezugnahme auf J.G. March et al.) die Entfaltung einer Paradoxie, nämlich den Nachweis, dass eine (frühere) falsche Entscheidung (auch die Nichtbefassung mit der Veröffentlichung des MDK-Prüfkonzepts stellt eine Entscheidung dar) trotzdem richtig gewesen ist (im Sinne einer nachträglichen positiven Bewertung). Vgl. Luhmann, N.: Soziologie des Risikos, Berlin, New York 2003, S. 32f.

SGB XI), sollte aber durch - von den Landes- oder Bundesverbänden der Pflegekassen anerkannten - unabhängigen Sachverständigen oder Prüfstellen wahrgenommen werden. Die Anforderungen an die Qualifikation der unabhängigen Sachverständigen bzw. Prüfstellen sollte durch die Pflege-Prüfverordnung gem. § 118 SGB XI geregelt werden. Der von den unabhängigen Sachverständigen und Prüfstellen auszustellende LQN sollte einen weitere Basis für den Abschluss einer Vergütungsverhandlung darstellen und damit eine folgenreiche Wirkung auf die Einrichtung haben (§ 113 Abs. 5 SGB XI).

Die bereits im zweiten, und wiederholt im dritten Bericht mehrfach erwähnte Förderung der Aktivitäten der Einrichtungen auf dem Gebiet der internen Qualitätssicherung wäre aus Sicht der Bundesregierung darin zu sehen, dass mit dem LQN die Bemühungen um die Etablierung eines internen Qualitätsmanagementsystem bzw. einer externen Zertifizierung anerkannt worden wären. Aus der amtlichen Begründung der Bundesregierung zum PQsG (BT-Drucksache 14/5395) wird die nähere Zielsetzung erkennbar. „Durch den Leistungs- und Qualitätsnachweis, ... erbringt die Pflegeeinrichtung den Beleg, dass sie den Qualitätsanforderungen des SGB XI entspricht. (...) Vereinfacht gesagt, sollen die Leistungs- und Qualitätsnachweise als einrichtungsexternes Prüfinstrument dazu dienen, die Erfolge der einrichtungsinternen Qualitätssicherungsanstrengungen zu dokumentieren."[401]

Die Vorteile gegenüber den bislang nach § 80 SGB XI vorgesehenen Qualitätsprüfungen durch den Medizinischen Dienst beschrieb der Gesetzgeber wie folgt:

- „Mit der Erweiterung des Kreises der Qualitätsprüfer wird nicht nur der Medizinische Dienst entlastet, sondern zusätzlicher Sachverstand in die Prüfungen eingebunden.
- Durch die Ausrichtung der Qualitätsnachweise als ‚Bringschuld' werden die Einrichtungen noch stärker in die Pflicht genommen, Anstrengungen zu interner Qualitätssicherung und -verbesserung zu unternehmen.

[401] BT-Drs. 14/5395 vom 23.02.2001, S. 40.

- Mit dem für alle Einrichtungen gleichen Nachweis wird einerseits für die Pflegebedürftigen ein verlässliches und einheitliches Qualitätszertifikat geschaffen, andererseits bietet der Nachweis für die Einrichtungen eine Möglichkeit, ihre gute Qualität nach außen darzustellen."[402]

Mit dem LQN wäre also ein weiteres Prüfsystem neben den bereits bestehenden MDK-Prüfungen geschaffen worden. Im Rahmen der MDK-Prüfungen sollte der LQN „entlastende Wirkung"[403] haben. Die „Prüfhilfe" in der Pflege-Prüfverordnung nach § 118 SGB XI sah demzufolge auch die beschriebene zweigleisige Ausrichtung für die Durchführung von Prüfungen durch den MDK **und** von Prüfungen zur Erteilung eines LQN vor.

Durch den Beschluss des Bundesrates vom 27. September 2002 wurde die Umsetzung dieses Ansatzes faktisch ausgesetzt. Dies wiederum veranlasste die Bundesregierung zum Entwurf des 5. SGB XI-Änderungsgesetzes, welches vorsah, wesentliche Bestandteile der abgelehnten Prüfverordnung direkt in das Gesetzeswerk aufzunehmen. Die als „Anschlussregelungen" bezeichneten Bestimmungen gingen an einem entscheidenden Punkt noch über die Regelungen in der Pflege-Prüfverordnung hinaus. Sie sahen nunmehr sogar vor, dass die vom MDK durchzuführenden Prüfungen durch Qualitätstestate „regelmäßig ersetzt"[404] hätten werden können (Testatprüfungen). Damit hätte die MDK-Prüfung nur noch subsidiären Charakter besessen.[405]

Zu 2: Erstmals betont die Bundesregierung (an zwei Stellen im Bericht) das Erfordernis einer Konkretisierung und gesetzlichen Absicherung des Prüfverfahrens und des Prüfhandels der MDK. In den Vorläuferberich-

402 BT-Drs. 14/5395 vom 23.02.2001, ebd.

403 BT-Drs.14/5395 vom 23.02.2001, S. 41.

404 Dritter Bericht, S. 26.

405 Welchen Einfluss auf das Zustandekommen dieser Regelung die Verbände der Träger der Pflegeeinrichtungen hatten, lässt sich nur durch eine Analyse der Unterlagen der Verbände im Rahmen des verfassungsrechtlich vorgeschriebenen Anhörungsverfahrens untersuchen, was den Rahmen der vorliegenden Arbeit überschritten hätte.

ten wurde die gesetzliche Legalität des Prüfhandelns der MDK nicht in Frage gestellt. Dementsprechend gehen die Formulierungen des (neuen) § 114 SGB XI (Örtliche Prüfung) weit über die bisherigen sehr allgemeinen Regelungen in § 53a und § 80 SGB XI hinaus[406].

Zu 3: Der dritte Bericht favorisiert noch deutlicher als dies bereits im zweiten Bericht geschehen ist, einen „beratungsorientierten Prüfansatz" des MDK. Damit bestärkt die Bundesregierung ihre bereits in § 112 Abs. 4 SGB XI zum Ausdruck gebrachte Zielsetzung, Qualitätsmängel rechtzeitig vorzubeugen und die Eigenverantwortung der Einrichtungen und ihrer Träger für die Sicherstellung und Weiterentwicklung der Pflegequalität zu stärken. Ein Anspruch auf Beratung besteht allerdings nach wie vor nicht (§ 112 Abs. 4 Satz 2 SGB XI).

Neu ist die im dritten Bericht verwendete Formulierung der „Impulsberatung", die während der örtlichen Prüfung stattfinden soll. Die bereits sprachlich auffallende Paradoxie zwischen konsultativem und explorierend-zensorischem Ansatz stellt sich offenkundig in der Praxis zunehmend als eine janusköpfige Schimäre dar, die den MDK Rheinland-Pfalz 2002 als ersten Medizinischen Dienst mit Unterstützung des Fachministeriums zur personellen und organisatorischen Trennung der beiden Aufgaben veranlasst hat.[407] Eine Kommentierung dieses Ansatzes nimmt der dritte Bericht nicht vor.

Zu 4: Die Anforderungen an die Qualifikation der MDK-Mitarbeiter sind ebenfalls erstmalig Thema der Berichterstattung. Begründet wird dies mit der zukünftigen Akzeptanz der Qualitätsprüfungen, die von der Fachkompetenz und der Vorgehensweise der eingesetzten Mitarbeiter abhänge.[408] Dies sei u.a. der Weiterentwicklung des internen Qualitätsmanagementsystems in den Einrichtungen geschuldet, welches durch das PQsG erstmals gesetzlich verpflichtend ist (§ 72 Abs. 3 SGB XI). Seit 2002 können die Mitarbeiter des MDK an Total-Quality-Management-

406 Zur weiteren Bedeutung des § 114 vgl. Kap.IV. 2.4 Legalität und Legitimität der Erarbeitung von Prüfanleitungen durch dem MDK.

407 Vgl. Dritter Bericht, a.a.O., S. 62 und MDK Rheinland-Pfalz: Beratungsangebote für stationäre und ambulante Pflegeeinrichtungen, Alzey 2007.

408 Dritter Bericht, a.a.O., S. 65.

Auditoren-Schulungen mit anschließender Qualifizierungsprüfung teilnehmen.[409] [410]

2.4 Exkurs: Der Prüfauftrag im Kontext der SGB XI-Entwicklung

Wie in der Strukturanalyse des Berichtswesens der Bundesregierung zur Entwicklung der Pflegeversicherung verdeutlicht, wird der Prüfauftrag an den MDK (dort) als selbstverständlich behandelt. Eine Klärung des konkreten Prüfauftrags erfolgt an dieser Stelle ebenso wenig wie die Klärung der Legitimation zur Erstellung eines Prüfkonzepts (1996) bzw. einer MDK-Prüfanleitung (2000).

2.4.1 Zur Legalität der Erstellung der Prüfkonstrukte

In der Unterscheidung zu den ‚Gemeinsamen Grundsätzen und Maßstäbe' wird deutlich, dass die ‚Grundsätze und Maßstäbe' rechtlich begründet einen Auftrag an die Selbstverwaltung darstellen (§ 80 Abs. 1 SGB XI). Ein vergleichbarer Auftrag des Gesetzgebers an die Spitzenverbände der Pflegekassen oder den MDS oder gar der MDK zur Erstellung eines Prüfkonzepts lässt sich jedoch weder hieraus noch insgesamt aus dem ursprünglichen Gesetzeswerk entnehmen. Vage werden Zutrittsrechte im weitesten Sinne für die Prüfer in § 80 SGB XI (a. F.) thematisiert: „Die Pflegeeinrichtungen haben auf Verlangen der Landesverbände der Pflegekassen dem Medizinischen Dienst der Krankenversiche-

---

409 Vgl. Dritter Bericht, ebd.

410 Zur Kritik und den Grenzen des TQM-Ansatzes im Hinblick auf soziale und gesundheitliche Dienstleistungen siehe u.a.: Kühl, S.: Paradoxe und ungewollte Nebenfolgen des Qualitätsmanagements. In: Wächter, H. et al.: Qualitätsmanagement in Organisationen. DIN ISO 9000 und TQM auf dem Prüfstand, Wiesbaden 2001, S. 75–114; Bröckling, U.: Totale Mobilmachung. Menschenführung im Qualitäts- und Selbstmanagement. In: Ders. et al. (Hrsg.): Gouvernementalität der Gegenwart. Studien zur Ökonomisierung des Sozialen, Frankfurt a.M. 2000, S. 131–167; Gärtner, H.: Qualitätsmanagement zwischen Steuerungsinstrument und Betriebsaccessoire. Schutzreaktionen der Einrichtungen vor ‚organisationaler Psychose', Katholische Fachhochschule Nordrhein-Westfalen: Jahrbuch 2005. 10 Jahre Fachbereich Gesundheitswesen, Münster 2005, S. 146–159; Friesacher, H.: Foucaults Konzept der Gouvernemenatlität als Analyseinstrument für die Pflegewissenschaft. In: Pflege, 17. Jg., 2004, S. 364–374.

rung ... die Prüfung der Qualität ihrer Leistungen durch Einzelprüfungen, Stichproben und vergleichende Prüfungen zu ermöglichen"[411]

Woraus aber lässt sich nun der Auftrag zur Erstellung des in 1996 durch die MDK-Projektgruppe aufgelegten ‚MDK-Konzepts zur Qualitätssicherung' herleiten?

Der Leiter der Projektgruppe ‚Externe Qualitätsprüfung/Vertragswesen SGB XI', J. W. stellt hierzu fest: „Eigentlich hätten wir mit der Erarbeitung eines Prüfkonzepts bis zur Schaffung der Richtlinien nach 53a Ziff. 4 warten müssen. Wir standen in der MDK-Gemeinschaft aber vor der Frage, wie unsere Mitarbeiter Prüfungen durchführen sollen, die von den Pflegekassen ja auch ohne Richtlinien in Auftrag gegeben werden konnten. In der Praxis gab es dazu nichts Brauchbares. Deshalb haben wir gehandelt."[412] Im Interview vom 27.11.07 ergänzte J. W. dies wie folgt: „Unser Konzept basiert auf Paragraf 80."[413] Die Bestimmung des § 80 besagt jedoch nichts über einen Auftrag zur Erstellung von Prüfrichtlinien, Prüfkonzepten o.ä.. Die ‚Gemeinsamen Grundsätze und Maßstäbe' nach § 80 SGB XI vom 21.10.96 sahen wiederum (in Punkt 6) weitgehende Prüfrechte für die MDK vor. T. KLIE spricht hier von „untergesetzlichen Normen", denen die verfassungsrechtliche Legitimation fehle. Damit sei die rechtliche Verbindlichkeit des Handelns des MDK fraglich.[414] Die bislang nicht von allen Vereinbarungsparteien ratifizierte neue Version der ‚Gemeinsamen Grundsätze und Maßstäbe' vom 16.12.03 beinhaltet diese Klausel nicht mehr. Erst mit Einführung des § 114 SGB XI durch das PQsG zum 01.01.2004 (für neue Einrichtungen ab 01.01.2002) hat sich diese fragliche Rechtssituation geändert[415] (s.u.).

Die Versorgungsverträge, die ab 1995 zwischen den Trägern der Pflegeeinrichtungen und den Landesverbänden der Pflegekassen abzuschlie-

[411] § 80 Abs. 2 S. 2 SGB XI (a.F.).

[412] E-Mail vom 21.11.2007.

[413] Interview vom 27.11.2007, Zeile 304 der Transkription.

[414] Klie, T.: Pflegeversicherung, 5. Aufl., Hannover 1999, S. 31, 4. Aufl., Hannover 1998, S. 31 f.

[415] Klie, T.: Pflegeversicherung, 6. Aufl., Hannover, S. 36 und ders.: Pflegeversicherung, 7. Aufl., Hannover 2005, S. 40.

ßen waren und damit der Aufbau einer vertraglichen Infrastruktur, die den Leistungsbezug erst ermöglichte, standen nach Aussage von M. W.-K., Mitglied der ersten und der zweiten Projektgruppe ‚Qualitätssicherung', zunächst im Vordergrund der Kostenträger. Es war „...erstmal eine riesige Aufgabe, die Pflegebedürftigkeit festzustellen und auch die Feststellung der Pflegebedürftigkeit auf ein gewisses Gleichmaß zu bekommen."[416]

Im Rahmen des Ersten SGB XI-Änderungsgesetzes aus 1996 und nach den Beratungen im Vermittlungsausschuss zwischen Bundesrat und Bundestag (nach Art. 77 GG) zu Artikel 1 des Änderungsgesetzes unter Nr. 10 wurde erstmalig der heutige § 53a SGB XI thematisiert (vgl. BT-Drucksache 13/4688, S. 3 vom 06.05.1996). Dieser regelt die Zusammenarbeit der Medizinischen Dienste. Er stellt die Legalisierung zur Erstellung von Richtlinien, u.a. zur Durchführung von Qualitätsprüfungen in der Pflege, dar. Diese Bestimmung war bis dahin weder im Gesetzesentwurf der damaligen Mehrheitsfraktionen (BT-Drs. 13/3696 vom 06.02.1996) noch im entsprechenden Gesetzentwurf der Bundesregierung (BT-Drs. 13/3811 vom 16.02.1996) vorgesehen. Auch in der Beschlussempfehlung des Ausschusses für Arbeit und Sozialordnung (BT-Drs. 13/4091 vom 13.03.1996) war diese neue Bestimmung (noch) nicht vorgesehen. Und in der Unterrichtung des Bundesrates (hier: Anrufung des Vermittlungsausschusses; BT-Drs. 13/4521 vom 06.05.1996) wird die Bestimmung ebenfalls nicht thematisiert.

In der 107. Sitzung des Bundestags vom 23.05.1996 wird unter TOP 5 die Beschlussempfehlung des Vermittlungsausschusses zum Ersten SGB XI-Änderungsgesetz beraten. Aber auch in dieser Beratung wird die neu eingefügte Bestimmung nicht näher problematisiert. Im Vordergrund der Debatte zur Änderung des Pflegeversicherungsgesetzes standen hier - laut Protokoll - offenkundig andere Themen, wie die finanzielle Entlastung der Kommunen und das Sozialgerichtsverfahren.

Es findet sich - entgegen den sonstigen Gepflogenheiten - auch keine amtliche Begründung zur Bestimmung des § 53a SGB XI in den Geset-

[416] Interview mit M.W. vom 26.11.2007 (Z. 194 ff).

zesmaterialien. In diversen Kommentaren[417] findet sich lediglich der Hinweis, dass die Bestimmung im Rahmen der Debatte durch den Vermittlungsausschuss in das Erste SGB XI-Änderungesetz eingefügt worden sei und von diesem nicht begründet worden sei.

2.4.2 Zur Legalität des Prüfhandelns durch den MDK

Im zweiten Bericht der Bundesregierung über die Entwicklung der Pflegeversicherung wird erstmalig darauf verwiesen, dass die Befugnisse zur Durchführung von Prüfungen im Gesetzestext (vgl. den späteren § 114 SGB XI) aufgenommen und präzisiert werden sollen (s.o.). Der Bericht liefert jedoch keine Begründung dazu, weshalb dies aus Sicht der Bundesregierung erforderlich ist und die bisherige Bezugnahme auf den § 80 SGB XI offenkundig nun als nicht mehr ausreichend angesehen wird.

Erstmals im Dritten Bericht betont die Bundesregierung (an zwei Stellen) das Erfordernis einer Konkretisierung und gesetzlichen Absicherung des Prüfverfahrens und des Prüfhandels der MDK. In den Vorläuferberichten wurde die gesetzliche Legalität des Prüfhandelns der MDK nicht in Frage gestellt. Dementsprechend gehen die Formulierungen des (neuen) § 114 SGB XI (Örtliche Prüfung) weit über die bisherigen sehr allgemeinen Regelungen in § 53a und § 80 SGB XI hinaus.

Während der (beibehaltene) § 53a SGB XI lediglich die Legitimation zum Beschluss von gemeinsamen und einheitlichen Richtlinien zur Durchführung und Sicherstellung einer einheitlichen Begutachtung (Pkt. 2) und über das Verfahren zur Durchführung von Qualitätsprüfungen (Pkt. 4) vorsieht und damit die Prüfhandlungen an sich noch nicht legalisierte, sah auch der § 80 SGB XI (alte Fassung) keine entsprechende Legitimation der Prüfungen durch den MDK vor. Die konkrete Legitimation zur Durchführung von Prüfungen ergab sich allenfalls aus Pkt. 6 der

[417] Klie, T.: Pflegeversicherung, 4. Aufl., Hannover 1998; Udsching, P.: Sozialgesetzbuch, Soziale Pflegeversicherung, Kommentar, 2. Aufl., München 2000; Krauskopf, D.: Kommentar zum SGB XI, München 2001; Behr, J.-H. et al.: SGB V/SGB XI-Kommentar. Fortsetzungswerk in vier Ordnern, Remagen o.J.

Gemeinsamen Grundsätze und Maßstäbe für die Qualität und die Qualitätssicherung (nach § 80 SGB XI).

Offenkundig sah sich der Gesetzgeber ab 1998 gehalten, nicht nur die Pflicht der Einrichtungen zur Ermöglichung der MDK-Prüfungen vorzugeben (§ 80 Abs. 2 a. F.), sondern nunmehr auch eine eindeutige Berechtigung und Verpflichtung des MDK zur Wahrnehmung ihres Prüfauftrages in das Gesetz einzustellen (§ 114 Abs. 1 SGB XI). Begründet wird dies in der Gesetzesvorlage zum Pflegequalitätssicherungsgesetz (PQsG) damit, dass bislang

- die Zutrittsrechte des Medizinischen Dienstes der Krankenversicherung zu den Pflegeeinrichtungen,
- die Qualitätssicherung und -prüfung durch die (bereits im Gesetz erwähnten) unabhängigen Sachverständigen oder Prüfstellen
- die Zusammenarbeit des Medizinischen Dienstes der Krankenversicherung und der staatlichen Heimaufsichtsbehörden bei Maßnahmen der Gefahrenabwehr und der Qualitätssicherung in Pflegeheimen

„...nicht gesetzlich geregelt sind."[418]

Die Rechte werden durch das PQsG in Abs. 2 des § 114 SGB XI mit Betretungs-, Prüf- und Besichtigungs- und Befragungsrechten des MDK ausführlich konkretisiert. In der amtlichen Begründung zur Bestimmung des § 114 SGB XI heißt es: „Die Vorschrift schafft eine eindeutige Rechtsgrundlage für den Zutritt des Medizinischen Dienstes der Krankenversicherung ... zu den Pflegeheimen. Es wird klargestellt, dass bei der Überprüfung der stationären Versorgung ‚an Ort und Stelle' sämtliche von der Pflegeeinrichtung benutzten Grundstücke und Räume (einschließlich der Geschäftsräume) von den Prüfern jederzeit angemeldet oder unangemeldet betreten werden dürfen. Die Prüfer sind befugt, Prüfungen und Besichtigungen vorzunehmen, sich mit den Pflegebedürftigen, ihren Angehörigen oder Betreuern in Verbindung zu setzen sowie die Beschäftigten und den Heimbeirat oder den Heimfürsprecher zu be-

418 Gesetzentwurf der Bundesregierung zum PQsG, BT-Drs. 14/5395 vom 23.02.2001, S. 30.

fragen."[419] Derart präzisierte Befugnisse waren vor Inkrafttreten des PQsG (01.01.2002) nicht im SGB XI definiert.

2.5 Genealogische Analyse der politischen Diskursebene

Die beiden untersuchten Dossiers auf der politischen Diskursebene, die parlamentarischen Initiativen und die Berichte der Bundesregierung zur Pflegeversicherung dokumentieren zu Beginn des 16-jährigen Untersuchungszeitraums eine sehr marginal ausgeprägte Befassung mit den durch Diskursfragment-Items gekennzeichneten Themenfeldern Qualität, Qualitätssicherung und Qualitätsprüfung. Ab 2000 kann eine zunehmend manifestere Auseinadersetzung mit den Themenfeldern festgestellt werden, eine Form der „diskursiven Gärung"[420] bzw. Anreicherung bis hin zur Aufnahme des Begriffs der Qualitätssicherung im Titel des Pflegequalitätsgesetzes. Dabei lassen sich folgende Einzelthemen zu thematischen Bereichen bzw. zu Aufmerksamkeitsschwerpunkten im betreffenden Diskursstrang ausmachen[421]:

1. Die sich im diachronischen Zeitverlauf verändernde Begründung des Gesetzgebers für die unterschiedlichen ordnungsrechtlichen Regelungen zur Qualitätssicherung in den vg. Themenfeldern.
2. Die sich verändernde Perspektive auf die Leistungsempfänger (und ihre Angehörigen) als ein Adressatenkreis der gesetzlichen Initiativen.
3. Die sich verändernde Rolle und das Aufgabengebiet des MDK.

Im Folgenden sollen diese strukturanalytischen Ergebnisse unter der genealogischen Perspektive, und damit unter Rekurs auf die von M. FOUCAULT benannten externen und internen Einschränkungen sowie den Zugangsbeschränkungen zum Diskurs, machtanalytisch bewertet werden.

---

419 BT-Drs 14/5395, a.a.O., S. 41.

420 Foucault, M.: Der Wille zum Wissen. Sexualität und Wahrheit I, Frankfurt a.M. 1983, S. 24.

421 Vgl. Jäger, S.: Kritische Diskursanalyse, a.a.O., S. 192 und ders.: Diskurs und Wissen, a.a.O., S. 107.

2.5.1 Qualität und Qualitätssicherung innerhalb des politischen Diskurses

Zu Beginn des Untersuchungszeitraums standen in der Vorbereitung der Pflegeversicherung und den diesbezüglich ersten Gesetzesanträgen hierzu leistungsrechtliche und organisatorische Themen stark im Vordergrund. Die untersuchten Themenfelder sind allenfalls als Unterthemen hierzu wahrnehmbar. Bereits in den beiden untersuchten Dokumenten aus Mitte der 1980er Jahre wird erkennbar, dass das Thema in doppelter Hinsicht von einem subsidiären Charakter geprägt scheint. Zum einen überwiegen auch hier schon leistungsrechtliche Fragen gegenüber Fragen der Pflegequalität, zum anderen sah die damalige Regierung die primäre Verantwortung für die Qualität der pflegerischen Dienstleistungen im Zusammenwirken der (ambulanten, teilstationären und stationären) Leistungssysteme, d.h. als Aufgabe der Träger und Organisationen der Pflegeanbieter selbst. Bevor allerdings „Qualitätssicherungsprogramme für den stationären, den teilstationären und für den ambulanten Bereich" entwickelt werden könnten, müsste zunächst der Erforschung von Qualität und Effizienz der pflegerischen Versorgung „ein besonderes Augenmerk" geschenkt werden.[422]

Qualität und Wirksamkeit der zu erbringenden Leistungen wurden hier bereits zusammenhängend betrachtet, was sich später in der Gesetzesstruktur im vierten Abschnitt des siebten Kapitels des SGB XI (§§ 79–81) mit dem Titel „Wirtschaftlichkeitsprüfungen und Qualitätssicherung" widerspiegeln sollte. Qualitätssicherung als Thema eines Gesetzesantrags manifestiert sich zum ersten Mal in den beiden gleich lautenden Gesetzesvorlagen (BT-Drs. 13/5262 und 13/5617) der damaligen CDU/CSU/FDP-Mehrheit bzw. der Bundesregierung, die zum späteren Pflegeversicherungsgesetz führten. Die Anträge der damaligen Oppositionsfraktionen und -gruppen (SPD, B'90/Grüne und PDS) zum Pflegeversicherungsgesetz nehmen keinen Bezug auf die untersuchten Themenfelder. Auch das parlamentarische Interpellationsrecht wurde von den

[422] Vgl. Bericht der Bundesregierung zu Fragen der Pflegebedürftigkeit vom 05.09. 1984 (BT-Drs. 10/1943), S. 18.

(oppositionellen) Abgeordneten und Fraktionen erst nach Inkrafttreten des Pflegeversicherungsgesetzes - eher punktuell und immer noch im Schatten leistungsrechtlicher und organisatorischer Themen - genutzt, um das Thema Qualitätssicherung auf die Tageordnung zu bringen.

Aus der amtlichen Begründung zum Gesetzesvorhaben lässt sich entnehmen, dass der Gesetzgeber es für erforderlich hielt, eine bedarfsgerechte und gleichmäßige, dem allgemeinen Stand wissenschaftlicher Erkenntnis entsprechende pflegerische Versorgung der Versicherten zu gewährleisten und deshalb eine „ständige Sicherung der Qualität der Pflege" erforderlich sei. Dabei wird die Selbstverwaltung der Beteiligten in die Pflicht genommen (Subsidiarität staatlichen Handelns), was sich im wesentlichen durch die Pflicht der sich selbst verwaltenden beteiligten Leistungsfinanzierer und Leistungserbringer zeigt, auf Bundesebene Gemeinsame Grundsätze und Maßstäbe für die Qualität und die Qualitätssicherung zu vereinbaren (§ 80 Abs. 1 SGB XI).

Eher appellativ verweist der Gesetzgeber in dieser Zeit (in Absatz 2 des § 80 SGB XI) darauf, dass die zugelassenen Pflegeeinrichtungen verpflichtet seien, sich an Maßnahmen der Qualitätssicherung zu beteiligen. Welche das konkret sein könnten, lässt er hingegen offen. Sie sollen zudem dem Medizinischen Dienst die Überprüfung der Qualität ihrer Leistungen ermöglichen. Wiederum lässt der Gesetzgeber offen, wie dies zu geschehen habe. Für die häusliche Pflege durch Angehörige wurde die Qualitätssicherung nicht förmlich geregelt. Es sei Aufgabe des Medizinischen Dienstes, dafür zu sorgen, dass bei der Inanspruchnahme des Pflegegeldes die Qualität der selbst beschafften Pflege gewährleistet ist (vgl. § 37 Abs. 1 SGB XI).

Damit verzichtete der Gesetzgeber im Gesetzestext selbst, aber auch in der amtlichen Begründung auf eine theoretische Grundlegung des in § 80 hinterlegten Qualitätsverständnisses[423]. Trotz dieser eher mageren Ausgestaltung dessen, was der Gesetzgeber zum Thema Qualität und Qualitätssicherung in der Pflege an Regelungen vorgab, entstand in Fol-

423 Ob dies bewusst geschah oder aus mangelnder Kenntnistiefe des Themas kann hier dahingestellt bleiben.

ge ein Boom an Beiträgen, Initiativen und Vorschlägen zum Themenfeld[424], die dem Thema offenkundig zu einer „Konjunktur" (T. KLIE 2005) verholfen haben.

Während das Qualitätsverständnis im Gesetz nicht hinreichend geklärt und konkretisiert worden ist, wurde die Bestimmung des § 80 SGB XI in den darauf folgenden Jahren zu einem Mythos, auf den sich nicht selten Autoren, Berater und Aktivisten bezogen. Bereits unmittelbar nach der Verabschiedung des Pflegeversicherungsgesetzes wurden demzufolge frei flotierend Versuche unternommen, die offensichtlichen Regelungslücken des § 80 SGB XI

- im Hinblick auf das zugrunde gelegte theoretische Qualitätsverständnis und
- der einzusetzenden Instrumente

interpretativ und mit teilweise starkem Deutungsgehalt eigenverantwortlich schließen zu wollen.

So finden sich - ohne dass dies vom Gesetzgeber erkennbar intendiert worden sei - bereits 1996 Versuche, den im Gesetz und seiner Begründung nicht definierten Qualitätsbegriff mit der aus dem produktiven Sektor stammenden Definition nach DIN EN ISO 9004/8402 gleichzusetzen.[425] Qualität wird demnach als die Gesamtheit der Eigenschaften und Merkmale einer Dienstleistung beschrieben, die sich auf deren Eignung zur Erfüllung festgelegter und vorausgesetzter Erfordernisse bezieht.[426] Dieser formal-deskreptiv formulierte, substanziell aber ins Leere laufende Definitionsansatz, wird als definitorisches Substitut für eine nicht geleistete theoretische Fundierung genutzt. Ergänzt wird dies mit dem Spezifizierungsversuch u.a. der so genannten ‚Ersten Bundeskonferenz zur Qualitätssicherung bei Pflegebedürftigkeit', (BuKo) das *Pflegequali-*

424 Vgl. hierzu die ausführliche Thematisierung in den untersuchten Fachzeitschriften im Hinblick auf die Themen ‚Qualitätsmanagement - allgemein' und ‚Qualitätsmanagement - intern' insbesondere in den Jahren 1996-2000 (Kap. 4.3).

425 Vgl. u.a. Klie, T.: Pflegeversicherung, 3. Aufl., Hannover 1996, S. 76.

426 Vgl. u.a. MDK-Konzept zur Qualitätssicherung in der Pflege, 1996, S. 18.

tät in „Form von Standards definiert werden" kann.[427] Ja, Qualitätssicherung sei „...ohne die Festlegung von Standards nicht möglich."[428] Gefordert wurden in diesem Zusammenhang „Standardpflegepläne", die „Beschreibung einzelner Maßnahmen (Handlungsabläufe), denn „...Pflegestandards legen tätigkeitsbezogen fest, was die Pflegeperson in einer konkreten Situation leisten soll und wie diese Leistung auszusehen hat." und eine „Auflistung von Maßnahmen (Aufgabenspektrum)." [429] T. KLIE saß ab Mai 1995 für die BuKo als ‚Beteiligter am Beratungsprozess' in der Projektgruppe ‚Externe Qualitätssicherung/Vertragswesen SGB XI'[430].

Dies schlug sich letztendlich auch in den einzelnen Entwürfen des MDK-Konzept zur Qualitätssicherung[431] und im abschließend vorgelegten Konzept von 1996[432] nieder. Sowohl die vollständige Übernahme des DIN ISO-Definitionsansatzes als auch die Forderung nach Standards lässt sich dort finden: „Für die Qualitätsdimensionen ... müssen Standards formuliert werden. Standards werden definiert als die allgemeine Aussage über das akzeptierte Niveau der Pflegeleistungen, deren messbare Elemente Kriterien genannt werden."[433] Auch hier zeigen sich deutliche (Aus-)Wirkungen des Fehlens pflegewissenschaftlicher Expertise[434], die, unter Rekurs auf ein handlungsorientiertes Professionsverständnis, diesen Versuch der Durchstandardisierung pflegerischen Han-

---

427 MDK-Konzept zur Qualitätssicherung in der Pflege, 1996, S. 18; sie auch: BuKo: Memorandum zur Qualitätssicherung, Hamburg, 1993, S. 8 f.

428 BuKo: Memorandum zur Qualitätssicherung, Hamburg, 1993, S. 8 f.

429 BuKo: Memorandum zur Qualitätssicherung, Hamburg, 1993, S. 9.

430 Vgl. MDK-Konzept zur Qualitätssicherung in der Pflege nach SGB XI, S. 5.

431 Bspw. Entwurf vom 04.08.1995, S. 29, Entwurf vom 26.03.1996, S. 17.

432 MDK-Konzept zur Qualitätssicherung der Pflege nach SGB XI, S. 19.

433 MDK-Konzept zur Qualitätssicherung der Pflege nach SGB XI, ebd.

434 Allerdings darf nicht vergessen werden, dass sich zu diesem Zeitpunkt (Mitte der 1990er Jahre) die Pflegewissenschaft noch im Aufbau befand. Dennoch existierten bereits über 30 Fachhochschulen und über 10 universitäre pflegebezogene Studiengänge (Vgl. Weidner, F.: Was bedeutet Professionalisierung für die Pflegeberufe? Annäherung an einen strapazierten Begriff. In: Sauter, D. et al.: Experten für den Alltag. Professionelle Pflege in psychiatrischen Handlungsfeldern, Bonn 1999, S. 18–39).

delns als Tendenz der Deprofessionalisierung und „Degenerierung des Professionsbegriffs auf Expertentum"[435] kritisch hätte erkennen, reflektieren und ggf. verhindern können.[436]

Ein weiterer Indikator für das Fehlen pflegewissenschaftlicher Expertise - und damit entsprechender fachlicher Perspektiven - stellt der ausschließliche Rekurs auf das linear ausgerichtete Qualitätsmanagementmodell nach A. DONABEDIAN (Struktur - Prozess - Ergebnisqualität) im Prozess der Konzepterstellung dar.[437] [438] Andere Outcome-Modelle[439] wurden offensichtlich gar nicht erst thematisiert.

In einer kritischen Würdigung des Ansatzes von A. DONABEDIAN kommt W.M. KÜPERS zu folgender Feststellung: „Die Besonderheit des Ansatzes von Donabedian liegt darin, dass einzelne Phasen des Dienstleistungsprozesses explizit und differenziert berücksichtigt werden. Die Wahrnehmung von Qualität wird so von einer Fixierung auf ein Leistungsresultat gelöst und auf vorauszusetzende strukturelle und prozessuale Dimensionen bezogen. Auch die Erweiterung dieses Modells durch Berücksichtigung des Leistungsumfangs (Angebotsbreite und -tiefe der Leistung), vernachlässigt jedoch die (zwischen)leiblichen, personalen und interpersonalen Dimensionen und Beziehungen der Mitarbeiter und Kunden während des Dienstleistungsprozesses. Das Modell erweist sich daher für die komplexen responsiven Dimensionen eines

435 Weidner, F.: Professionelle Pflegepraxis und Gesundheitsförderung. Eine empirische Untersuchung über Voraussetzungen und Perspektiven des beruflichen Handelns in der Krankenpflege, 3. Aufl., Frankfurt a.M. 2003, S. 49.

436 Vgl. auch: Oevermann, U.: Probleme der Professionalisierung in der berufsmäßigen Anwendung sozialwissenaschaftlicher Kompetenz: einige Überlegungen zu Folgeproblemen der Einrichtung berufsorientierter Studiengänge für Soziologie und Politologie, (Mitschrift) 1978 (zur Verfügung gestellt von Prof. Dr. F. Weidner, Vallendar 2007).

437 Donabedian, A.: The Definition of Quality and Approaches to its Assessment an Monitorin, Vol. 1 Ann Arbor, 1980.

438 Vgl. u.a.: Musterversorgungsvertrag nach § 72 SGB XI (vollstationäre Pflege) § 6 ‚Qualitätssicherung' und Gemeinsame Grundsätze und Maßstäbe vom 07.03. 1996, Pkt. 3.

439 z.B. das Qutcomes Modell for Primary Health Care Research von Holzemer (1994).

phänomenologischen (Konstellations-)Verständnisses von Dienstleistung als zu einfach."[440]

Da das Modell in vielen Pflegeeinrichtungen heute - als unhinterfragt hinterlegter QM-Denkansatz - verbreitet ist, wäre im Rahmen der Pflegeorganisationsforschung zu klären, inwiefern die von W.M. KÜPERS beschriebene Einfachheit des DONABEDIAN'schen Ansatzes ein möglicher Grund für seine weite Verbreitung in der Pflege darstellt oder inwiefern hier eine organisational unbestreitbar erforderliche Komplexitätsreduktion durch eine strukturelle QM-Trivialisierung ersetzt wird.

Verfolgt man die Entwicklung des ersten MDK-Konzepts, so wird erkennbar, dass sich auch hier die so genannten ‚Qualitätsdimensionen' nach A. DONABEDIAN wieder finden bzw. in diesem unhinterfragt eingeflossen sind (S. 9 des MDK-Konzepts).

Das Defizit einer theoretischen Klärung dessen, was unter Qualität bzw. Qualitätssicherung in der Pflege zu verstehen ist und das primäre Operieren auf der methodisch-technischen Ebene, spiegelt sich damit nicht nur im Gesetzgebungsverfahren bzw. dem Gesamtdossier der untersuchten Dokumente auf der parlamentarischen Ebene wieder. Auch Fachgesellschaften, deren Protagonisten als externe Berater am Prozess der Entwicklung des ersten MDK-Prüfkonstrukts beteiligt waren, scheinen sich - retrospektiv betrachtet - schwer getan zu haben, theoretische Grundlagen hinreichend klären zu können. So beklagt die - zunächst unter der Deutschen Gesellschaft für Gerontologie und Geriatrie, der Forschungsgesellschaft für Gerontologie e.V. und der Forschungsstelle für Sozialrecht und Sozialpolitik firmierende, sich selbst so nennende ‚Erste Bundeskonferenz zur Qualitätssicherung bei Pflegebedürftigkeit' (‚BuKo')[441] in ihrem Memorandum vom Oktober 1993 drei Defizite, un-

---

[440] Küpers, W.M.: Modelle der Dienstleistungsqualität. In: Zollonz, H.-D.: Lexikon Qualitätsmanagement, München Wien, 2001, S. 591.

[441] Bei der Buko handelt es sich um den klassischen Fall einer Diskursgesellschaft bzw. einer Doktrin, die versucht (hat), den Zugang zum Diskurs - über Zugangsberechtigungen (Exklusion/Inklusion) zu reglementieren bzw. zu beschränken.

T.W. Adorno spricht in Bezug auf bestimmte (Diskurs-)Gruppen, die sich sowohl thematisch als auch personell über Inklusions-/Exklusionsmechanismen definie-

ter denen die Qualitätssicherung bei Pflegebedürftigkeit in der Bundesrepublik zu leiden habe: einem nicht gegebenen allgemein anerkannten Stand medizinsicher- und sozial-pflegerischer Erkenntnisse, dem Fehlen an bundesweit praktizierten und anerkannten Instrumenten zur Sicherung der Qualität in pflegerischen Diensten und Einrichtungen und einer mangelnden systematischen Debatte über Standards zur Qualitätssicherung bei Pflegebedürftigkeit.[442] Kritisiert wird also ein Mangel an pflegerischer Erkenntnis und praktikablen Instrumenten und Standards. Hinterlegt wird auch hier ein klassisch-rationales Menschenbild, geprägt durch die Annahme einer zielgerichteten und zweckhaften Verwertbarkeit des Qualitätsbegriffs. Die theoretische Klärung des zugrunde gelegten Qualitätsverständnisses spielt hingegen auch hier, beim Memorandum der so genannten ‚Ersten Bundeskonferenz zur Qualitätssicherung', keine Rolle.

Dieses theoretische Vakuum stellt ein, die parlamentarische Debatte, freie Denkschriften und die offiziell eingesetzte Projektgruppe zur Erarbeitung der MDK-Prüfanleitung kennzeichnendes kritisches Kernelement dar. Der heterogene Gegenstand ‚Qualität' wurde nicht geklärt, gleichwohl auf der operativen Ebene über die Implementierung von Instrumenten und so genannten ‚Qualitätsdimensionen' (A. DONABEDIAN) diskutiert; wie sich dann später leicht an den verschiedenen untergesetzlichen Regelwerken ablesen lässt.

Im zweiten Untersuchungszeitraum stehen die fokalen Themenfelder immer noch im Schatten der leistungsrechtlichen Auseinandersetzungen. Es kommt zu keinen nennenswerten Anreicherungen des Qualitätsdiskurses. Erst im dritten untersuchten Berichtszeitraum kommt dem Thema Qualitätssicherung dann eine stärkere Bedeutung in der parlamentarischen Debatte zu. Ausgelöst wird dies durch die Festlegungen im Koalitionsvertrag der neuen rot-grünen Mehrheit und die beschriebenen, darauf fußenden, Gesetzesinitiativen (PQsG etc.). Ab hier nun

ren von den „Eigentlichen" (vgl. Adorno, T.W.: Der Jargon der Eigentlichkeit. Zur deutschen Ideologie, Frankfurt a.M. 1964).

442 Bundeskonferenz zur Qualitätssicherung bei Pflegebedürftigkeit: Memorandum zur Qualitätssicherung bei Pflegebedürftigkeit, Hamburg, Oktober 1993, S. 5.

wird das Thema Pflegequalität verbunden mit dem Gedanken des Verbraucherschutzes (s.u.).

Es lässt sich in Bezug auf die gesamte (untersuchte) Phase der 1990er Jahre - bis zum Beginn der Diskussion des Pflegequalitätssicherungsgesetzes - feststellen, dass der politische Qualitätsdiskurs gekennzeichnet war von

- dem theorielosen Versuch der Homogenisierung eines heterogenen Gegenstands[443],
- dem Versuch einer instrumentellen Aufladung,
- einem - mangels feld- bzw. systemspezifischer Codierungsmöglichkeiten und -fähigkeiten - Transfer aus anderen gesellschaftlichen Funktionssystemen in das Pflegesystem und seine Regelwerke.[444]

2.5.2 Die Leistungsempfänger im politischen Diskurs

Die sich im Laufe der 16 Jahre verändernde Perspektive auf die Leistungsempfänger als ein Adressatenkreis der gesetzlichen Initiativen ist anfänglich geprägt durch einen groß angelegten Normalisierungsversuch, des - medial aufbereiteten - Diskurses über Gewalt in der häuslichen Pflege. Dem von den Medien als Skandal bzw. Wahnsinn dargestellten Gewaltphänomen im familiären Kontext wird zunächst seitens der politisch verantwortlich zeichnenden Regierung mit unterschiedlichen Argumentationsstrategien begegnet. Zum einen wird die empirische Belegbarkeit der Aussagen in Zweifel gezogen, mit dem Argument, dass es „schwer sei, verlässliche Zahlen und Fakten über das tatsächliche

443 Beispiele für die Heterogenität des Qualitätsbegriffs: Qualität als. „selbsterfüllende Bestheit" (*areté*) bzw. zweckfreies Ereignis im vorsokratischen Verständnis oder den „Unterschied des Wesens" ausmachende Kategorie im aristotelischen Sinne oder als „quantitativ fassbare Entität" im Sinne Lockes (1632-1727) bzw. im relationalen Sinne Leibnitz (1646-1716) und als phänomenales Ereignis im Sinne Husserls (1859-1938) oder „relativ unverfügbares und singuläres Ereignis" (Merleau-Ponty (1908-1961) bzw. als „(Selbst-)Zurechnung eines Systems" (D. Baecker).

444 Dessen (noch) nicht vollständige Ausreifung als Funktionssystem hier bestritten wird. Der geschilderte Qualitätsdiskurs ist ein Beleg dieser Hypothese.

Ausmaß an gewaltsamen Übergriffen in Pflegebeziehungen" zu erhalten.[445] Basierend auf diese grundlegenden Infragestellung der Reliabilität der Aussagen in den/der Medien wird das Problem der Gewalt in Pflegebeziehungen weiter relativiert (und normalisiert), in dem von „bedauernswerten Einzelfällen" gesprochen wird, im Sinne einer tolerablen α-Fehler-Wahrscheinlichkeit im Rahmen einer Normalverteilung. Im Sinne der Disziplinarmacht M. FOUCAULTs wird der Scheinwerfer, den die Medien auf die Politik zu richten versuchten, nunmehr gewendet und – weg vom Problem und einer möglichen Lösung – auf die Betroffenen selbst gerichtet, in dem (vordergründig) von einer „gesamtgesellschaftlichen Problematik" gesprochen wird, jedoch eine Subjektivierung, als Strategie der Menschenführung mittels Sozial- und Selbsttechnologien, bewirkt wird: „Wie gehen Familien insbesondere mit Alten, Kranken, Behinderten, Gebrechlichen und allgemein Schwächeren (z.B. mit Kindern) um?"[446] fragt die Bundesregierung. Damit steht der Einzelne bzw. die einzelne Familie „…nun im Licht und damit im potenziellen Zugriff der Macht."[447] Der Patient und seine pflegenden Angehörigen werden so zum selbstverantwortlichen Unternehmer und Manager ihrer eigenen Pflegebedürftigkeit und den damit einhergehenden Belastungssituationen. Unmittelbar darauf wird die so im Scheinwerferlicht stehende ehrenamtliche Pflegeperson jedoch wieder entlastet, denn man solle den „…Familienangehörigen nicht von vorneherein mit Misstrauen begegnen", denn die Pflege sei meist sehr aufwendig, mühsam und verlange in hohem Maße persönliches Engagement. Wer dazu bereit sei, verfüge ja über eine gute Grundeinstellung zum Mitmenschen sowie ein hohes Pflicht- und Verantwortungsbewusstsein.[448] Die dahinter stehende Mündigkeitsmetapher ist emanzipatorisch und euphemistisch zugleich: Sie verwandelt die Zurückhaltung der Regierung in ein vermeintliches Angebot zur Übernahme von Selbstverantwortung und Leistungsbeschränkungen in Selbstbestimmung und nicht gering einzuschätzendes

[445] Erster Bericht über die Entwicklung der Pflegeversicherung 1997, a.a.O., S. 44.

[446] Erster Bericht über die Entwicklung der Pflegeversicherung 1997, a.a.O., S. 44.

[447] Eckold, M.: Medien der Macht. Macht der Medien, Berlin 2007, S. 159.

[448] Erster Bericht über die Entwicklung der Pflegeversicherung 1997, a.a.O., ebd.

ehrenamtliches Engagement. Diese schleichende Verschiebung der Verantwortung vom Staat auf das Individuum manifestiert sich auch in der abschließenden Feststellung der Bundesregierung zu diesem Problemfeld: „Es wäre falsch anzunehmen, Fälle von Gewalt ließen sich durch gesetzliche Regelungen im Bereich der Pflegeversicherung gänzlich ausschließlich."[449]

An diesem Teilbereich wird im Übrigen der geringe substanzielle Gehalt eines theoretisch nicht geklärten Qualitätsbegriffs wird erneut erkennbar. Ein Qualitätsbergiff der sich auf ein linear-rationales ‚Dimensionsverständnis' beschränkt und an kernpflegerischen Aufgabenstellungen (wie dem Thema ‚Gewaltvermeidung') vorbei läuft.

Die Perspektive auf die Pflegebedürftigen und ihre Angehörigen ändert sich mit dem Pflegequalitätssicherungsgesetz noch einmal. Nunmehr haben wir es mit einem ‚Verbraucher' zu tun, dessen Interessen es zu schützen gilt. Allein 17mal - von der Nennung in der Überschrift bis hin zum letzten Absatz der Begründung - taucht der Begriff des Verbrauchers im gesamten Gesetzesentwurf zum PQsG auf; allerdings kein einziges Mal in den konkreten gesetzlichen Bestimmungen selbst.

Die Rechte des Verbrauchers sollen gestärkt werden, so die Zielsetzung des Gesetzes. Der Handlungsbedarf für das neue Gesetz wird von der (neuen) Bundesregierung u.a. mit einem „neuen Selbstbewusstsein der Betroffenen" begründet, welches den Gesetzgeber 2001 von einer festzustellenden „Verbrauchersouveränität" der pflegebedürftigen Menschen sprechen lässt.[450] Deshalb sei es das übergreifende Ziel des vorgelegten Gesetzes „...die Rechte von Menschen in ihren Lebenslagen als Pflegebedürftige und in ihrer Eigenschaft als Verbraucher am ‚Markt' der ambulanten und stationären Pflege zu schützen und zu stärken."[451] Mit Auswirkungen auf das „Verbraucherpreisniveau" sei im Übrigen durch das neue Gesetz nicht zu rechnen.[452] Neben dem Schwerpunkt des Ge-

449 Erster Bericht ebd.

450 Vgl. PQsG-Entwurf vom 23.02.2001 (BT-Drs. 14/5395), S. 1.

451 Vgl. PQsG-Entwurf vom 23.02.2001 (BT-Drs. 14/5395), S. 2.

452 Vgl. PQsG-Entwurf vom 23.02.2001 (BT-Drs. 14/5395), S. 3.

setzes zur Sicherung und Weiterentwicklung der Qualität stellt der zweite Schwerpunkt die „Stärkung der Verbraucherrechte"[453] heraus. Der Schutz und die Stärkung der Verbraucherrechte soll den Verbrauchern helfen, trotz Abhängigkeit von fremder Hilfe weiterhin ein selbständiges und selbstbestimmtes Leben zu führen und sich in den ‚Institutionen' der Pflege, insbesondere im Pflegeheim, zurechtzufinden und durch Mitwirkung Einfluss auf ihre Lebensgestaltung zu wahren. Das hinterlegte Grundverständnis dieses Verbraucherschutzes (und gleichzeitig die Grenzen staatlichen Unterstützungshandelns) wird in der Begründung zu Absatz 3 des § 115 SGB XI deutlich. Die Bestimmung regelt die Sanktionsmöglichkeiten der Pflegekasse bei festgestellten (gravierenden) Qualitätsmängeln gegenüber den Einrichtungen. Die Kassen können ihre Versicherten „in begrenztem Umfang bei der Verfolgung von Schadensersatzansprüchen (die nicht auf die Kassen übergegangen sind) unterstützen."[454] Die Kasse darf jedoch weder einen Rechtsstreit für ihren Versicherten führen noch die Kosten hierfür übernehmen. „Zweck der Regelung ist vielmehr, dass die Pflegekasse den Versicherten mit Informationen ausstattet, die ihm meist nicht zugänglich sind und die ihm insofern die Beweisführung im Rechtsstreit erleichtern können."[455] Personenbezogene Daten des Pflegepersonals dürfen in diesem Zusammenhang für Zwecke der Unterstützung des Pflegebedürftigen jedoch nicht weitergegeben werden, so der Gesetzgeber. Der Gesetzgeber bezeichnet dies als „Verbraucherschutzregelung", die den Pflegebedürftigen helfen soll, ihre Ansprüche gegen den Einrichtungsträger durchzusetzen.

Damit wird das Recht des Einzelnen auf Information zu einer Pflicht zur Informiertheit, will er seine Ansprüche als Versicherter und von pflegerischen Qualitätsmängeln betroffener Pflegebedürftiger durchsetzen.

So verschieben sich die vorhandenen Selektionsmöglichkeiten von Handlung (oder Unterlassung); sie werden für den pflegebedürftig Ver-

---

453 Vgl. PQsG-Entwurf vom 23.02.2001 (BT-Drs. 14/5395), S. 24.

454 Vgl. PQsG-Entwurf vom 23.02.2001 (BT-Drs. 14/5395), S. 44.

455 Vgl. PQsG-Entwurf vom 23.02.2001 (BT-Drs. 14/5395), ebd.

sicherten nicht - wie vom Gesetzgeber dargestellt (und möglicherweise auch intendiert) - erweitert, sondern per Gesetz eingeschränkt. Der größere Einfluss auf den Wechselkurs im Tausch von Verhaltensweisen (im Sinne F.B. SIMONs 1998: 91) bleibt bei der Pflegekasse (und ggf. der Pflegeeinrichtung). Die Verhaltensoptionen der pflegebedürftigen Patienten sind in diesem Spannungsfeld eher eingeengt; bei ihm bleibt das Risiko dauerhafter Schädigungen durch pflegerische Qualitätsdefizite.

Neben dem semantischen Perspektivwechsel auf die Pflegebedürftigen ändert sich auch die Blickrichtung auf die Presse. Hatte die Vorgängerregierung noch versucht, Presseberichte über pflegerische Defizite bzw. Gewalt in der häuslichen Pflege zu relativieren (s.o.), so greift die rotgrüne Regierung derartige Berichte nunmehr dankbar auf, und setzt sie - neben den ersten Prüfergebnissen der MDK - zur argumentativen Unterfütterung ihres Gesetzesvorhabens ein: „Wachsame Medien haben mit - bemerkenswertem Augenmaß - vor allem in Pflegeheimen Missstände aufgezeigt, die unerträglich sind und daher, wo immer sie auftreten, aus Sicht aller Beteiligten mit Nachdruck beseitigt werden müssen."[456] Aus dem Verbot als extern einschränkende Prozedur des Diskurses („Man weiß, dass man nicht das Recht hat, alles zu sagen, dass man nicht bei jeder Gelegenheit von allem sprechen kann,..."[457]) werden nun argumentativ willkommene Autoren als Prinzip der Gruppierung von Diskursen, die aufgegriffen werden. Sie erhalten geradezu den Stellenwert eines Kommentars im FOUCAULT'schen Sinne, dessen vorausgesetzter Sinn zwar nicht neu ist, den man aber wieder entdeckt und nun argumentativ nutzt. Die Medienberichte erhalten hierüber eine Zugangserlaubnis, die ihnen ansonsten im Diskurs verweigert wird.

2.5.3 Die Rolle und das Aufgabengebiet des MDK im politischen Diskurs

Die sich im Laufe des Untersuchungszeitraums verändernde Rolle des MDK und seines Aufgabengebietes soll hier nur kurz in Bezug auf die

---

456 Vgl. PQsG-Entwurf vom 23.02.2001 (BT-Drs. 14/5395), S. 17.

457 Foucault, M.: Die Ordnung des Diskurses, a.a.O., S. 11.

politische Diskursebene bezogen erörtert werden, weil dies in der Gesamtinterpretation des Diskursstrangs (Kap. V) geschehen soll.

Treten die Themenfelder Qualität und Qualitätssicherung im politischen Diskurs der 1990er Jahre nur rudimentär auf, so gilt dies noch mal in verstärktem Maße für den Diskurs über den Medizinischen Dienst und seine Aufgaben. Weder zur argumentativen Begründung politischer Aussagen der Regierungsfraktionen und der Opposition noch als eigener Gegenstand von Anfragen spielt der Medizinische Dienste (außerhalb der gesetzlichen Berücksichtigung in § 80 SGB XI) eine Rolle. Es lassen sich auch keine Diskursstrangverschränkungen zwischen den Themenfeldern Qualität und Qualitätssicherung einerseits und den Aufgaben bzw. der Rolle des Medizinischen Dienstes ausmachen. Im ersten Gesetzesentwurf zur Pflegeversicherung (BT-Drs. 13/5258) war selbst eine Beteiligung an der Erstellung der Gemeinsamen Grundsätze und Maßstäbe nicht vorgesehen (§ 89 a.F.). Erst im weiteren Gesetzgebungsverfahren wurde dann eine „enge Zusammenarbeit" mit den Spitzenverbänden der Pflegekassen u.a. festgeschrieben.

In den Anträgen der damaligen Oppositionsfraktionen (SPD, Bündnis 90/Die Grünen und PDS) wird der Medizinische Dienst ebenfalls nicht thematisiert.

Und auch in den zwischen Mai 1995 und November 1997 erstellten vier Berichten für den Fachausschuss der Bundesregierung über die Umsetzung der Pflegeversicherung findet der Medizinische Dienst kaum Erwähnung. Lediglich in der Anlage zum zweiten Bericht (vom 01.03.1996) findet sich eine Statistik des Medizinischen Dienstes - allerdings in Bezug auf die bis dahin vorgenommenen Einstufungen nach §§ 14 und 15 SGB XI. Im dritten Bericht (vom 07.03.1997) wird die Co-Autorenschaft des Medizinischen Dienstes in Bezug auf die Erstellung der Gemeinsamen Grundsätze und Maßstäbe zur Qualität und Qualitätssicherung noch nicht einmal erwähnt. Es wird suggeriert, dass diese ausschließlich von den Leistungserbringern und den Pflegekassen erstellt und vereinbart wurden. In den dem vierten Bericht (vom 27.10.1997) zugrunde liegenden 50 Fragen der Bundestagsfraktionen wird der MDK nur zweimal in Verbindung mit der Erstufungspraxis (Fragen 1.1 und 2.15) und ein weiteres Mal in Bezug auf die Personalsituation (Frage 1.11) thematisiert.

Über das Zustandekommen des im Rahmen des Vermittlungsverfahrens zwischen Bundestag und Bundesrat zum Ersten SGB XI-Änderungesetz eingeführten § 53a SGB XI, der die Zusammenarbeit der Medizinischen Dienste u.a. mit den Pflegekassen regelt, lässt sich nichts näheres sagen. Es fehlt an einer amtlichen Begründung im Gesetz.

Bis einschließlich 2000 führen die Themen Qualität und Qualitätssicherung ein Schattendasein auf der politischen Diskursebene. Die Rolle und das Aufgabenfeld des Medizinischen Dienstes führen wiederum ein Schattendasein innerhalb dieses Schattens. Sie sind kein relevantes Thema im politischen Diskurs.

Die Rolle und das Aufgabengebiet des Medizinischen Dienstes treten als Thema erst wieder im Rahmen der Gesetzesentwürfe der rot-grünen Mehrheit zum PQsG ab Ende 2000 in Erscheinung[458] - und dies in einer ambivalenten Perspektive.

So werden - neben den Presseberichten „wachsamer Medien … mit bemerkenswertem Augenmaß“[459] erstmalig auch Daten aus den (4.000) Qualitätsprüfungen des MDK zur argumentativen Stützung des Gesetzesvorhabens herangezogen.

In Bezug auf das vom Gesetzgeber herangetragene Rollenverständnis und Aufgabengebiet wird betont, dass dem Medizinischen Dienst „…eine zentrale Rolle in der externen Qualitätssicherung zugewiesen (wird), die im Gesetz als Einheit aus Prüfung, Beratung und Empfehlung angelegt“ sei.[460] Der „partnerschaftliche Prüfungs- und Beratungsansatz“ zeige sich u.a. in den Prüfberichten des MDK, die sich in aller Regel nicht darauf beschränken würden, Qualitätsmängel aufzuzeigen und

[458] Allein 35 mal wird der Begriff ‚MDK‘ und 117 mal der Begriff ‚Medizinischer Dienst‘ im Gesetzesentwurf benannt.

[459] Entwurf eines Gesetzes zur Qualitätssicherung und zur Stärkung des Verbraucherschutzes in der Pflege (PQsG) vom 23.02.2001 (BT-Drs. 14/5395), S. 17.

[460] Entwurf eines Gesetzes zur Qualitätssicherung und zur Stärkung des Verbraucherschutzes in der Pflege (PQsG) vom 23.02.2001 (BT-Drs. 14/5395), ebd.

durch repressive Maßnahmen zu beseitigen, sondern vielmehr getragen seien von dem Bemühen, den Pflegeeinrichtungen durch Beratung und Empfehlungen dabei zu helfen, ein internes Qualitätsmanagement aufzubauen, das auf eine stetige Sicherung und Weiterentwicklung der Pflegequalität ausgerichtet sei.[461]

Der Beratungsansatz des MDK wird über den § 112 Abs. 4 SGB XI gestärkt. In der amtlichen Begrünung des Gesetzgebers heißt es hierzu: „Die Vorschrift betont und unterstützt den bereits von den Medizinischen Diensten der Krankenversicherung favorisierten beratungsorientierten Prüfungsansatz."[462] Außerdem werden die Zugangsrechte des MDK konkretisiert (s.o.).

Allerdings sah der Gesetzgeber daneben die Notwendigkeit, im Rahmen des 2. Schwerpunktes des PQsG, der Weiterentwicklung und Prüfung der Pflegequalität, über die Einführung des Leistungs- und Qualitätsnachweises (LQN; § 113 SGB XI) und der Pflege-Prüfverordnung (gem. § 118 SGB XI) ein neues Instrument zur Qualitätssicherung der Pflege einzuführen. Dabei sollte der LQN „entlastende Wirkung für den MDK entfalten und als ‚trägernahes' Instrument zur externen Qualitätssicherung gefördert werden."[463] Über den LQN und die beabsichtigten von den Landespflegekassen zu bestellenden unabhängigen Sachverständigen und Prüfstellen (§ 112 Abs. 3 SGB XI), die die Berechtigung zur Erteilung des LQN erhalten sollten, sollte der Medizinische Dienst „entlastet" werden und „zusätzlicher Sachverstand in die Prüfungen eingebunden"[464] werden. Mit dem LQN sollte „für die Pflegebedürftigen ein verlässliches und einheitliches Qualitätszertifikat geschaffen"[465] werden.

461 Vgl. Entwurf eines Gesetzes zur Qualitätssicherung und zur Stärkung des Verbraucherschutzes in der Pflege (PQsG) vom 23.02.2001 (BT-Drs. 14/5395), ebd.

462 Entwurf eines Gesetzes zur Qualitätssicherung und zur Stärkung des Verbraucherschutzes in der Pflege (PQsG) vom 23.02.2001 (BT-Drs. 14/5395), S. 40.

463 Entwurf eines Gesetzes zur Qualitätssicherung und zur Stärkung des Verbraucherschutzes in der Pflege (PQsG) vom 23.02.2001 (BT-Drs. 14/5395), S. 41.

464 Entwurf eines Gesetzes zur Qualitätssicherung und zur Stärkung des Verbraucherschutzes in der Pflege (PQsG) vom 23.02.2001 (BT-Drs. 14/5395), S. 40.

465 Entwurf eines Gesetzes zur Qualitätssicherung und zur Stärkung des Verbraucherschutzes in der Pflege (PQsG) vom 23.02.2001 (BT-Drs. 14/5395), ebd.

Die zusätzlichen Maßnahmen und die Neuordnung der Regelungen zur Qualitätsprüfung und Qualitätssicherung sollten primär darauf abzielen, „...die Eigenverantwortung der Einrichtungsträger zu stärken und sie dazu zu ermutigen, die eigenen Qualitätsbemühungen zu intensivieren."[466]

In der Präambel zum Gesetzesentwurf heißt es: *„Pflegequalität kann dauerhaft wirksam nicht von außen in die über 8.500 Pflegeheime und fast 13.000 Sozialstationen und Pflegedienste im Land ‚hineinkontrolliert' werden."* In wie fern die zusätzlich geplanten und präzisierten staatlichen bzw. ordnungsrechtlichen Regelungen des PQsG (erweiterte Rechte des MDK, LQN und die Einführung und Zulassung unabhängiger Prüfer und Prüfstellen) sich mit diesem einführenden Grundsatz des Gesetzes noch decken, kann hier nicht weiter untersucht werden.

Die Rolle des MDK - dies kann abschließend festgehalten werden - ist nach Inkrafttreten des PQsG eine andere als vorher. In Folge der Ablehnung der Pflege-Prüfverordnung durch den Bundesrat (27.09.2002) wird die Allzuständigkeit des Medizinischen Dienstes für das externe Prüfwesen nochmals gestärkt, ohne dass dies vom Gesetzgeber intendiert gewesen wäre. In so fern kann auch die Frage offen bleiben, welchem Sachverhalt bzw. welcher Konsequenz das in der Pressemitteilung des MDS vom 01.10.2002 zum Ausdruck gebrachte Bedauern über das Nicht-Zustandekommen der Pflege-Prüfverordnung gegolten haben mag.

3. Strukturanalyse exemplarischer Printmedien 1990–2005

Zur weiteren Klärung des diskursiven Kontextes erfolgte im Anschluss an die Analyse der politischen Ebene, die Strukturanalyse in den Zeitschriften ‚Altenheim' und ‚Forum-Sozialstation' auf der Ebene der Printmedien. Für die Gewinnung des entsprechenden Materialcorpus, bzw. Archivs, wurden in den v.g. Print-Medien, alle Diskursfragmente gesammelt in denen über ‚Ökonomie', ‚Pflegeversicherung allgemein',

---

[466] Entwurf eines Gesetzes zur Qualitätssicherung und zur Stärkung des Verbraucherschutzes in der Pflege (PQsG) vom 23.02.2001 (BT-Drs. 14/5395), S. 41.

,Qualitätsmanagement allgemein', ,Qualitätsmanagement intern' und ,Qualitätsmanagement extern' gesprochen wurde. Das Archiv bestand für die Zeitschrift ,Forum-Sozialstation' in dem Zeitraum von 1990 bis 2005 insgesamt aus 130 Beiträgen; bei der Fachzeitschrift ,Altenheim' aus 90 Beiträgen.

Um die qualitative Bandbreite des Diskursstrangs erfassen können, wurde der Materialcorpus, im Anschluss an die Strukturanalyse, in das Dossier überführt, welches abschließend ebenfalls in die Gesamtinterpretation des Diskursstrangs einfließt.[467] Nach S. JÄGER wird „...bei einer solchen Beschreibung bzw. inhaltlichen Erfassung des Diskursstrangs sichtbar, welche Themen bzw. Unterthemen mehrfach oder immer wieder ... auftauchen".[468] Ein Diskursfragment aus dem Dossier wurde in diesem Forschungsprozess, als typisches Diskursfragment exemplarisch für den betroffenen Diskursstrang dem Verfahren der Feinanalyse unterzogen. „Die vollständige Artikulation eines Diskurses in einem Dokument ist nach R. KELLER, ein unwahrscheinlicher Grenzfall. „Deswegen müssen sich Diskursanalysen auf Detailanalysen einer mehr oder weniger großen Menge einzelner Aussageereignisse stützen."[469] Als Einschlusskriterium für das Dossier, wurden im Hinblick auf die thematische Nähe zur Primärliteratur die Nennung mindestens einer der Items ,Qualitätsprüfrichtlinien' und ,MDK-Prüfung' definiert. Alle anderen Items *ohne* die Nennungen ,Qualitätsprüfrichtlinien' oder ,MDK-Prüfung' galten als Ausschlusskriterien. Die bei diesem Prozess sichtbar werdenden Häufungen, die als quantitativer Aspekt der Analyse sehr ernst genommen werden sollen, verweisen nach S. JÄGER auf „...Aufmerksamkeitsschwerpunkte bzw. Trends im betreffenden Diskursstrang z.B. einer bestimmten Zeitung..."[470] Das Ergebnis der Analyse wird in den folgenden vier Tabellen dargestellt.

---

467 Vgl. Jäger, S.: Kritische Diskursanalyse. a.a.O., S. 192.

468 Vgl. Jäger, S.: Kritische Diskursanalyse, a.a.O.ebd.

469 Keller, R. : Diskursforschung, a.a. O., S. 87.

470 Jäger, S.: Kritische Diskursanalyse, a.a. O., S. 192.

Tabelle IV.1: **Gesamtdarstellung der Zeitschriften ‚Forum Sozialstation' und Altenheim 1990-2005**

	Diskursfragmente zu den Items	**Forum Sozialstation**		**Altenheim**	
		Anzahl der Beiträge, die das Diskursfragment enthalten[471]	in Prozent aller Beiträge	Anzahl der Beiträge, die das Diskursfragment enthalten	in Prozent aller Beiträge
Ausschließungs-Items	Ökonomie	98	*75,38%*	19	*21,11%*
	Pflegeversicherung - allgemein-	59	*45,38%*	41	*45,55%*
	Qualitätsmanagement - allgemein -	66	*50,76%*	30	*33,33%*
	Qualitätsmanagement - intern -	7	*5,38%*	28	*31,11%*
	Qualitätsmanagement - extern -	13	*10%*	18	*20%*
Einsch Items	Qualitätsprüfrichtlinien	8	*6,15%*	1	*1,11%*
	MDK-Prüfung	20	*15,38%*	15	*16,66%*
	Grundgesamtheit aller Fachbeiträge	**130**	***100%***	**90**	***100%***
	Auszuschließende Fachbeiträge	**102**	***79,23%***	**74**	***82,22%***
	Einzuschließende Fachbeiträge	**28**	***20,76%***	**16**	***17,77%***

471 Mehrfachnennungen bei den Diskursfragmenten sind möglich, da in einem Textbeitrag mehrere Diskursfragmente zu je unterschiedlichen Themen vorfindbar sein können. Dies gilt für die weiteren Tabellen in diesem Kapitel ebenso.

Tabelle IV.2: **Gesamtdarstellung der Zeitschriften ‚Forum Sozialstation' und ‚Altenheim' von 1990–1995**

<table>
<tr><td rowspan="2"></td><td rowspan="2">Diskursfragmente zu den Items</td><td colspan="2">Forum Sozialstation</td><td colspan="2">Altenheim</td></tr>
<tr><td>Anzahl der Beiträge, die das Diskurs-fragment enthalten</td><td>in Prozent aller Beiträge</td><td>Anzahl der Beiträge, die das Diskurs-fragment enthalten</td><td>in Prozent aller Beiträge</td></tr>
<tr><td rowspan="5">Ausschließungs-Items</td><td>Ökonomie</td><td>36</td><td>9%</td><td>11</td><td>34,4%</td></tr>
<tr><td>Pflegeversicherung - allgemein-</td><td>31</td><td>77,5%</td><td>13</td><td>40,6%</td></tr>
<tr><td>Qualitätsmanagement - allgemein -</td><td>18</td><td>45%</td><td>10</td><td>31,2%</td></tr>
<tr><td>Qualitätsmanagement - intern -</td><td>1</td><td>2,5%</td><td>8</td><td>25%</td></tr>
<tr><td>Qualitätsmanagement - extern -</td><td>2</td><td>5%</td><td>0</td><td>-</td></tr>
<tr><td rowspan="2">Einsch Items</td><td>Qualitätsprüfrichtlinien</td><td>1</td><td>2,5%</td><td>0</td><td>-</td></tr>
<tr><td>MDK-Prüfung</td><td>1</td><td>2,5%</td><td>1</td><td>3,2%</td></tr>
<tr><td></td><td>Grundgesamtheit aller Fachbeiträge</td><td>40</td><td>100%</td><td>32</td><td>100%</td></tr>
<tr><td></td><td>Auszuschließende Fachbeiträge</td><td>38</td><td>95%</td><td>31</td><td>96,8%</td></tr>
<tr><td></td><td>Einzuschließende Fachbeiträge</td><td>2</td><td>5%</td><td>1</td><td>3,2%</td></tr>
</table>

Tabelle IV.3: **Gesamtdarstellung der Zeitschriften ‚Forum Sozialstation' und ‚Altenheim' von 1996-2000**

	Diskursfragmente zu den Items	**Forum Sozialstation**		**Altenheim**	
		Anzahl der Beiträge, die das Diskurs-fragment enthalten	in Prozent aller Beiträge	Anzahl der Beiträge, die das Diskurs-fragment enthalten	in Prozent aller Beiträge
Ausschließungs-Items	Ökonomie	24	*72,7%*	4	*19%*
	Pflegeversicherung - allgemein-	13	*39,4%*	4	*19%*
	Qualitätsmanagement - allgemein -	17	*51,5*	12	*57,1%*
	Qualitätsmanagement - intern -	4	*12,1%*	12	*57,1%*
	Qualitätsmanagement - extern -	7	*21,2%*	8	*38,1%*
Einsch Items	Qualitätsprüfrichtlinien	3	*9,1%*	1	*4,7%*
	MDK-Prüfung	9	*27,3%*	1	*4,7%*
	Grundgesamtheit aller Beiträge:	**33**	***100%***	**21**	***100%***
	Auszuschließende Fachbeiträge	**21**	***63,6%***	**19**	***90,5%***
	Einzuschließende Fachbeiträge	**12**	***36,4%***	**2**	***9,5%***

Tabelle IV.4: **Gesamtdarstellung der Zeitschriften ‚Forum Sozialstation' und ‚Altenheim' von 2001-2005**

	Diskursfragmente zu den Items	**Forum Sozialstation**		**Altenheim**	
		Anzahl der Beiträge, die das Diskurs-fragment enthalten	in Prozent aller Beiträge	Anzahl der Beiträge, die das Diskurs-fragment enthalten	in Prozent aller Beiträge
Ausschließungs-Items	Ökonomie	38	*66,67%*	4	*10,8%*
	Pflegeversicherung - allgemein-	15	*26,3%*	26	*70,2%*
	Qualitätsmanagement - allgemein -	31	*54,34%*	11	*29,7%*
	Qualitätsmanagement - intern -	2	*3,5%*	10	*27%*
	Qualitätsmanagement - extern -	4	*7,0%*	11	*29,7%*
Einsch Items	Qualitätsprüfrichtlinien	4	*7.0%*	0	-
	MDK-Prüfung	10	*17,5%*	12	*32,4%*
	Grundgesamtheit aller Beiträge:	**57**	***100%***	**37**	***100%***
	Auszuschließende Fachbeiträge	**44**	***77,2%***	**25**	***67,6%***
	Einzuschließende Fachbeiträge	**13**	***22,8%***	**12**	***32,4%***

3.1 Ergebnisse Fachzeitschrift Forum Sozialstation

Bezogen auf die Fachzeitschrift ‚Forum-Sozialstation' konnten von der Grundgesamtheit der 130 (= 100%) Beiträge, 27 (= 20,76%) nach den oben genannten Kriterien als einzuschließende Beiträge gekennzeichnet werden; 103 (= 79,23%) Beiträge waren auszuschließen.[472]

In der Gesamtdarstellung in der *Tabelle IV.1* über den Zeitraum von *1995 bis 2005* wird sichtbar, dass der Gesamtdiskurs in der Zeitschrift ‚Forum-Sozialstation' signifikant mit 75,38% ökonomisch geprägt ist, gefolgt von den Themen ‚Qualitätsmanagement allgemein' mit 50,76% und ‚Pflegeversicherung allgemein' mit 45,38%. Mit relativ großen Abstand folgt das Thema ‚Qualitätsprüfrichtlinien' mit 6,15,% und mit nur 15,38% das Thema ‚MDK-Prüfung'.

In der Gesamtdarstellung *Tabelle IV.2* von den Jahren *1990 bis 1995* verändert sich das Bild dahingehend, dass die Themen ‚Pflegeversicherung allgemein' mit 77,5%, gefolgt von dem Thema ‚Qualitätsmanagement allgemein' mit 45% den Diskurs beherrschten. Das Thema ‚Ökonomie' mit insgesamt 9% und die Themen ‚Qualitätsprüfrichtlinien' und ‚MDK-Prüfung' jeweils mit 2,5% wurden in diesem Zeitraum absolut nachrangig diskutiert. Inhaltlich bezieht sich die Diskussion bis Dezember 1994 auf die Einführung der Pflegeversicherung zur Absicherung des Lebensrisikos der Pflegebedürftigkeit und die daraus folgenden Konsequenzen für pflegebedürftige Menschen in der Rolle der Leistungsempfänger, und ambulante Pflegedienste in der Rolle der Leistungserbringer. Das Thema Qualität wird mithin unter dem Aspekt der zur Verfügung stehenden Ressourcen von Zeit und Geld diskutiert. Entsprechende Beiträge sind beispielsweise: „Pflegebedürftige nicht zu Sozialfällen machen" (Ausgabe Frühjahr 1991), „Qualität und Wirtschaftlichkeit in der ambulanten Pflege" (Ausgabe Winter/1992), „Pflegedienste an den Start" (Ausgabe Sommer/1993), „Die Pflegeversicherung wird die finanziellen Probleme der ambulanten Dienste nicht lösen" (Ausgabe Winter 1993)

472 Hier ist der Bezug zu den jeweils unterschiedlichen Grundgesamtheiten zu beachten, da bei den Items Mehrfachnennungen möglich waren, bei der Definition „Einschluss" und „Ausschluss" nicht.

und „Pflegeversicherung ist nicht Sicherung der Pflege" (Ausgabe Oktober 1994).

Die Gesamtdarstellung der *Tabelle IV.3* von den Jahren 1996 bis 2000 zeigt wieder die Dominanz der Themen ‚Ökonomie' mit 72,7% gefolgt von ‚Qualitätsmanagement allgemein' mit 51,5% und ‚Pflegeversicherung allgemein' mit 39,34% im Diskurs. Das Thema ‚MDK-Prüfung' hat mit 27,3% einen relativ hohen Stellenwert, das Thema ‚Qualitätsprüfrichtlinien' wird mit 9,1% weiterhin nachrangig diskutiert. Bis zum Jahr 2000 konzentriert sich die Diskussion inhaltlich auf das Thema Qualität als Marketinginstrument, den eventuellen Wettbewerbsvorteil und das organisationale Aufgabengebiet von Qualitätsmanagementbeauftragten. Beispielhaft sind hier zu nennen „ Qualität beginnt im Kopf, Top-Down-Prozess für eine neue Arbeitskultur" (Ausgabe Februar 1995), „Qualitätsbeauftragter kein Job so nebenher" (Ausgabe Juni 1998) und „Pflegedienste im Wettbewerb, wie Qualität intern gesichert und nach außen nachgewiesen werden kann" (Ausgabe Oktober 1999).

In der Gesamtdarstellung *Tabelle IV.4* von den Jahren 2000 bis 2005 bestätigen sich die Aussagen in der Tabelle:1, d.h. die Themen ‚Ökonomie' mit 66,7%, ‚Qualitätsmanagement allgemein' mit 54,4% und ‚Pflegeversicherung allgemein' bestimmen den Diskurs. Die Themen ‚MDK-Prüfung' mit 17,5% und ‚Qualitätsprüfrichtlinien' mit 7,0% verweilen weiterhin auf geringem Niveau. In diesem Zeitraum verstärkt sich die Qualitätsdiskussion im Kontext der Einführung des Pflegequalitätssicherungsgesetzes (PQsG) im Jahr 2002. Nach diesem Zeitpunkt wird Qualität unter den Hauptaspekten des Wettbewerbs, der MDK-Prüfungsvorbereitungen und den bestehenden Mängel in der Pflegeprozessdokumentation diskutiert. Dies wird sichtbar in Beiträgen wie „Kritik der Verbände am Qualitätsgesetz, Kompliziert und Widersprüchlich" (Ausgabe August 2000), „Stellung zum PQsG - und Heimgesetzentwurf" (Ausgabe April 2001), „Das neue Gesetz erhöht bürokratischen Aufwand für Pflegedienste" (Ausgabe Februar 2002), „Qualität entwickeln und bestimmen bevor der MDK kommt" (Ausgabe April 2002), „IKK Qualitätsgemeinschaft zahlt mehr Geld für bessere Leistungen" (Ausgabe Juni 2003), „Qualität kann nicht allein Sache der Pflegedienste sein" (Ausgabe Dezember 2003) und „Pflegedokumentation noch zu wenig ernst genommen" (Ausgabe Juni 2005).

Abschließend gilt es gesondert zu betrachten, dass von den insgesamt 20 Beiträgen in dem Zeitraum von 1990 bis 2005 unter dem Item ‚MDK-Prüfung' fünf Beiträge (25%) über das Rollenverständnis des MDK berichten. Die Überschriften lauten „Rollenwechsel des MDK" (Ausgabe August 1993), Pflegequalität eine Latte höher legen" (Ausgabe August/1993), „Mehr als eine Qualitätskontrolle" (Ausgabe August 1993),

„Pflegeprozess: Steuern statt schlingern" (Ausgabe August 1999), „Mehr Teamgeist ist gefragt" (Ausgabe Februar 2002). Die restlichen 75% der Beiträge behandeln, wie in der Feinanalyse (vgl. Kap. IV. 4) beschrieben, unterschiedliche Einzelthemen.

3.2 Ergebnisse Fachzeitschrift Altenheim

Von der Grundgesamtheit der 90 Beiträge der Fachzeitschrift Altenheim konnten 15 Beiträge (= 17,77%) nach den vorgenannten Kriterien als einzuschließende Beiträge herangezogen werden; 74 Beiträge (= 82,22%) waren auszuschließen.

In der Gesamtdarstellung (*Tabelle IV.1*) über den Zeitraum 1990–2005 manifestiert sich der Diskurs über die entstehende bzw. in Kraft getretene und novellierte Pflegeversicherung als der stärkste Diskursstrang heraus (45,55%), der zudem in 27% der Beiträge (11 von 41 Beiträgen) unmittelbar an ökonomische Themen gekoppelt ist. Das Thema ‚Qualitätsmanagement - allgemein' findet sich als das zweithäufigste Diskursfragment in 33,33% aller Beiträge unmittelbar gefolgt von dem spezifischeren Thema des ‚internen Qualitätsmanagements'.

Im Gegensatz zur Fachzeitschrift Forum Sozialstation tauchen ökonomische Themen in der Fachzeitschrift Altenheim in nur jedem fünften Artikel des untersuchten Archivs auf.

In insgesamt 16 Herausgeberjahren findet sich lediglich ein Artikel zum Thema ‚Qualitätsprüfrichtlinien' (Ausgabe 04/1999) der von zwei Mitarbeitern des Medizinischen Dienstes der Spitzenverbände verfasst wurde.[473]

15 Beträge befassen sich mit den MDK-Prüfungen. Dabei erscheint der erste ausführlichere Beitrag im April 1999[474]; d.h., erst ca. vier Jahre nach dem das erste Prüfkonzept erstellt wurde (und die Entwicklungsarbeit für das zweite Konstrukt nahezu abgeschlossen war). In 10 dieser insgesamt 15 Beiträge taucht das Diskursfragment zudem lediglich als ein Unterthema zum Oberthema Pflegequalitätssicherungsgesetz (PQsG) auf. Bei den anderen Beiträgen stehen folgende Themen im Vordergrund: Erfahrungen des Medizinischen Dienstes (04/1999), das Altenheim-Jahresgespräch 2002 (mit einem Beitrag des Geschäftsführers des MDS, P. PICK zum Selbstverständnis der MDK; 01/2001), Rolle des MDK (erneut von P. PICK; 03/2003), der (neue) Beratungsansatz des MDK Rheinland-Pfalz (02/2004), das Vorhaben des MDK Rheinland-Pfalz, die Ergebnisse der Prüfberichte in veränderter Form den Pflegeeinrichtungen zur Verfügung zu stellen (05/2005).

In der separaten Untersuchung der Jahrgänge 1990–1995 (*Tabelle IV.2*) wird deutlich, dass die Einschluss-Items auf lediglich einen Fachbeitrag verweisen, der das Thema ‚MDK-Prüfungen' aber nur marginal behandelt, in dem die Beteiligung der Pflegeberufe an der Verfahrensentwicklung gefordert wird.[475] Der Schwerpunkt der Berichterstattung bewegt sich hier ebenfalls um das Thema ‚Pflegeversicherung' (= 40,6% aller untersuchten Beiträge), wobei sich nahezu die Hälfte der Beiträge zur Pflegeversicherung auch mit ökonomischen Themen befassen. Die ökonomischen Themen (= 34,4%) stellen dann auch den zweitgrößten Anteil der untersuchten Beiträge in diesem Zeitabschnitt dar.

Die Untersuchung der Jahrgänge 1996–2000 (*Tabelle IV.3*) weist eine deutliche Trendverschiebung zum Themenfeld ‚Qualitätsmanagement' auf. Nur noch je vier Beiträge (= 19%) befassen sich mit den Themen

---

473 Brucker, U. und Brüggemann, J.: Externe Qualitätsprüfung nach SGB XI. Erste Erfahrungen der Medizinischen Dienste. In: Altenheim 04/1999, S. 24.

474 Es handelt sich dabei um den vg. Beitrag von Brucker und Brüggemann.

475 Klie, T.: Die Pflegeversicherung und die Heime. In: Altenheim 03/1993, S. 208.

,Ökonomie' und/oder ,Pflegeversicherung' (wobei nur ein Beitrag beide Items aufweist). Mit jeweils 12 Beiträgen (= 57,1%) stehen die Beiträge mit den Diskursfragmenten zu den Items ,allgemeines Qualitätsmanagement' und ,internes Qualitätsmanagement' und mit 38,1% zum Themenfeld ,externes Qualitätsmanagement' im Vordergrund der Berichte. Damit bewegen sich 80 Prozent der in diesem Zeitraum näher untersuchten Beiträge um das Themengebiet ,Qualitätsmanagement'.

Mit den MDK-Prüfungen befassen sich lediglich zwei Beiträge (= 9,5%). Dabei handelt es sich zum einen um den bereits o.a. erwähnten Beitrag der beiden MDS-Mitarbeiter U. BRUCKER und J. BRÜGGEMANN (04/1999) und zum anderen um einen Beitrag zum Oberthema ,PQsG' (07/2000). Diskursfragmente zum Item ,Qualitätsprüfrichtlinien' lassen sich keine finden in diesem Zeitraum.

Die Aufbereitung der untersuchten Beiträge im Zeitraum 2001–2005 (*Tabelle IV.4*) markiert eine erneute Wende zum Themenfeld ,Pflegeversicherung'. In 26 Beiträgen von 37 (= 70,2%) lassen sich Diskursfragmente zu diesem Thema finden. Diese befassen sich nahezu ausschließlich mit den (möglichen) Auswirkungen des zum 01.01.2002 in Kraft getretenen PQsG. Allerdings weist die Gesamtzahl aller Beiträge zu den Items ,allgemeines Qualitätsmanagement', ,internes Qualitätsmanagement' und ,externes Qualitätsmanagement' mit insgesamt 32 Beiträgen in 86% aller untersuchten Beiträge einen insgesamt weiterhin auffällig hohen Anteil aus.

Zum Item ,Qualitätsprüfrichtlinien' lassen sich wiederum keine Beiträge finden. Wohingegen mit 12 Beiträgen (= 32,4% aller Beiträge) das Themengebiet ,MDK-Prüfung' in diesen fünf Jahren einen vergleichsweise hohen Stellenwert hat. In neun dieser Beiträge sind allerdings die ausfindig gemachten Diskursfragmente im Zusammenhang mit dem PQsG erörtert worden. Die drei anderen Beiträge sind bereits weiter oben - im Kontext der Gesamtdarstellung - erwähnt worden.

3.3 Zusammenfassender Vergleich der Ergebnisse

Bedenkt man, dass das von uns ausgewählte Archiv, als „Katalysator des Sagbaren",[476] auf einen Raum zurückgreift, in dem über die ausgewählten 130 (Forum-Sozialstation) bzw. 90 (Altenheim) Beiträge eine vielfache Anzahl weiterer Beiträge in diesem Zeitraum in den untersuchten Printmedien erschienen sind (in denen sich jedoch keine der ausgewählten Diskursfragmente-Items finden ließen), wird erkennbar, wie gering die Anzahl der Beiträge zu den Einschluss-Items ‚MDK-Prüfungen' bzw. ‚Qualitätsprüf-Richtlinien' in den beiden untersuchten Fachzeitschriften ist.

Da es in der Diskursanalyse um „...die Erfassung jeweiliger Sagbarkeitsfelder"[477] geht und damit „...um Argumente und Inhalte, die zu einer bestimmten Zeit an einem bestimmten sozialen Ort ... zu lesen oder zu hören sind",[478] spielen nach S. JÄGER quantitative Aspekte hierbei eine gewisse Rolle, weil sich hierdurch immer auch erfassen lässt, welche Themen und Argumente gehäuft auftreten, aber auch welche zu einer bestimmten Zeit gar nicht oder eher randständig auftreten und zu anderen Zeitpunkten wiederum verstärkt in Erscheinung treten können. „Solche Analysen geben Aufschluss über Veränderungen und Kontinuitäten der Diskursverläufe durch die Zeit."[479] In diesem Zusammenhang beschreibt die vorgenommene Analyse der beiden Printmedien diachronisch einen Kontext, in dem die Prüfkonstrukte des Medizinischen Dienstes (weiter-)entwickelt wurden. Dabei ist eine gewisse Indexikalität nicht zu verkennen: Berichtet wird über bestimmte Themen. Diese Berichte können wiederum Auswirkungen auf die Themen bzw. die hinter den Themen stehenden Konstrukte haben.

---

476 Ruoff, M.: Foucault-Lexikon, a.a.O., S. 71.

477 Jäger, S.: Diskurs und Wissen, a.a.O., S. 103.

478 Jäger, S., Diskurs und Wissen, ebd.

479 Jäger, S.: Diskurs und Wissen, a.a.O., S. 104.

4. Feinanalyse der Protokolle der Projektgruppensitzungen

Die Feinanalyse eines für den Diskursstrang typischen Diskursfragmentes aus dem Dossier, und dessen Interpretation stellen den Kern der Diskursanalyse dar.[480] Die Materialaufbereitung, als ein Verfahren zur Feinanalyse von Diskursfragmenten, dient der Vorarbeit für die Interpretation, welche die eigentliche Diskursanalyse von Diskursfragmenten darstellt. Sie wurde durchgeführt orientiert an den folgenden vier grundlegenden Analyseschritten nach JÄGER.[481]

4.1 Verfahren der Feinanalyse

4.1.1 Institutioneller Rahmen

Jedes Diskursfragment steht in einem unmittelbaren institutionellen Kontext, den man nach S. JÄGER auch als unmittelbare Alltagswelt bezeichnen könnte. „Dazu gehören Medium, Rubrik, Autor, eventuelle Ereignisse denen sich das Fragment zuordnen lässt, bestimmte Anlässe für den betreffenden Artikel etc."[482] Zur Rekonstruktion dieses Kontextes wurde zunächst die Textsorte bestimmt.[483] Im Anschluss, um annähernd die ideologische bzw. Diskursposition des Autors bestimmen zu können, wurde dessen Rolle in der Organisation und seine berufliche Qualifikation analysiert. Zur abschließenden Klärung des Kontextes erfolgte eine Charakterisierung der Organisation mit folgenden Fragestellungen: „Wie ist diese Organisation entstanden?", „Woraus ist sie entstanden?", „Hat sie sich von anderen Organisationen abgespalten?" „Woher bezieht sie ihre Mittel?" und die Bestimmung des Bezugs dieser Organisation zu ähnlichen Organisationen (in diesem Falle der Heimaufsicht).[484]

480 Vgl. Jäger, S.: Kritische Diskursanalyse, a.a.O., S. 171-172.

481 Vgl. Jäger, S.: Kritische Diskursanalyse, a.a.O., S. 175.

482 Jäger, S. Kritische Diskursanalyse, ebd.

483 Dabei ist zu berücksichtigen, dass Textsorten in der Regel auch eine inhaltliche Funktion haben, wie z.B. Belehrungen, Aufklärung, Beweisführung.

4.1.2 Text-Oberfläche

Um die Motivation des Autors erkennen zu können, wurden die Ziele (Tätigkeitsziele) die der Autor verfolgt hatte ermittelt. Dabei geht es nach S. JÄGER nicht um den Autor. „Die anzustellenden Vermutungen über die angezielte Wirkungsabsicht eines Autors können aber Hinweise geben zu den Wirkungen des Diskurses, zu deren Ermittlung selbstverständlich eine Fülle anderer »Indizien« aus weiteren Diskursfragmenten zusammengetragen werden kann."[485] Um die Text-Oberfläche weiterhin zu beschreiben, wurden die erreichten Zwischenziele bestimmt, und die Sprachhandlungen des Autors analysiert. Die diesbezüglichen relevanten Fragen lauteten: „Welche sprachlichen Handlungen vollzieht der Autor?" und „Kommen Sprachhandlungen vor, die für die Erreichung des Sprechtätigkeitsziels überflüssig sind? Welche Funktion haben sie? Sind sie Ornament? Dienen sie der Ablenkung von verfolgten Zielen? Zeigen sich bestimmte Fluchtlinien in der Argumentation?"[486] Zur Feststellung gegebener Diskursstrangverschränkungen, wurden die inhaltlichen Bezüge des Diskursfragmentes analysiert. Abschließend wurde den Fragen nachgeganden, welche Funktionen im Diskursfragment Illustrationen haben, und welchen Lese- und Sehgewohnheiten der Autor zu entsprechen suchte.

4.1.3 Sprachlich-rhetorische Mittel

Hierunter versteht S. JÄGER die „sprachliche Mikroanalyse"[487]. Um zu klären wie die Textkohärenz hergestellt wurde, wurden die Anfänge und Schlüsse der einzelnen Sprachhandlungen beschrieben. Im Anschluss erfolgte die Analyse „...der »Routinen«, der »Operationen«. Dieser Zugriff erlaubt es, diese »abgestorbenen Handlungen«, die dem durchschnittlichen Sprecher selbst kaum oder gar nicht bewusst sein mögen, zu »revitalisieren«. Das heißt zugleich, dass es auf diese Weise möglich ist, tiefer in die Diskursfragmente hineinzusteigen, sie besser

485 Jäger, S.: Kritische Diskursanalyse, a.a.O., S 178.

486 Jäger, S.: Kritische Diskursanalyse, a.a.O., S. 178–179.

487 Jäger, S.: Kritische Diskursanalyse, a.a.O., S. 175.

und vollständiger zu erfassen als dies bei den Sozialwissenschaften üblichen Paraphrasen (s.o.) im Allgemeinen möglich ist. Auf diese Weise lassen sich Regelmäßigkeiten erfassen, in denen sich der Diskursstrang reproduziert."[488] Zur Analyse wurden folgende Fragen bearbeitet: ‚Enthält das Protokoll Kollektivsymbole, welche Funktion haben sie?'[489] ‚Spielen die vorhanden Substantive auf Vorwissen an?'[490] ‚Tauchen Implikate auf?'[491], ‚Werden Jargonelemente der Alternativszene benutzt?'[492]. ‚Werden Substantive mit Fährenfunktion verwandt?'[493] Zur

488 Jäger, S.: Kritische Diskursanalyse, a.a.O., S. 180.

489 Kollektivsymbole lassen sich anhand der folgenden sechs Kriterien erkennen: 1. Kollektivsymbole sind semantisch »sekundär«, d.h. sie haben eine indirekte Bedeutungsfunktion. Das Bezeichnete selbst wird zum Träger einer zweiten Bedeutung. Das Signifikat von >Eisenbahn< kann z.B. die symbolische Bedeutung >Fortschritt< enthalten. 2. Das zweite Kriterium ist die visuelle Darstellbarkeit (Ikonität) der Kollektivsymbole. 3. Erste und zweite Bedeutung der Kollektivsymbolik sind nicht zufällig unwillkürlich miteinander verbunden sondern >motiviert<. Die Eisenbahn bewegt sich tatsächlich fort (wie der Fortschritt). 4. Die Kollektivsymbole sind mehrdeutig (Kriterium der Ambiguität). 5. Die Kollektivsymbole erzählen sich weiter (Kriterium der syntagmatischen Expansivität). 6. Kollektivsymbole erlauben Analogiebeziehungen zwischen Bezeichnendem und Bezeichnetem. Vgl. Link/Link-Herr 1994, die sich dabei auf Todorov 1977 stützen. Vgl. Drews/Gerhard/Link 1985 und Becker/Gerhard/Link 1997. In: Jäger, S.: a.a.O., S. 140.

490 JÄGER führt hier das Beispiel „Rotkäppchen" an, das auf das Märchen Rotkäppchen und der Wolf anspielt. Geht man der Frage nach, bei welchen sozialen Gruppen das implizite Vorwissen zu erwarten ist, kann die Zielgruppe festgestellt werden, welcher der Autor primär anzusprechen versucht. Vgl. Jäger, S.: Kritische Diskursanalyse, a.a.O., S. 180.

491 Z.B. In dem Satz: „Er war freundlich zu ihm, obwohl er ihn haßt" wird impliziert, daß man zu jemandem den man haßt nicht freundlich sein kann oder sollte. Vgl. Jäger, S.: Kritische Diskursanalyse, a.a.O., S. 181.

492 Das könnte z.B. vermuten lassen, dass es dem Autor besonders um diese Zielgruppe ginge. Vgl. Jäger, S.: Kritische Diskursanalyse, ebd.

493 Sprachliche Elemente die auf ein Vorwissen oder auch auf Normen und Werte oder auf bestimmten Einstellungen anspielen und sich damit im Hintergrundwissen (Wissenshorizont) der Leser/Hörer einnisten (also »Anspielungen« und »Kollektivsymbole«), eine »Fährenfunktion« haben. Sie können sozusagen als »Fähren ins Bewusstsein« für andere Inhalte dienen, indem, diese anderen Inhalte an sie gleichsam angekoppelt werden und so mit ihnen zusammen ins vorhandene Hintergrundwissen, oder anders: in den diskursiv erzeugten Wissenshorizont, hineintransportiert werden. Jäger, S. : Kritische Diskursanalyse, a.a.O., S. 181.

Charakterisierung der Sprache des Autors wurden in der weiteren Textanalyse alle Substantive gesichtet, und nach Bedeutungsfeldern geordnet. Anschließend erfolgte die Erstellung eines Zeitrasters, welches zu bestimmen hilft, wann sich der Autor auf Vergangenheit, Gegenwart oder Zukunft bezieht. Ggf. verwendet er z.B. den Konjunktiv um sich charakteristischerweise von etwas zu distanzieren. Die Analyse der Textoberfläche schloss ab mit der Sammlung aller Pronomen,[494] die Sichtung der Verben, die Sichtung der Adjektive, Identifizierung der Mittel zur Grob- und Feinstrukturierung des Textes,[495] und der Untersuchung der Argumentationsstrategien, d.h. der Art und Weise wie argumentiert wird.[496]

4.1.4 Interpretation

Bei der Interpretation müssen, zur aufbereiteten Darstellung eines Diskursfragmentes, alle „...festgestellten (wichtigen) Fakten im Zusammenhang gesehen werden. Dabei geht es in erster Linie nicht um das vom Autor/der Autorin Gemeinte, sondern auch um das, was beim Leser/Hörer des Textes »ankommt«, also um die Wirkung. Dabei muss das einzelne Diskursfragment immer als Teilelement eines Diskurses gesehen werden."[497] Das Diskursfragment, als ein Exemplar im Diskurs, repräsentiert den Diskurs nicht vollständig, aber in gewissen Ausschnitten.[498] Es „...steht in gewisser Weise als Exemplar seiner Gattung (des Diskurses, Anm. d. V.) da, mit dem der Leser/Hörer immer wieder kon-

---

494 In Verbindung mit den substantivistisch gefassten Akteuren bzw. Charakteren. An dieser Stelle wird bestimmt „wer" im Text gemeint ist (z.B. der Autor, die Projektgruppenmitglieder). Nach Jäger kann die Verwendung der Pronomen durch den Autor z.B. den Zweck der Vereinnahmung haben oder Selbstdarstellung sein. Vgl. Jäger, S.: Kritische Diskursanalyse, a.a. O., S. 183.

495 Z.B. durch: danach; wie ich zu Beginn bereits sagte u.s.w. Die Frage ist, welche Funktion diese Elemente haben. Beispielsweise eine zeitlich und inhaltliche Strukturierung des Textes. Vgl. Jäger, S.: Kritische Diskursanalyse, ebd.

496 Z.B. Relativierung, Verleugnung oder (unzulässige) Verallgemeinerung etc. Vgl. Jäger, S.: Kritische Diskursanalyse, ebd.

497 Jäger, S.: Kritische Diskursanalyse, a.a.O., S. 184.

498 Vgl. Jäger, S.: Kritische Diskursanalyse, ebd.

frontiert ist."[499] Wenn man den Diskursstrang vollständig erfassen will, entgegen der vorliegenden exemplarischen Analyse, ist es nach JÄGER erforderlich eine gewisse Anzahl von Diskursfragmenten zugleich zu untersuchen. Grundlegend zu berücksichtigen ist, dass es nicht um die Wirkung einzelner Diskursfragmente geht, sondern um den gesamten Diskursstrang „... in seinem Fluss durch die Zeit und seine kontinuierlichen Einwirkung auf Individuum und Gesellschaft":[500] Im Rahmen der Interpretation erfolgte eine Auseinandersetzung mit folgenden von S. JÄGER vorgeschlagenen Fragen:

1. Welche »Botschaft« vermittelt dieses Diskursfragment? (Motiv und Ziel des Textes, evtl. in Verbindung mit der »Grundhaltung« des Autors/der Autorin)
2. Welcher sprachlichen und sonstigen propagandistischen Mittel bedient sich der/die AutorIn bzw. SprecherIn? Wie sind diese bezüglich ihrer Wirksamkeit einzuschätzen? (Analyse der Routinen)
3. Welche Zielgruppe(n) sucht der/die AutorIn anzusprechen?
4. Welche Wirksamkeit im Hinblick auf Veränderung von dominanten oder subalternden Diskursen (Diskurspositionen, traditionell: Weltsichten und Wissenshorizonten) beabsichtigt der/die SprecherIn und die spezifische Ideologie/Weltsicht, in deren Rahmen er steht, angesichts der aktuellen politischen und sozioökonomischen Auftreffsbedingungen bei der Bevölkerung.
5. Im welchem diskursiven Kontext steht das Diskursfragment?"
   - Welche gesellschaftlichen Bedingungen gehen in den Text ein, durch welche Diskurse gebrochen?
   - Wie ist das Verhältnis zum hegemonialen Diskurs beschaffen?
   - Wir wird Bezug auf (diskursive) Ereignisse, politische, ökonomische, historische und kulturelle Gegebenheiten genommen?[501]

---

[499] Jäger, S.: Kritische Diskursanalyse, ebd.

[500] Vgl. Jäger, S. : Kritische Diskursanalyse ebd.

[501] Auch wenn man zunächst nur ein Diskursfragment analysiert hat, ist es doch möglich, für eine Einzelanalyse eine Art Rahmenskizze des gesamten Diskurs-

4.2 Ergebnisdarstellung der Feinanalyse

Zur Auswahl des typischen Diskursfragmentes wurden als leitendes Kriterium, wie beschrieben, berücksichtigt„ die Art und Dichte der Verschränkung des Diskursfragments mit anderen Diskurssträngen (hier: Rollenverständnis), [502] und die von R. KELLER formulierten „Orientierungshilfen für die Auswahl von Daten zu Feinanalyse“:

- Handelt es sich um typische, exemplarische Äußerungen, um Schlüsseltexte, -passagen, -akteure und -ereignisse?
- Inwiefern ist anzunehmen, dass ein ausgewähltes Dokument Antworten/Ergebnisse zur verfolgten Fragestellung bietet?
- Sind alle als relevanten identifizierbaren institutionellen Felder, Akteure, Positionen und Artikulationsweisen einbezogen?[503]

Bezogen auf die Einschlusskriterien ‚MDK-Prüfung' und ‚Qualitätsprüfrichtlinien' konnten in der Strukturanalyse der Diskursebene der Print-Medien von insgesamt 130 Beiträgen in der Zeitschrift ‚Forum-Sozialstation', 28 Beiträge in das Dossier eingeschlossen werden.

Unter dem Einschlusskriterium der ‚Qualitätsprüfrichtlinien' von insgesamt 8 Beiträgen wurden von 1990 bis 1997 zweimal die „Gemeinsamen Grundsätze und Maßstäbe zur Qualität und Qualitätssicherung einschließlich des Verfahrens zur Durchführung von Qualitätsprüfungen nach § 80 SGB XI“ diskutiert (in einem Artikel wurde lediglich ihr in Kraft treten angekündigt)[504] und ab Dezember 2000 handelten insgesamt

strangs und des Gesamtdiskurses zu erstellen, auf deren Vorläufigkeit selbstverständlich verwiesen werden muss. Jäger, S.: Kritische Diskursanalyse, a.a.O., S. 185.

502 Vgl. Jäger, S.: Kritische Diskursanayse, ebd.

503 Keller, R.: Diskursforschung, a.a.O., S. 88.

504 Vgl. J.F.: ...alle Pflegedienste. Grundsätze und Maßstäbe zur Sicherung der Pflegequalität vor dem Abschluss. In: Forum-Sozialstation. Nr. 71. Dezember 1994.

Vgl. Gischtmann, P.: Verbraucherschutz und Qualitätssicherung: im Zentrum des Pflegeversicherungssystems rumort es. Hamburg und die Folgen. In: Forum-Sozialstation. Nr. 86. Juni 1997.

6 Beiträge über das Pflege-Qualitätssicherungsgesetz (PQsG)[505], die MDK-Prüfanleitung aus dem Jahr 2000[506], und die MDK-Prüfrichtlinien aus dem Jahr 2005[507]. Das erste MDK-Prüfkonzept von 1996 wurde nicht diskutiert.

Das Item ‚MDK-Prüfung' erscheint der erste Mal 1994 im Rahmen des ‚Forum-Lexikon' bezüglich der Pflegeversicherung als ‚Stichwort'[508]. Von den insgesamt 20 eingeschlossenen Artikeln, wird in 5 Artikeln (25%) das Rollenverständnis des MDK diskutiert bzw. besprochen[509]. Die restlichen 15 Beiträge sprechen über jeweils unterschiedliche Einzelaspekte wie beispielsweise der Prüfungsvorbereitung (3x),[510] der Kontrollsteigerung (1x),[511] Einsatz eines Qualitätsmanagers (1x)[512], im Rahmen des PQsG (1x),[513] im Rahmen der Pflegeprüfverordnung (1x)[514] etc.

505 Beispielhaft: Vgl. Richter, Eva: Qualitätssicherung in der Pflege. Laue Resonanz. In: Forum-Sozialstation. Nr. 107. Dezember 2000.

Vgl. (er): Stellung zum PQsG - und Heimgesetzentwurf. In: Forum-Sozialstation. Nr. 109. April 2001.

506 Vgl. Brüggemann, J.: In Vorbereitung, Neues MDK-Prüfkonzept. In: Forum-Sozialstation. Nr. 55. August 1999.

507 (er): Details aus dem neuen MDK-Prüfkonzept. In: Forum-Sozialstation. Nr. 130. August 2005.

508 Redaktion: Forum Lexikon-Pflegeversicherung. In: Forum-Sozialstation. Nr. 68. Juni 1994.

509 Beispielsweise: Vgl. Grieshaber, U.: Rollenwechsel des MDK. In: Forum-Sozialstation. Nr. 93. August 1998.

Vgl. Krebs, E.: Mehr als eine Qualitätskontrolle. In: Forum-Sozialstation. Nr. 93. August 1998.

Vgl. Klie, T.: Mehr Teamgeist ist gefragt. Das Spiel der Pflegekassen. In: Forum-Sozialstation. Nr. 114. Februar 2002.

510 Beispielsweise: Soppart, C.: Qualität entwickeln und bestimmen bevor der MDK kommt. In: Forum-Sozialstation. Nr. 92. April 2002.

511 Forster, J.: Bundesgesundheitsministerin Fischer plant Initiative zur Qualitätssicherung. Mehr Kontrollen sollen Qualität spürbar verbessern. In: Forum-Sozialstation. Nr. 97. April 1999.

512 Grieshaber, U.: Ohne Qualitätsmanager geht es nicht. Friedrich-Ebert-Stiftung diskutiert Qualität. In: Forum-Sozialstation. Nr. 100. Oktober 1999.

513 (er): Referentenentwurf zur Qualitätssicherung liegt vor. In: Forum-Sozialstation. 2003.

In der Fachzeitschrift ‚Altenheim' finden sich in dem Zeitraum von 1990 bis 2005 insgesamt 15 Beiträge zu dem Item ‚MDK-Prüfung' wobei der erste Beitrag im Jahr 1999 erscheint. Hier handeln 10 (66,66%) von 15 Beiträgen über das Rollenverständnis des MDK, allerdings als Unterthema zum PQsG (Pflege-Qualitätssicherungsgesetz). Ebenfalls erscheint erst im Jahr 1999 der erste Beitrag zu dem Thema ‚Qualitätsprüfrichtlinien', vier Jahre nach der Erstellung des ersten MDK-Prüfkonstruktes.

In der Auswertung der Diskursebene Sitzungsunterlagen der Projektgruppe „Externe Qualitätssicherung/Vertragswesen SGB XI" wurde deutlich, dass auch im Entwicklungsprozess des ersten MDK-Prüfkonstruktes die Diskussion um das Rollenverständnis des MDK einen zentralen Stellenwert beanspruchte. Hinweise hierfür sind:

- im Protokoll von 1995 die Formulierung: „Der MDK muss sich zum Sachverständigen für Qualitätssicherung entwickeln",
- die Bildung einer expliziten Arbeitsgruppe 1995 innerhalb der Projektgruppe mit dem Thema: „Grundlagen zur Qualitätssicherung hinsichtlich des MDK-Verständnisses und das Einbringen im Qualitätssicherungsverfahren",
- weiterhin die Formulierung in einem Protokoll von 1995: der „...Auftrag der Projektgruppe hat ... einen Wandel erfahren. MDK sollte nicht sture Qualitätskontrollen durchführen, sondern behutsam mit diesem Instrument umgehen", und
- ein Anschreiben des VdAK/AEV (Verband der Angestellten Krankenkassen e.V./Arbeiter-Ersatzkassen-Verband e.V.) im Auftrag der Spitzenverbände, bezüglich dem Entwurf des ersten MDK-Prüfkonzeptes von 1996 mit dem Auftrag der „...stärkeren Herausstellung des primär-prüferischen Auftrages des MDK".

Der Projektgruppenleiter betonte im Interview vom 26.11.2007: *„(...) Wir haben uns in der Gruppe sehr ausführlich über den Ansatz, wie wir an die*

514 Klie, T.: Kommentar zum Stopp der Pflegeprüfverordnung. Stunde Null nutzen. In: Forum-Sozialstation. Nr. 119. Dezember 2002.

Prüfungen herangehen wollen, unterhalten. Sind wir Prüfer, die ja eben mit aller Härte, die Fehler aufdecken, die in den Einrichtungen gemacht werden und vorhanden sind oder gehen wir von einem Consulting-Hintergrund aus an die Aufgabe heran. Wir haben uns für ein Consulting-Konzept entschieden, das heißt also, wir gehen natürlich als Prüfer, das sieht das Konzept so vor, in die Einrichtungen, aber nicht um nicht alle Schwächen absolut bloß zu stellen, sondern gleichzeitig die Einrichtungen entsprechend zu beraten, wie etwas verbessert werden kann."

Aufgrund der oben dargestellten Ergebnisse wurde ein Diskursfragment, das Sitzungsprotokoll der Projektgruppe „Externe Qualitätssicherung/Vertragswesen SGB XI" vom 21./22.06.1995, der Feinanalyse unterzogen, welches das Thema des Rollenverständnisses des MDK, nach den Kriterien von R. KELLER und S. JÄGER als »typisches Diskursfragment« abbildete.

Die tendenzielle quantitative Verteilung der Themen die sich in dem Corpus bzw. dem Archiv der Strukturanalyse der Print-Medien, in dem Zeitraum von 1990 bis 2005, darstellte, (das Thema ‚Ökonomie' in der Zeitschrift ‚Forum-Sozialstation' mit ca. 76% und das Thema ‚Pflegeversicherung allgemein' mit ca. 46% in der Zeitschrift ‚Altenheim'), wurde mit Blick auf den diskursiven Kontext in die Gesamtinterpretation des Diskursstrangs einbezogen. „Dies bedeutet: Es wurden *alle* bisher wesentlichen Ergebnisse der Feinanalyse(n) und der überblickshaften Strukturanalyse reflektiert, und einer Gesamtaussage über den Diskursstrang in der betreffenden Zeitung bzw. des betreffenden Sektors zugeführt."[515] Es gilt grundsätzlich die gesamte Bandbreite des Diskurses zu erfassen „...da er in dieser Bandbreite auch auf das Bewusstsein einer »Gesellschaft« wirkt."[516]

4.3 Ergebnisse der Feinanalyse des Protokolls

Das Diskursfragment beinhaltete zwei grundsätzliche Schwerpunkte, a.) die nachvollziehbare Dokumentation wichtiger Tatbestände und, b.) die

515 Vgl. Jäger, S.: Kritische Diskursanalyse, a.a.O., S. 194.

516 Jäger, S.: Kritische Diskursanalyse, ebd.

Dokumentation von »Botschaften« in der Form des Gruppenergebnisses.

Beispiele hierfür sind:

- „...Die Geschäftsführer haben den Bericht des Projektgruppen-Vorsitzenden zustimmend zur Kenntnis genommen."
- „(...) Zum Umfang der Prüfungen nach § 80 SGB XI bleibt letztlich ungeklärt, ob sich die Prüfung jeweils auf die gesamte Einrichtung beziehen muß oder ob unter §80 SGB XI auch die Prüfung einzelner Fälle, also auch die Prüfung der Pflegesituation eines einzelnen zu Pflegenden zu subsumieren ist. Unklar ist also, was unter „Einzelprüfungen" nach § 80 Abs. 2 Satz 2 SGB XI zu verstehen ist. Eine Klärung mit den Spitzenverbänden wurde zur nächsten Sitzung angestrebt. Der geplante Bogen zur Versicherten-Befragung muß auf jeden Fall so gestaltet werden, dass er für einen möglicherweise dass er für einen möglicherweise von § 80 SGB XI losgelösten Einzelfall ebenso passt wie für eine umfassende Prüfung nach § 80 SGB XI."
- „(...) In der Projektgruppe besteht Einigkeit über das Ziel, dass sich der MDK zum Sachverständigen für Qualitätssicherung entwickeln muß. Hierzu muss er über die notwendige strategische Kompetenz verfügen."
- „(...) Das Rollenverständnis des MDK geht dahin, dass der MDK primär innerhalb des § 80 tätig wird. Er sollte darüber hinaus aber auch Kompetenz zum Beispiel durch Mitwirkung an Qualitätszirkeln zeigen."

Da es sich um ein Fachgremium handelte, wurde die umfassende Kenntnis der Thematik vorausgesetzt. D.h. Kenntnis der gesetzlichen Grundlagen, z.B. „Grundsätze und Maßstäbe nach § 80 SGB XI", „...im Gremium nach § 213 SGB V" und „...von § 80 SGB XI losgelösten Einzelfall". Bei Begriffen wie „Interne Qualitätssicherung", „Fachkompetenz" und „strategische Kompetenz" wurde ein einheitliches Verständnis vorausgesetzt. Eine dahingehende Definition- bzw. Klärung der Begriffe erfolgte nicht.

Der Autor des Diskursfragmentes war von 1991 bis 2000 Geschäftsführer des MDK-Sachsen-Anhalt. Als solcher Mitglied der regelmäßig tagenden Konferenz der Geschäftsführer der MDK und des MDS. Diese Konferenz hatte nach Anlauf der Pflegeversicherung beraten, wie die über die Pflegebegutachtung hinaus im Pflegeversichersicherungsgesetz enthaltenen Aufgaben durch die Medizinischen Dienste erledigt werden sollen. Dazu gehörte vor allem die Qualitätssicherung nach § 80 SGB XI. Die Geschäftsführerkonferenz beschloss im August 1994 die Einrichtung einer Projektgruppe, die insbesondere den Auftrag hatte, die für die externe Qualitätssicherung durch die Medizinischen Dienste notwendigen Anleitungen zu erarbeiten. Die Geschäftsführerkonferenz beauftragte den Autor, die Leitung dieser Projektruppe zu übernehmen. Arbeitsauftrag war die verwaltungsmäßige Moderation der Projektgruppe und die Transformation der Ergebnisse auf die Geschäftsführerebene. Der Autor hat als berufliche Qualifikation eine Verwaltungsausbildung,[517] „...also wenn man so will, eine mehr juristische Ausbildung im Sozialversicherungsbereich."[518]

Die ideologische Diskurs-Position des Autors wurde maßgeblich durch seine Rolle bestimmt. Er sprach in der Rolle des Geschäftsführers und Projektgruppenleiters im Auftrag des MDK bzw. MDS und folglich im Auftrag der Spitzenverbände der Leistungsträger. Die Änderungswünsche der Leistungsträger wurden entsprechend[519] im Konzept-Entwurf berücksichtigt. In der Funktion des Projektgruppenleiters trat der Autor nicht als „Entscheider" auf, sondern gemäß seinem Auftrag als „Moderator" der die Wünsche, Vorschläge und Empfehlungen der Projektgruppe aufnahm und jeweils in die Geschäftsführerkonferenz einbrachte. Wenn Entscheidungen im Diskursfragment formuliert wurden, dann als Entscheidung der Projektgruppe, z.B. „Aufbauend auf den Arbeitsgruppenergebnissen aus der letzten Sitzung legt die Projektgruppe fest, ...". Der Autor schrieb dazu in einer Mail vom 28.10.2007, dass *dies* „...

517 W. J.: Vgl. Interview vom 26.11.07.

518 Interview vom 26.11.07.
Vgl.: Brief (e-mail) vom 28.10.2007.

519 Vgl. Anschreiben vom VdAK vom 30.07.1996

allerdings zu langen Grundsatzdiskussionen (führte, Anm. d. V.), an deren Ende... dann mitunter auch Mehrheitsvoten gefunden werden mussten, um die Arbeit weiter zu bringen."[520]

Die Organisation des Autors, die MDKen, entstanden mit dem Gesundheitsstrukturgesetz von 1989 und gingen damals aus den vertrauensärztlichen Diensten hervor. Im Gesundheitsstrukturgesetz von 1989 wurden die Medizinischen Dienste der Krankenversicherung (MDK) als eigenständige Dienste der gesetzlichen Krankenversicherung etabliert. Zeitgleich wurde das Aufgabengebiet der MDK erweitert und konkretisiert. Wie in der Einleitung beschrieben umfasst das Aufgabenspektrum der Medizinischen Dienste (MDK) seit Einführung der Pflegeversicherung am 01.01.1995 insbesondere die Arbeitsschwerpunkte Begutachtungsaufgaben im Einzelfall und Beratungsaufgaben in Grundsatzfragen.[521] Träger der Medizinischen Dienste sind die Krankenkassen. Deren Landesverbände bzw. Landesvertretungen errichten in jedem Bundesland gemeinsam die Arbeitsgemeinschaft MDK (Ausnahme: NRW MDK-Nordrhein und MDK Westfalen-Lippe) in jedem Land gibt es eine Hauptverwaltung (Ausnahme: Vertragsgemeinschaft Berlin und Brandenburg) und ein regional unterschiedlich gegliedertes Netz and Beratungs- und Begutachtungsstellen. „Zur Überprüfung (§ 80) der Umsetzung dieser Anforderungen und bei gegebenen Anlässen werden die Medizinischen Dienste nach Beauftragung durch die Landesverbände der Pflegekassen als Qualitätssicherungsinstanz tätig."[522]

Für den Bereich der vollstationären Pflege muss eine enge Kooperation mit der zuständigen Heimaufsichtsbehörde angestrebt werden. Im Einzelfall können gemeinsam durch Heimaufsicht und Medizinischen Dienst durchzuführende Qualitätssicherungseinsätze erforderlich sein. Dabei sind Absprachen zwischen den im jeweiligen Bundesland für die

520 E-Mail vom 28.10.2007.

521 Vgl. Brüggemann, J.: MDK-Konzept zur Qualitätssicherung in der Pflege nach § 80 SGB XI. Deutscher Verein für öffentliche und private Fürsorge. Seminar: Kontakt gestalten. Heimleitung und Heimaufsicht in gemeinsamer Verantwortung. 11. bis 13. Dezember 1996.

522 Vgl. Brüggemann, J.: ebd.

Heimaufsicht zuständigen Stellen und den Landesverbänden der Pflegekassen zu beachten.[523]

Die Arbeitsgemeinschaft des Medizinischen Dienstes der Spitzenverbände der Krankenkassen (MDS) wurde ebenfalls 1989 gegründet. Der MDS hat die Aufgabe, die Zusammenarbeit der MDK zu unterstützen und eine wirksame und einheitliche Durchführung der Aufgaben zu fördern. Dabei hat er dafür Sorge zu tragen, dass die MDK kassenarten- und länderübergreifend nach gleichen Kriterien und Verfahren vorgehen. Zur Bewältigung dieser Aufgaben führt der MDS - in Abstimmung mit den MDK der Länder - medizinischen bzw. pflegerischen Sachverstand aus den Regionen zusammen. Um die tägliche Arbeit der Gutachter und Gutachterinnen zu erleichtern und eine einheitliche Begutachtung zu gewährleisten, werden von Sachverständigen aus MDK und MDS sowie externen Fachleuten Begutachtungsanleitungen entwickelt, die als Richtlinien von den Spitzenverbänden der Krankenkassen beschlossen werden. Weitere Aufgaben des MDS sind die Betreuung eines Hilfeinformationssystems für die MDK und die Kassen, die Fortbildung der Mitarbeiter der MDK auf Bundesebene sowie die statistische Aufbereitung relevanter Daten. In der gemeinsamen ‚Konferenz der Selbstverwaltung' beraten MDK und MDS über die Zielvorgaben und die zukünftigen Leitvorgaben für die MDK-Gemeinschaft. [524]

Die Projektgruppe bestand insgesamt, den Projektgruppenleiter eingeschlossen, aus zehn Mitgliedern,. Dieses Gremium setzte sich zusammen aus vier Pflegefachkräften, vier Ärzten, einem Sozialversicherungsfachangestellten, und dem Projektgruppenleiter mit einer Verwaltungsqualifikation. Dazu hieß es in einem Interview:. *„...Die Mitarbeiter der Medizinischen Dienste, ...die die Mitglieder der einzelnen Gruppe waren, sind von den einzelnen MDKs zur Verfügung gestellt worden. Das bedeutete, ja auch, dass die für viele Tage in ihrem MDK für die Tagesarbeit ausfielen. Da haben die 16 MDK, die wir in Deutschland haben, darüber nachgedacht, wer hat die notwendige Erfahrung, wen können wir in ein solches Gremium hineinbringen?*

523 Vgl. Brüggemann,J.: ebd.

524 Brüggemann, J.: ebd.

Vorgabe war, das ein irgendwie ausgewogenens Verhältnis zwischen ärztlichen Mitarbeitern und Pflegefachkräften da sein sollte."[525] Am Beratungsprozess extern beteiligt wurde ein Jurist, ein Statistiker und eine Psychologin und Pflegefachkraft.

Die Tätigkeitsziele des Autors erschienen ergebnisorientiert: „Ziel der jetzigen Tagung ist es, für die nächste Geschäftsführer-Konferenz Ende August 1995 den Entwurf umsetzungsfähiger Papiere zu erarbeiten", und er dokumentierte Ergebnisse nachvollziehbar, beispielsweise: „...verteilt kopierte Entwürfe der „Grundsätze und Maßstäbe nach § 80 SGB XI", und zwar zur ambulanten Pflege, zur Kurzzeitpflege und zur teilstationären Pflege. Ferner händigt sie einen ersten Entwurf auch zur vollstationären Pflege aus. Der Entwurf zur ambulanten Pflege ist im Gremium nach § 213 SGB V bereits beraten worden und wird in das Unterschriftsverfahren gehen." Es entstand der Eindruck, dass der Autor die Projektgruppenmitglieder bezüglich »ihrer Meinung« und des weiteren Arbeitsprozesses in die Verantwortung nahm,, dies wurde deutlich in Sätzen wie: „... in der Projektgruppe besteht Einigkeit über das Ziel, dass sich der MDK zum Sachverständigen für Qualitätssicherung entwickeln muß. Hierzu muss er über die notwendige strategische Kompetenz verfügen" oder „Das Rollenverständnis des MDK geht dahin, dass der MDK primär innerhalb des § 80 tätig wird. Er sollte darüber hinaus aber auch Kompetenz zum Beispiel durch Mitwirkung an Qualitätszirkeln zeigen" und „Aufbauend auf den Arbeitsgruppenergebnissen aus der letzten Sitzung legt die Projektgruppe fest, dass eine Handlungsanleitung erarbeitet wird mit folgender Gliederung:

1. Rechtliche Grundlagen
2. Definitorische Grundlagen (Qualitätssicherungskonzept)
3. Ablaufkonzept
4. Checklisten zur Struktur- ,Prozeß- und Ergebnisqualität mit Fragenliste, Prüfungs- und Auswertungsanleitung.

[525] W. J.: Interview vom 26.11.2007.

Die Handlungsanleitung soll für die ambulante und die teilstationäre Pflege sowie für die Kurzeitpflege als Einheit gestaltet werden. Es soll sich dabei um eine MDK-interne Handlungsanleitung handeln. Bei der Abfassung soll aber berücksichtigt werden, dass die Anleitung auch über die MDK-Gemeinschaft hinaus bekannt werden wird."

Ausgehend von dem Projektgruppenauftrag, der Erstellung eines Prüfkonzeptes, wurden folgende Diskursfragmente als Verschränkungen mit anderen Diskurssträngen thematisiert:

- *Interne* Qualitätssicherung
- Sachverständige für Qualitätsentwicklung
- Philosophie des MDK
- Rollenverständnis des MDK
- Qualitätszirkelarbeit,
- Personalentwicklung (Qualifikationsprofil und Schulung von MDK-Mitarbeitern)

Diese Themen verstärkten das Anliegen des Projektgruppenleiters und der Projektgruppe einen beratenden Prüfansatz im Konzept implementieren zu wollen, da sie das Thema des eigentlichen Prüfauftrages, in einem veränderten Kontext diskutierten...

Als relevante erreichte Zwischenziele wurden im Diskursfragment benannt, dass sich der Entwurf zur Ambulanten Pflege im Gremium nach § 213 SGB V im Unterschriftsverfahren befindet, ein Expertengespräch im MDS erfolgt ist (10.06.1995) und ein weiteres geplant ist für den 02.07.1995 und das in der Gruppe Einigkeit über das Ziel des MDK bestand, „...dass sich der MDK zum Sachverständigen für Qualitätssicherung entwickeln muß."

Eine Fluchtlinie in der Sprachhandlung des Autors, wurde in einem Punkt des Diskursfragmentes deutlich, in dem auf die lebhafte und kontroverse Diskussion der Gruppe verwiesen wurde: „Zu den einzelnen Schritten bei der Erarbeitung der Handlungsanleitung gibt es in der Arbeitsgruppe lebhafte und zum Teil besonders kontroverse Diskussionen. Sie beziehen sich insbesondere auf folgende Sachverhalte..." Dies gab dem Autor die Möglichkeit Sachverhalte im Diskursfragment zu dokumentieren (hier z.B. „...das Rollenverständnis des MDK", „...den Umfang der Prüfungen nach § 80", oder „...das Anforderungsprofil für die MDK-Mitarbeiter") ohne eine Stellungnahme oder Handlungsempfehlung abzugeben.

Das Diskursfragment war gänzlich ohne Illustrationen, auch ohne das offizielle Logo des MDK (oder beispielsweise der Briefkopf des Projektgruppenleiters und Geschäftsführers). Auf Kollektivsymbole im Sinne der Kollektivsymbolik wurde ebenfalls verzichtet. Es entsprach den Lese- und Sehgewohnheiten von Ergebnisprotokollen inklusive dem Verweis auf eine Anwesenheitsliste. Die Textkohärenz wurde durch die Wiederaufnahme von Substantiven hergestellt z.B. „Die Handlungsanleitung soll..." und im nächsten Abschnitt „Zu den einzelnen Schritten bei der Erarbeitung der Handlungsanleitung..."

Da es sich um ein Expertengremium handelt setzten die vorhandenen Substantive grundsätzliches Vorwissen voraus, beispielweise waren dies: „Qualitätssicherungskonzept, Strukturqualität, Prozessqualität, Ergebnisqualität, MDK-Handlungsanleitung, MDK-Gemeinschaft, Qualitätszirkeln, Prüfungen". Zielgruppe des Diskursfragmentes waren »Insider« aus der MDK-Gemeinschaft. Der Autor arbeitete stellenweise mit Implikaten, wie z.B.: „Die Handlungsanleitung soll für die ambulante und die teilstationäre Pflege sowie die Kurzzeitpflege als Einheit gestaltet werden. Es soll sich dabei um eine MDK-interne Handlungsanleitung handeln. *Bei der Abfassung soll aber berücksichtigt werden, dass die Anleitung auch über die MDK-Gemeinschaft hinaus bekannt werden wir.,*" oder „Zum Umfang der Prüfungen nach § 80 SGB XI bleibt letztlich ungeklärt, ob sich die Prüfung jeweils auf die gesamte Einrichtung beziehen muß oder ob unter §80 SGB XI auch die Prüfung einzelner Fälle, also auch die Prüfung der Pflegesituation eines einzelnen zu Pflegenden zu subsumieren ist. Unklar ist also, was unter „Einzelprüfungen" nach § 80 Abs. 2 Satz 2 SGB XI zu verstehen ist. Eine Klärung mit den Spitzenverbänden wurde zur nächsten Sitzung angestrebt. *Der geplante Bogen zur Versicherten – Befragung muß auf jeden Fall so gestaltet werden, dass er für einen möglicherwei-*

se von § 80 SGB XI losgelösten Einzelfall ebenso passt wie für eine umfassende Prüfung nach § 80 SGB XI."

Die Verwendung der Implikate verweist auf eine Beweisführung des Autors, bestimmte Sachverhalte bzw. Vorgehensweisen angesprochen zu haben.

Würden die zu prüfenden Pflegeeinrichtungen als sogenannte »Alternativszene«[526] bezeichnet, so ließe dies die Vermutung zu,, dass es dem Autor besonders um diese Szene ging, da er nach S. JÄGER dessen Begriffselemente verwendete, z.B. Begriffe wie: ‚interne Qualitätssicherung', ‚Mitwirkung an Qualitätszirkeln', ‚Sachverständigen für Qualitätssicherung'. Dem Autor war es dementsprechen ein besonderes Anliegen, entgegen dem reinen Prüfauftrag des MDK, einen Aufgabenbereich bzw. Status für dei MDKen im Bereich Qualitätsmanagement und Beratung zu erhalten.

Im Diskursfragment wurden ebenfalls Substantive mit sogenannter »Fährenfunktion« verwendet, wie z.B. der Begriff ‚Expertengespräch', wobei die Frage offen blieb, worin oder worüber das Expertentum bestand. Insgesamt wurde dem Leser ein Eindruck vermittelt von hoher Professionalität im Entwicklungsprozess des MDK-Prüfkonstruktes. Als ein weiteres Beispiel für die Verwendung von Begriffen mit »Fährenfunktionen« kann der Begriff der »Leitungsausbildung« benannt werden. Dieser wurde als Synonym für das professionelle Verhalten der MDK-MitarbeiteInnen in der Prüfungssituation gedeutet, und mit Fachkompetenz oder strategischer Kompetenz gleichgesetzt: „Die Fachkompetenz und strategische Kompetenz kann durch eigene Leitungserfahrung oder Leitungsausbildung erworben worden sein oder während der MDK-Tätigkeit erworben werden".

Nach der erfolgten Ordnung der Substantive nach folgenden Bedeutungsfeldern: ‚Projektgruppe', ‚Politik/Gesetzgebung', ‚Qualität/Qualitätssicherung', ‚Organisation MDK/MDS', ‚Personal MDK/MDS' und ‚Spitzenverbände' wurde deutlich, dass die Sprache des Autors als sachlich zu charakterisieren war.. Das Gesamtprotokoll wurde im Präsens

526 Vgl. Jäger, S.: Kritische Diskursanalyse, a.a. O., S. 181.

erfasst. Das Imperfekt bezog sich sachlich auf vergangene Ereignisse wie z.B. die Geschäftsführerkonferenz. Das Futur wurde sachbezogen für Ankündigungen genutzt, z.B. „...Einreichung ins Unterschriftverfahren", „Ziel des MDK zur Entwicklung als Sachverständiger für Qualitätsentwicklung und der dafür erforderlichen strategischen Kompetenz..." und „Erarbeitung einer Handlungsanleitung...". Der Konjunktiv wurde einmalig verwendet: „Das Rollenverständnis des MDK geht dahin, dass der MDK primär innerhalb des § 80 SGB XI tätig wird. Er sollte darüber hinaus aber auch Kompetenz zum Beispiel durch Mitwirkung an Qualitätszirkeln zeigen." Da diese Aussage zunächst entgegen dem Projektauftrag stand, verwies die Verwendung des Konjunktivs an dieser Stelle, auf eine mögliche Distanzierung des Autors von dieser Aussage..

Grundsätzlich verwendete der Autor keine Pronomen, beispielsweise Zielpersonen wurden eindeutig benannt. Diesbezüglich enthielt das Diskursfragment jedoch zwei Ausnahmen:

- „In der Sitzung wird ein von (...), der an der Sitzung nicht teilnehmen kann, erarbeiteter Vordruck zur externen Qualitätssicherung hineingereicht. Dieser Entwurf wird als Material für die weitere Arbeit zur Kenntnis genommen".
- „Bei den von (...) zu Beginn der Sitzung verteilten Unterlagen befindet sich eine Ausarbeitung vom Deutschen Berufsverband für Pflegeberufe (DBfK) zum Gütesiegel „Qualitätsgeprüfter ambulanter Pflegedienst". Der DBfK möchte dieses Papier in einer Sitzung der Projektgruppe erläutern. Hiergegen bestehen Bedenken."

An diesen Protokollstellen wurde nicht explizit benannt wer das Protokoll zur Kenntnis nahm, und, ebenso von wem Bedenken bestanden. Dies legte die Vermutung nahe, dass hier das Ziel bestand eine Vereinahmung der Darstellung als Gruppenergebnis zu erreichen.

Bei der Sichtung der Adjektive wurde sichtbar, dass der Autor die Arbeitsweise bzw. die Diskussion der Projektgruppe insgesamt nur einmal bewertete und zwar in den Kategorien ‚lebhaft' und ‚kontrovers'. Diese Bewertung erfolgte bei der Darstellung der Gruppendiskussion bei den

Themen ‚Rollenverständnis des MDK', Umfang der Prüfungen nach § 80' und ‚Anforderungsprofil der MDK-Mitarbeiter' etc.

Folgende Aussagen zur Strukturierung des Textes verwiesen auf das rhetorische Bemühen des Autors, , dass bestimmte Sachverhalte nicht mehr in der Projektgruppe thematisiert werden mussten bzw. sollten,. Gleichzeitig dienten sie der Beweisführung, dass diese Sachverhalte den Projektgruppenmitgliedern bekannt waren.. Beispiele hiefür waren: „... eine schriftliche Ausarbeitung liegt hierzu den Projektgruppen-Mitgliedern vor", „Der Entwurf zur ambulanten Pflege ist im Gremium nach § 213 SGB V bereits beraten worden und wird in das Unterschriftsverfahren gehen...", „...berichtet über ein bereits in der letzten Sitzung der Projektgruppe angekündigten Expertengespräch....", „Aufbauend auf den Arbeitsgruppenergebnissen der letzten Sitzung..."

Als Argumentationsstrategien nutzte der Autor Verallgemeinerungen oder die Satzeinleitung »es soll«, beispielsweise.: „In der Projektgruppe besteht Einigkeit über das Ziel...", „Aufbauend auf den Arbeitsgruppenergebnissen der letzten Sitzung legt die Projektgruppe fest...", oder „Die Handlungsanleitung soll für die ambulante...", „Es soll sich dabei um eine interne...", „Bei der Abfassung soll aber berücksichtigt werden...", „Er sollte darüber hinaus (Qualitätszirkel)...", „Das Anforderungsprofil für die MDK-Mitarbeiter, die für die Qualitätsprüfungen eingesetzt werden, soll der Aufgabe entsprechend...". Diese Argumentationsstrategien des Autors entsprachen folglich dem Arbeitsauftrag der Geschäftsführerkonferenz, als Projektgruppenleiter die Moderation Projektgruppe zu übernehmen..

4.4 Interpretation der Ergebnisse der Feinanalyse

Durch die ergebnisorientierten Tätigkeitsziele des Autors, und die nachvollziehbare Dokumentation der erreichten Ergebnisse, wurde der Leser über den Arbeitsprozess in der Projektgruppe zunächst sachlich informiert. Der Autor stellte diese jeweils als Gruppenergebnis dar, so dass konkrete Zuschreibungen an einzelne Projektgruppenmitglieder nicht erfolgen konnten. Diese Darstellungsform der Gruppenergebnisse ermöglichte der Projektgruppe den Freiraum, Äußerungen die nicht dem Projektauftrag entsprachen oder entgegen diesem standen, für alle Teilnehmer neutral zu dokumentieren. Dies lässt die Vermutung zu, dass die aus Sicht der Projektgruppenmitglieder wichtigen, und ggf. auch ungewollten »Botschaften« neutral, in die Geschäftsführerkonferenz transportiert wurden. Diese Form des agierens der Projektgruppe wird auch als »kollektives Handeln«[527] bezeichnet. Hierbei handelt es sich um ein „... systemisch koordiniertes und sowohl intern wie extern systemisch zugerechnetes Handeln. Als solches gewinnt es eine spezifische **Unabhängigkeit** von individuellem Handeln und individuellen Handlungspräferenzen."[528]

Die Grundhaltung des Autors ließ, aufgrund der bestehenden Verschränkungen des Diskursfragmentes mit anderen Diskurssträngen, den Schluss zu, dass er das Ziel verfolgte„ von dem ausschließlichen Prüfauftrag der Spitzenverbände weg, die MDKen konzeptionell, mit entsprechend qualifiziertem Personal, zum Sachverständigen für Qualität zu entwickeln, welcher die zu prüfenden Einrichtungen auch beratend unterstützte.[529] Diese Strategie des Autors ließ die Vermutung zu, sie als den (erfolgreichen) Versuch zu interpretieren, die Organisationsform von Operationen zu finden, um damit „... die Kontingenzen zufälliger Ereignisse auf ganz bestimmte Pfade zu zwingen..."[530]

Das Diskursfragment war ohne offizielles Logo und ohne jegliche Illustrationen verfasst. Dies war in dem Zusammenhang bemerkenswert, da die Einladungen an die Projektgruppenmitglieder jeweils mit dem Briefbogen des Projektgruppenleiters und offiziellem Logo des MDK versehen waren. Die äußere Form des Protokolls erschien neutral, was den inhaltlichen Darstellungen, im Sinne der v.g. nicht möglichen Zuschreibungen entspracht.

---

527 Vgl. Willke,H.: Systemtheorie I. Grundlagen. Lucius & Lucius. 5. Aufl. Stuttgart. 1996. S. 179.

528 Willke, H. : Systemtheorie I., ebd.

529 Diese Einschätzung bestätigt der Autor im Interview vom 26.11.2007.

530 Willke, H.: Systemtheorie I. a,a.O., S. 63.

Anhand der verwendeten Substantive wurde deutlich, dass das Diskursfragment spezielles Vorwissen voraussetzte, was auch der Zusammenstellung der Gruppe und dem Projektgruppenauftrag entgegenkam. Zielgruppe des Diskursfragmentes waren benannte Personen in der MDK-Gemeinschaft, und ggf. am Prozess beteiligte (z.B. externe Experten). Der Gesamtprozess sollte nach Möglichkeit innerhalb der MDK-Gemeinschaft bleiben, was dadurch untermauert wurde, dass im Diskursfragment betont wurde: „Es soll sich dabei um eine MDK-interne Handlungsanleitung handeln." Würde die MDK-Gemeinschaft als System bezeichnet, würde darunter ein „... ein Netz zusammengehöriger Operationen verstanden, die sich vom nicht-dazugehörigen System abgrenzen lassen."[531] Das spannende an dieser Definition wäre, dass das „... Nicht-dazugehörige als Umwelt immer schon mitgedacht und mithin in der Auseinandersetzung des Systems mit seiner Umwelt als das grundlegende Problem gesehen wird.[532]

Ingesamt erstreckte sich das Protokoll über drei Textseiten. Unter dem Punkt 5. stand auf der Seite 3: „Nach diesen allgemeinen Diskussionen wird im Plenum der Projektgruppe an den Checklisten gearbeitet, die das Kernstück der Handlungsanleitung bilden werden. ...erklärt sich bereit die redaktionelle Nacharbeit zu übernehmen." In diesem Absatz wurde einmalig im Protokoll Bezug genommen auf die inhaltliche Arbeit an dem Gegenstand der Projektgruppe. Pflegefachliche Aspekte wurden nicht benannt, welches der beruflichen Qualifikation des Autors entspräche In dem Interview eines Projektgruppenmitgliedes hieß es: „...und da wir natürlich die Aufträge (Prüfaufträge, Anm. d. V.) auf uns zukommen sahen haben wir uns in der Fachgruppe zusammengesetzt, MDK-weit, haben Fachleute aus der ganzen Bundesrepublik, aus den einzelnen MDKs zusammengeholt und haben einfach mal begonnen nach den Vorgaben Struktur-Prozess- und Ergebnisqualität Fragen zusammenzustellen aus unserer beruflichen Erfahrung."[533]

---

531 Willke, H.: Systemtheorie I. a.a.O., S. 53.

532 Willke, H.: Systemtheorie I. ebd.

533 W.K.: Interview vom 26.11.2007.

Im Zusammenhang mit der Materialaufbereitung bzw. Feinanalyse wurde deutlich, dass das Schwerpunktthema nicht die Arbeit am Gegenstand war, sondern eine Veränderung des damaligen Diskurses in der MDK-Gemeinschaft und der Spitzenverbände[534] im Hinblick auf die MDK-Gemeinschaft als Prüfer und Kontrolleure die „sture Qualitätskontrollen"[535] durchführten, hin zu MDK-Gemeinschaft welche als Prüfer und unterstützende Berater tätig waren.

In der Feinanalyse wurde sichtbar, dass die ideologische Diskurs-Position des Autors maßgeblich durch seine Rolle bestimmt wurde. Ausgehend davon, dass die Arbeit eines Organisationsmitgliedes auch immer die Organisation selbst reproduziert,[536] sprach er in der Rolle des Geschäftsführers und Projektgruppenleiters im Auftrag des MDK bzw. MDS und folglich im Auftrag der Spitzenverbände der Leistungsträger. An dieser Stelle wurde sichtbar, wie der Autor als Rollenträger mit den bestehenden, d.h. vom System bestehenden Erwartungen umging..[537]

Im diskursiven Kontext des Diskursfragmentes bewegten sich die hegemonialen Diskurse, im Hinblick auf die Ergebnisse der Strukturanalyse im Archiv, signifikant um die Themen ‚Ökonomie' mit ca. 75% in der Zeitschrift ‚Forum-Sozialstation', und ‚Pflegeversicherung allgemein'[538] in der Zeitschrift ‚Altenheim' mit ca. 45%. Bezogen auf das Dossier, dem qualitativen Abbild des Diskurses, nahmen von insgesamt 20 Beiträgen in der Zeitschrift ‚Forum-Sozialstation' in denen über den MDK gesprochen wurde, 5 Beiträge (25%) ebenfalls Bezug auf dessen Rollenverständnis. In der Zeitschrift ‚Altenheim' befassen sich 15 Beiträge mit den MDK-Prüfungen wobei, wie beschrieben, der erste ausführlichere Beitrag im April 1999 erschien.[539] In 10 (ca. 66%) von 15 Beiträgen wurde dabei über das Rollenverständnis des MDK, als Unterthema zum PQsG (Pflege-Qualitätssicherungsgesetz) gesprochen.

[534] Vgl. Anschreiben vom VdAK/AEV vom 04.07.1996.

[535] Vgl. Protokoll vom 16./16.05.1995.

[536] Vgl. Willke,H.: Systemtheorie I, a.a.O., S. 150.

[537] Vgl. Willke, H.: Systemtheorie I. a.a.O., S. 151.

[538] 11 von 41 Beiträgen in Verbindung mit den Thema Ökonomie.

[539] Es handelt sich dabei um den vg. Beitrag von Brucker und Brüggemann.

Zusammenfassend ließe sich zunächst, aufgrund der oben aufgeführten Hinweise behaupten, dass während der Entwicklung der MDK-Prüfkonstrukte im diskursiven Kontext, der Fachzeitschriften ‚Altenheim' und ‚Forum-Sozialstation',[540] existenzielle Themen der Pflegeeinrichtungen vorrangig diskutiert wurden. Dies wurde besonders deutlich in den Jahren 1990-1995, da sich hier der Diskurs um die Problematik der Einführung der Pflegeversicherung, und dementsprechend mit dem turnaround im Hinblick auf die ökonomischen Rahmenbedingungen der Pflege, für die Leistungsempfänger und die Leistungserbringer befasste.

Die hegemonialen Diskurse im Dossier befassten sich übereinstimmend mit dem Diskursfragment der Feinanalyse schwerpunktmäßig mit der Diskussion über das Rollenverständnis des MDK. Dies entsprach dem Ergebnis der Feinanalyse, und, wurde folglich als Resultat oder als Hinweis auf den eigenen Rollenfindungsprozess der MDK-Gemeinschaft interpretiert.. . Innerhalb der Projektgruppe wurden die veränderten ökonomischen Rahmenbedingungen der Einrichtungen durch die Einführung der Pflegeversicherung nicht thematisiert, was dem Auftrag der MDKen entsprach nach „...Beauftragung durch die Landesverbände der Pflegekassen als Qualitätssicherungsinstanz tätig zu sein."[541]

540 Welche den maßgeblichen Diskurs der Pflege im Bereich SGB XI abbilden.

541 Brüggeman, J.: MDK-Konzept zur Qualitätssicherung in der Pflege nach § 80 SGB XI. Deutscher Verein für öffentliche und private Fürsorge. Seminar: Kontakt gestalten. Heimleitung und Heimaufsicht in gemeinsamer Verantwortung. 11. bis 13. Dezember 1996.

V. Gesamtinterpretation des Diskursstrangs

1. Zusammenfassung der Ergebnisse

Bei der Gesamtinterpretation des Diskursstranges werden in Anlehnung an S. JÄGER alle bisher erzielten wesentlichen Ergebnisse aus der Strukturanalyse (Kap. IV. 2 und 3) und aus der Feinanalyse (Kap. IV. 4) reflektiert und zu einer Gesamtaussage über den Diskursstrang in der des betreffenden Sektors zugeführt.[542] Die geführten Interviews fließen dabei als sekundäranalytisches Material in die Gesamtinterpretation mit ein. Es ergeben sich in Bezug auf unser Kernthema die folgenden Schwerpunkte aus den unterschiedlichen Diskursebenen und Analyseverfahren auf.

- Relevanz des Themas Qualität im fachlich-politischen Diskurs
- Fremd- und Selbstverständnis des MDK
- Prüfauftrag und der Prüfkonstrukte des Medizinischen Dienstes

1.1 Relevanz des Themas Qualität im fachlich-politischen Diskurs

Als Ergebnisse der Strukturanalyse läst sich festhalten, dass der diskursive Kontext in den Jahren 1990 bis 1995 signifikant bestimmt wurde von dem Thema ‚Einführung der Pflegeversicherung'. Auf der politischen Diskursebene manifestiert sich dies an den entsprechenden Gesetzesinitiativen. Wie beschrieben, standen in den beiden untersuchten Fachzeitschriften die Themen über die Einführung der Pflegeversicherung - insbesondere in Kombination mit ökonomischen Themen im Vordergrund. Erst danach wurde über das Themenfeld ‚Qualitätsmanagement - allgemein' berichtet. In den Jahren 1996–2000 änderte sich die Diskussion dahingehend, dass in der Zeitschrift ‚Forum-Sozialstation' das Thema ‚Ökonomie' deutlich überwog und die Pflegeversicherung nicht mehr im Vordergrund stand. Auch in der Fachzeitschrift Altenheim fiel das Thema ‚Pflegeversicherung' in der Rangliste der ausgewählten Themen auf den letzten Platz. Hier standen nunmehr die Themen ‚Qua-

[542] Vgl. Jäger, S.: Kritische Diskursanalyse, a.a.O., S. 194.

litätsmanagement - allgemein', und ,- intern' an oberster Position in der Berichterstattung. In den gesamten 1990er Jahren waren die Themengebiete ,Qualitätsprüfrichtlinien' und ,MDK-Prüfung' in beiden Zeitschriften randständige Themen. Als Ausnahme tritt hier die Zeitschrift Forum Sozialstation im untersuchten Zeitraum 1995–2000 in Erscheinung. Immerhin insgesamt 12 Beiträge enthielten Diskursfragmente zu den Einschlusskriterien ,Qualitätsprüfrichtlinien' und ,MDK-Prüfung'. Ab 2001 wandelt sich dieses Bild. Nunmehr berichten beide Fachzeitschriften wesentlich häufiger - zumindest als Unterthemen - über die MDK-Prüfungen; wenngleich das Thema der Qualitätsprüfrichtlinien im gesamten Zeitraum 2001–2005 nicht ein einziges Mal Gegenstand der Berichterstattung in der Zeitschrift Altenheim ist.

Auf der politischen Diskursebene lässt sich parallel hierzu feststellen, dass die Themen ,Qualität', ,Qualitätssicherung' und ,Qualitätsprüfung' in der Pflege bis zum ersten Entwurf des Pflegeversicherungsgesetzes aus dem Jahr 1993 gar nicht auftauchen und erst durch den § 89 a.F. (später § 80 SGB XI) auftreten. Danach stehen die Themen jedoch weiterhin im Schatten ökonomischer und organisatorischer Problemfelder. Ab 2001 steht das Thema plötzlich im Vordergrund politischer Diskurse, ausgelöst durch den Gesetzesentwurf zum PQsG, der das Thema ,Qualitätssicherung' in Kombination mit der begrifflichen Markierung ,Verbraucherschutz' im Titel trägt. Daran schließt sich eine über mehrere Jahre andauernde Diskussion über die passenden Formen der Qualitätssicherung in der Pflege, die verbunden ist mit dem Anspruch, dass sich „Qualität nicht in die Einrichtungen hineinprüfen" ließe. Entgegen diesem Anspruch formuliert der Gesetzgeber jedoch Aufträge in vorher nicht gekannten Umfang und Detaillhaftigkeit an den MDK und versucht mit dem Leistungs- und Qualitätsnachweis ein weiteres Instrument der Qualitätssicherung zu implementieren, das erstmalig den Prüfauftrag des MDK „ergänzen" soll.

Es lässt sich in der Gesamtschau der medialen Diskursebene (Printmedien) und der politischen Diskursebene folgendes feststellen:

1. Politische Diskurse und die Berichterstattung (darüber) in den Fachmedien verlaufen häufig diskontinuierlich. D.h., es lassen sich

z.B. keine investigativen Fachbeiträge in den untersuchten Medien finden. Stets berichten die Medien mit einer entsprechenden zeitlichen Verzögerung, also eher reaktiv, über politische Diskursereignisse.

2. Das Primärinteresse der Medien liegt eindeutig auf Themen der Ökonomie, der (leistungsrechtlichen) Folgen der Gesetzgebung für die Leistungsanbieter und - im weiteren - für die Leistungsempfänger.

3. Wird über Qualität in der Pflege berichtet, so handelt es sich vorwiegend über Qualitätsmanagementansätze, die als freiwillige Qualitätssicherungsmaßnahmen in Einrichtungen realisiert wurden. Die gesetzlichen bzw. vertragliche Anforderungen an das Qualitätsmanagement aus dem SGB XI und bspw. den Gemeinsamen Grundsätzen und Maßstäben nach $ 80 SGB XI sowie aus den Prüfkonstrukten des Medizinischen Dienstes stehen dabei eindeutig im Hintergrund der Berichterstattung.

1.2 Fremd- und Selbstverständnis des MDK

Das Fremdverständnis des MDK lässt sich ableiten aus der im Rahmen der Strukturanalyse durchgeführten Untersuchung der Printmedien und der Dokumente des politischen Sektors. Es zeigt sich das die Relevanz des MDK und seiner Aufgaben nach dem SGB XI auf der politischen Ebene in zunehmenden Maße gestiegen - ohne jedoch, dass sich dies im vergleichbaren Umfang an der Berichterstattung in den Printmedien ablesen ließe. Während der MDK zunächst über das SGB XI einen Aufgabenzuwachs erfuhr, der vom Gesetzgeber nur sehr zurückhaltend ausformuliert wurde, veränderte sich seine Rolle durch die Einführung des PQsG erheblich und in durchaus in ambivalenter Form. Zwar wurden die Rechte des MDK ab 2001 gesetzlich präzise ausformuliert und damit erstmalig überhaupt ein klarer Prüfauftrag durch den Gesetzgeber erteilt, durch die Einführung des PQsG sollte der MDK jedoch nicht mehr die alleinige Verantwortung für die externe Qualitätssicherung zukommen. Durch das parallel zum PQsG novellierte Heimgesetz wurden beide Prüfinstanzen gesetzlich zur geregelten Kooperation verpflichtet, wobei die Rechte des MDK (insb. die Zutrittsrechte) erheblich ausgeweitet wurden. Nunmehr spricht der Gesetzgeber eindeutig von einen „integrierten Ansatz", der Beratung, Empfehlung und Prüfung zusammenfassen soll. Er lässt sich aber nicht darüber aus, wie die überaus dichotomen Zielsetzungen dieser Aufträge korrespondieren könnten bzw. sollten.

Mit den gesetzlich verankerten ‚unabhängigen Sachverständigen und Prüfstellen' sollte der MDK jedoch „sinnvoll entlastet werden" (BT-Drs. 14/5395, S. 46). Hier sah der Gesetzgeber erstmalig die Möglichkeit vor, weitere (externe) Instanzen am Prüfgeschehen verantwortlich einzubeziehen. Eine Möglichkeit, die er später - nach dem Scheitern der Prüf-Verordnung im Bundesrat - erneut im 5. SGB XI-Änderungesetz aufgriff.

In den Printmedien tauchen der MDK und sein Aufgabengebiet als Thema bis zum Jahr 2000 nur sehr vereinzelt auf. So lässt sich über den Verlauf der gesamten 1990er Jahren nur ein Beitrag in der Fachzeitschrift Altenheim über den MDK finden, und dieser ist von Mitarbeitern des MDS in 1999 selbst verfasst worden. Erst ab 2000 verändert sich die Berichterstattung diesbezüglich. Aber auch im Kontext des politischen Diskurses über die Einführung des PQsG stehen in den Printmedien vorrangig andere Themen auf der Agenda. Nur insgesamt lediglich 10 Berichte der beiden Fachzeitschriften thematisieren über 16 Jahre hinweg das Rollenverständnis des MDK - allerdings auch hier in der Regel als Subthema anderer Themen.

Im Ergebnis der Feinanalyse *eines* Diskursfragmentes wurde sichtbar, dass das Diskursfragment den hegemonialen Diskurs im Dossier, über das Rollenverständnis des MDK„ abbildete.. Dabei handelte es sich jedoch um einen MDK-internen Diskurs, der zunächst nicht dem Auftrag der Spitzenverbände, ein Prüfkonzept zu erstellen in dessen Vordergrund deutlich der Prüfaspekt stand, entsprach. Im Ergebnis wurde ebenfalls deutlich, dass das Bemühen um eine entsprechende Veränderung des Diskurses[543] in der MDK-Gemeinschaft und den Spitzenverbänden das Schwerpunktthema in der Projektgruppenarbeit bildete. Entsprechend der beruflichen Qualifikation des Autors wurden pflegefachliche Aspekte im Diskursfragment nicht dokumentiert.

In den flankierend geführten Interviews wurde zu dem Thema Prüfansatz versus Beratungsansatz betont, dass die Fachebenen der Spitzenverbände sich *„…etwas schwer getan haben"* mit diesem beratenden Ansatz der MDK-Gemeinschaft, die *„…politische Ebene der Pflegekassen"* dieses Konzept aber als richtig abgesegnet hat (Interview vom 28.10.07 mit J.W.). Entsprechend der beruflichen Qualifikation des Autors wurden pflegefachliche Aspekte im Diskursfragment nicht dokumentiert.

Mitglieder der Projektgruppe waren vier Pflegefachkräfte, vier Ärzte, ein Sozialversicherungsfachangestellter, und der Projektgruppenleiter mit einer Verwaltungsqualifikation. Am Beratungsprozess extern beteiligt wurde ein Jurist, ein Statistiker und eine Psychologin und Pflegefachkraft. In den begleitend geführten Interviews wurde deutlich, dass eine Vorgabe an die MDKs bestand bei der Besetzung der Projektgruppe ein zahlenmäßig ausgewogenes Verhältnis zwischen Pflegefachkräften und Ärzten herzustellen. In einer diesbezüglichen Mail eines Interviewten heißt es: *„In der Anfangsphase der Pflegeversicherung war es, milde ausgedrückt, noch sehr gewöhnungsbedürftig, dass Pflegefachkräfte im MDK-Bereich gleichberechtigt tätig sein sollten."* Weiter heißt es: *„Natürlich haben das Konzept Praktiker entwickelt, die aber letztlich bei der Prüfung selber auch noch keine praktischen Erfahrungen hatten."*[544] In einem anderem Interview heißt es diesbezüglich: *„Dann setzte sich die Gruppe zusammen aus den von den MDKs gemeldeten Mitarbeitern und in der Regel waren das alles verantwortliche Mitarbeiter, also nicht aus der direkten operativen Ebene der Gutachter, sondern es waren schon leitende Mitarbeiter mit einem entsprechenden Hintergrund."*[545]

---

543 Eine Veränderung Prüfansatzes vom prüforientierten hin zu einem beratungsorientierten Ansatz.

544 Mail von J.W. vom 28.10.2007

545 Interview mit W.K. vom 26.11.2007.

Die Pflegewissenschaften und die Vertreter der Anbieterverbände wurden an diesem Prozess nicht beteiligt. Dazu äußerte sich H. Mauel, Geschäftsführer des Bundesverbandes Privater Anbieter (BPA), im Interview wie folgt: „Wir sind offiziell leider überhaupt nicht beteiligt, sondern die (Prüfkonstrukte, Anm., d. V.) sind erstellt worden vom Medizinischen Dienst der Spitzenverbände."[546]

2. Genealogische Analyse des Prüfauftrags und der Prüfkonstrukte im öffentlichen Diskurs

Ausgangspunkt der genealogischen Diskursanalyse der MDK-Prüfkonstrukte ist die Kernfrage der Diskurstheorie; die Frage auf welche Weise Aussagen „…existieren, was es für sie heißt manifestiert worden zu sein, Spuren hinterlassen zur haben und vielleicht für eine eventuelle Wiederverwendung zu verbleiben; was es für sie heißt, erschienen zu sein – und das keine andere an ihrer Stelle erschienen ist."[547] Für die genealogische Perspektive ist dabei grundlegend zu berücksichtigen, dass die Verknappungssysteme,[548] die Regelungen zum Zugang des Diskurses und die Regelungen des Verhaltens beim Diskurs[549], als der Versuch gelten, das unkontrollierte Wuchern des Diskurses, hier über die MDK-Prüfkonstrukte, zu bändigen und seine Unordnung so zu kontrollieren, das das Unkontrollierbarste vermieden wird.[550]

546 Mauel, H.: Interview vom 06.11.2007.

547 Foucault, M.: Archäologie des Wissens, a.a.O., S. 159.

548 Wie in Kapitel 2 beschrieben spricht von M. FOUCAULT von Ausschließungs- und Verknappungssystemen als einschränkende Prozeduren. Er unterscheidet hier zwischen den diskurs-externen Einschränkungen (das Verbot, die Unterscheidung zwischen Vernunft und Wahnsinn bzw. die Ausgrenzung des Wahnsinns und die Unterscheidung zwischen Wahrheit und Unwahrheit bzw. der Wille zur Wahrheit) und den diskurs-internen Einschränkungen die Foucault auch als Prinzipien der Verknappung bezeichnet (der Kommentar, der Autor, und die Organisation des Wissens bzw. das Prinzip der Disziplinen.

549 Bei dieser Gruppe von Prozeduren geht es um die Verknappung des sprechenden Subjektes, welchem über die Vorgabe bestimmter Regeln der Zugang zum Diskurs gewährt oder versagt wird (z.B. über Qualifikation), vgl. hierzu auch Kapitel 2.

550 Vgl. Foucault, M..: Die Ordnung des Diskurses, a.a.O., S. 11.

Für die Diskursanalyse der MDK-Prüfkonstrukte ist M. Foucaults Verständnis von Wahrheit evident: „ Wichtig ist ... dass die Wahrheit weder außerhalb der Macht steht noch ohne Macht ist (...) Die Wahrheit ist von dieser Welt; in dieser wird sie aufgrund vielfältiger Zwänge produziert ... Jede Gesellschaft hat ihre eigene Ordnung der Wahrheit, ihr(e) allgemeine Politik der Wahrheit: d.h. sie akzeptiert bestimmte Diskurse, die sie als wahre Diskurse funktionieren lässt; es gibt Mechanismen und Instanzen, die eine Unterscheidung von wahren und falschen Aussagen ermöglichen und den Modus festlegen, in dem die einen oder anderen sanktioniert werden... (FOUCAULT 1978B, S. 51FF)"[551] Dabei ist mit Wahrheit das „...Ensemble der Regeln, nach denen das Wahre vom Falschen geschieden und das Wahre mit spezifischen Machtwirkungen ausgestattet wird (FOUCAULT 1978B, S. 51FF.)" gemeint.[552] Das bedeutet, Wissen und Wahrheit sind an Machtwirkungen gebunden; sie erscheinen als eine Dimension und Wirkmöglichkeit von Macht.[553]

Wird sich in der genealogischen Analyse „...auf das negative Spiel einer Beschneidung und Verknappung...".[554] konzentriert, stellt sich die Frage, *warum* dort, wo über den MDK gesprochen wurde, schwerpunktmäßig das Rollenverständnis des MDK und damit über seinen Auftrag besprochen wurde. Vor dem Hintergrund, das nicht alles was sich sagen ließe auch gesagt wird[555], offenbart sich„ dass der öffentliche Diskurs das erste MDK-Prüfkonstrukt ausschloss, und ebenfalls das zweite und dritte Prüfkonstrukt im öffentlichen Diskurs nur lediglich angekündigt wurden.

Bezogen auf das erste MDK-Prüfkonzept wird sichtbar, dass es sich hierbei um eine MDK-interne Handlungsanleitung handelte, eine „Ar-

551 Vgl. Jäger, S.: Kritische Diskursanalyse, a.a.O., S. 226.

552 Jäger, S.: Kritische Diskursanalyse, a.a. O., S. 227.

553 Vgl. Bublitz, H.: Archäologie und Genealogie. In: Marcus S. Kleiner (Hg.). Michel Foucault. Eine Einführung in sein Denken. Campus Verlag. Frankfurt am Main 2001, S. 32.

554 Foucault, M..: Die Ordnung des Diskurses, a.a.O., S. 11.

555 Keller, R.: Diskursforschung, a.a.O., S. 45.

beitshilfe"[556], die gesetzlich erst in der zweiten Version, sieben Jahre später, mit dem PQsG legitimiert werden sollte. Diese zweite Version wurde im politischen Diskurs dann auch nicht mehr als ‚Arbeitshilfe' dargestellt, sondern als ein „Leitfaden für eine einheitliche Umsetzung der Qualitätsprüfungen nach § 80 SGB XI"[557] und als ein „hilfreiches Instrument zur Selbstevaluation" für die Pflegeeinrichtungen[558].

Würden die MDK-Gemeinschaft und die Spitzenverbände als Diskursgesellschaft betrachtet, handelte es sich nach M. FOUCAULT um Gemeinschaften, die den Diskurs tragen. Wollte man sich an einem Diskurs beteiligen, müsste man deswegen in diese Gemeinschaften aufgenommen werden.[559] Diskursgesellschaften bewahren, im Sinne von Begrenzung, die Diskurse auf und produzieren sie gleichsam, „...um sie in einem geschlossenen Raum zirkulieren zu lassen und sie nur nach bestimmten Regeln zu verteilen, so dass die Inhaber bei dieser Verteilung nicht enteignet werden."[560]

In der Praxis fanden zeitgleich MDK-Prüfungen auf der Grundlage des ersten erstellten MDK-Prüfkonstruktes statt, die aus dem öffentlichen Diskurs dadurch ausgeschlossen waren, dass ihre Durchführung und ihre Ergebnisse in beiden Fachzeitschriften nicht besprochen wurden. Es wurde weder die gesetzliche Legitimation des Prüfkonstruktes noch dessen fachliche Inhalte und dessen Weiterentwicklung in die zweite und dritte Version diskutiert. MDK-Prüfungen nach dem zweiten und dritten MDK-Prüfkonstrukt wurden ebenfalls nicht thematisiert.

Bemerkenswert ist ebenfalls, dass wenn über den MDK gesprochen wurde, dies häufig von MitarbeiterInnen der MDK-Gemeinschaft selbst geschah, welche einen Diskurs über die Mängel in der Pflegeprozessdokumentation eröffneten.[561] Sind Diskurse „...dasjenige worum und wo-

---

556 Zweiter Bericht über die Entwicklung der Pflegeversicherung, 2001, S. 102.

557 Zweiter Bericht, ebd.

558 Zweiter Bericht, ebd.

559 Vgl. Knoblauch, H.: Wissenssoziologie, a.a. O., S. 216.

560 Foucault, M.: Die Ordnung des Diskurses, a.a.O., S. 27.

561 Beispiele hierfür sind: Krebs, E. (stellvertretende Leitende Pflegefachkraft beim MDK): Mehr als eine Qualitätskontrolle. In: Forum-Sozialstation. Nr. 93. August 1998.

mit in der Gesellschaft gekämpft wird[562]" und damit „...die Macht derer man sich zu bemächtigen sucht"[563] wäre dies der Versuch, den Diskurs zu kontrollieren um „...das Unkontrollierbarste"[564] zu vermeiden. Beispielsweise einen Diskurs über die rechtliche Legitimität und die fachlichen Inhalte der Prüfkonstrukte.

Bei der Analyse der Projektgruppenarbeit zur Erstellung des ersten Prüfkonstruktes wurde deutlich, dass die Disziplin der Pflegewissenschaft nicht beteiligt war, und institutionell die Anbieterverbände ebenfalls vom Prozess ausgeschlossen waren. [565] D..h. es kam durch diese Organisation des Wissens zu einer weiteren systematischen Beschränkung.[566] Institutionell wurden ebenfalls die Anbieterverbände vom Prozess ausgeschlossen.[567] Wird die Institution der Projektgruppe diskurstheoretisch als zugangsbeschränkendes Ritual betrachtet, dann definiert es die Qualifikationen, „...welche die sprechenden Individuen besitzen müssen (...) es definiert die Gesten, die Verhaltensweisen, die Umstände und alle Zeichen, welche den Diskurs begleiten müssen; es fixiert schließlich die vorausgesetzte oder erzwungene Wirksamkeit der Worte, ihre Wirkung auf ihre Adressaten und die Grenzen ihrer zwingenden Kräfte."[568]

Brüggemann, J. (MDS): Pflegeprozess: Steuern statt schlingen. In: Forum-Sozialstation. Nr. 99. August 1999.

Brüggemann, J. (MDS): Was Pflegedienstleitungen leisten müssen. In: Forum-Sozialstation. Nr. 109. April 2001.

Bruckner, U. (Leiter der Abteilung Pflege im MDS): Der Mangelhafte Umgang mit der Dokumentation schadet der Professionellen Pflege. In: Forum-Sozialstation. Nr. 109. April 2001.

562 Foucault, M.: Die Ordnung des Diskurses. Fischer. Frankfurt am Main. 2007. S. 11.

563 Foucault, M.: Die Ordnung des Diskurses, ebd.

564 Foucault, M.: Die Ordnung des Diskurses, ebd.

565 Vgl. Interview mit Herrn Mauel vom 06.11.2007.

566 Vgl. Knoblauch, H.: Wissenssoziologie, a.a.O., S. 215.

567 Vgl. Interview mit Herrn Mauel vom 06.11.2007.

568 Foucault, M.: Die Ordnung des Diskurses, a.a.O., S. 28.

VI. Methodenreflexion

Nach dem Soziologen R. KELLER trat die *analyse du discours* der 60er Jahre mit dem Anspruch an „...über ‚automatisierte', quantifizierende computergestützte Auswertungsverfahren den subjektiven Faktor des Forschers auszuschalten und damit eine genuin wissenschaftliche und objektive Textanalyse erst zu begründen (vgl. Williams 1999; Guilhaumou 2005)"[569] Die Diskursforschung beanspruchte damit zunächst einen Überlegenheitsanspruch gegenüber den ‚unkontrollierten' hermeneutisch-interpretativen Vorgehensweisen, der heute in dieser Radikalität als gescheitert gilt.[570] „Die neuere sozialwissenschaftliche Hermeneutik beschäftigt sich vielmehr mit den Möglichkeiten der methodischen Kontrolle von Interpretationsprozessen und wird genau in dieser Hinsicht für die Diskursforschung relevant."[571] Heute wird die Diskursforschung auch als interpretative Analytik bezeichnet, d.h. mit einem Begriff der Interpretation und analytisches Vorgehen zusammengebracht.[572] M. FOUCAULT formulierte in der „Archäologie des Wissens": „Es stimmt, dass ich die Archäologie nie als eine Wissenschaft präsentiert habe, nicht einmal als die erste Grundlage einer künftigen Wissenschaft."[573]

Bei der Durchführung der Diskursanalyse gibt S. JÄGER die eigene Eingebundenheit der Wissenschaftler in ein oder mehrere Alltags- bzw. Spezialdiskurse zu bedenken, was sowohl für die gewählte Methode als auch für die spezifischen Fragestellungen gilt, auf der sie ihr Interesse richten. Er betont, dass auch die Wissenschaft eingebunden ist in gesellschaftliche Machtverhältnisse, den Gesamtdiskurs und den „...laufenden aktuellen wissenschaftlichen Diskurs der Diziplin(en) oder auch in eine bestimmte »Schule«, der sich der Wissenschaftler/die Wissen-

569 Keller, R.: Diskursforschung, a.a.O., S. 72.

570 Vgl. Keller, R.: Diskursforschung. ebd.

571 Keller, R.: Diskursforschung. ebd.

572 Keller, R.: Diskursforschung. ebd.

573 Foucault, M.: Archäologie des Wissens, a.a.O., S. 294.

schaftlerin aus dem einen oder anderen Grund zugehörig fühlt."[574] Mithin in die von M. FOUCAULT in der Genealogie formulierten Verknappungssysteme, die Regelungen zum Zugang des Diskurses und die Regelungen des Verhaltens beim Diskurs.[575] Aus systemtheoretischer Sicht sind diesbezüglich u. a. die »semantischen Codes«, hier in der Ausbildung einer Spezialsprache, der Wissenschaftssysteme von Bedeutung. Die Spezialsprache erlaubt die Differenzierung zwischen systeminternen Kommunikationen und der gesellschaftlichen (allgemeinen) Kommunikation, und definiert damit die Systemzugehörigkeit.[576] Wer die Spezialsprache nicht verwendet, ist aber im Umkehrschluss nicht anschlussfähig und wird mithin im System nicht gehört. „Der einzelne Wissenschaftler muss sich in diesen Komplex hineinbegeben und sich den sog. »Stand der Forschung« aneignen und prüfen, inwieweit dieser Hilfestellung für die von ihm formulierte Fragestellung bereitstellt. Mit anderen Worten: Er muß sich den Diskurs, in dem er sich »bewegt« und in den er »verstrickt« ist, kennen und ihn sich bewusst machen."[577]

Auf methodischer Ebene, muss sich auch die Diskurstheorie die Frage nach der Verallgemeinerbarkeit der Analyseergebnisse stellen. S. JÄGER beschreibt dahingehend das Problem der qualitativ vollständigen Erfassung von Diskurssträngen, was die Aussagefähigkeit der vorgenommenen Analysen betrifft.[578] Ihm zur Folge ist die „... Trennung von Quantität und Qualität in der Diskurstheorie und somit auch in der Diskursanalyse aufgehoben. Da bereits das einzelne Sozial ist, bereitet der Übergang vom Individuellen zum Gesellschaftlichen auch keine Prinzipiellen Schwierigkeiten mehr (...) Es geht bei der Analyse von Diskursen darum, die (zu erwartenden) Lücken zwischen dem Ausschnitt des Sozialen, den das einzelne Diskursfragment repräsentiert, und dem Sozialen insgesamt, den der Diskursstrang darstellt zu schließen."[579] Den

574 Jäger, S.: Kritische Diskursanalyse,a.a.O., S. 217.

575 Foucault, M..: Die Ordnung des Diskurses, a.a.O., S. 11.

576 Vgl. Willke,H.: Systemtheorie I., a.a.O., S. 67.

577 Jäger, S.: Kritische Diskursanalyse, a.a.O., S. 217.

578 Jäger, S.: Kritische Diskursanalyse. a.a.O., S. 194.

579 Jäger, S. Kritische Diskursanalyse. a.a.O., S. 205.

Kern der Diskursanalyse bildet „...die Vervollständigung des Corpus und die qualitative Struktur des Dossiers und damit auch der erzielten Ergebnisse. Es geht also um die Frage der qualitativen Vollständigkeit und nicht darum, erzielte Ergebnisse irgendwie quantitativ »hochzurechnen«."[580]

Aufgrund dessen, dass Moralvorstellungen an verschiedene Kulturen gebunden und äußerst heterogen sind, wird die Kritik der kritischen Diskursanalyse gesellschaftstheoretisch als gesellschaftsspezifisch und gesellschaftsimmanent betrachtet. Zu fragen ist, ob die in einer Gesellschaft herrschende Moral, d.h. die im wesentlichen offiziell akzeptierte Moral, mit den formulierten moralischen Ansprüchen dieser Gesellschaft übereinstimmt und in wessen Interessen sie als Wahrheit gehandelt wird.[581]

580 Jäger, S. Kritische Diskursanalyse. a.a.O., S. 205–206.

581 Jäger, S. Kritische Diskursanalyse. a.a.O., S. 230.

VII. Weiterführende Fragestellungen

Die in den vorherigen Kapitel dargestellten Grenzen des diskurstheoretischen Ansatzes führen unmittelbar zu der Frage, wie die beschriebenen Legitimierungen kompensiert werden können. Das beschriebene Eingebundensein der Wissenschaft bzw. des Wissenschaftlers in die hegemoniale Machtstruktur gesellschaftlicher Diskurse richtet die Frage darauf, wie Erscheinungen (Phänomene) so betrachtet bzw. erforscht werden können, wie sie sind „...und nicht wie sie aufgrund von Vorkenntnissen, Vorurteilen oder Theorien erscheinen mögen."[582] Da Denken und Erkennen niemals monistisch ist, verlangt die Reflexion der dargestellten blinden Flecke (in) der Diskurstheorie einen pluralistischen Ansatz, der im Sinne der Triangulation, berücksichtigt, dass der (forschende) Beobachter, die Beobachtung und das Beobachtete stets eine Einheit bilden und er selbst des Weiteren eingebunden ist in die gesellschaftlichen Machtverhältnisse, die er zu untersuchen versucht.

Die Verknüpfung einzelnen theoretischer Denkfolien führt auf wissenschaftstheoretischer Ebene zur Frage, welche ergänzende Theorie

a) kompatibel mit der Diskurstheorie ist und

b) deren theoriebedingten blinden Flecken auszuleuchten vermag.

In der vorliegenden Arbeit haben wir an verschiedenen Stellen - eher punktuell - versucht, mit der neueren Systemtheorie nach N. LUHMANN dies zu leisten. Die Kompatibilität von Diskurstheorie und Systemtheorie ergibt sich für uns u.a. aus

- einer beiden Theoriefolien zugrunde liegenden subsidiären Subjektperspektive
- einem durchaus vergleichbarem Machtverständnis, das nicht personal gebunden, sondern in seiner Relationalität analysierbar wird,
- einem ebenfalls vergleichbarem Diskurs- bzw. Kommunikationsgrundverständnis, und

[582] Lamnek, S.: Qualitative Sozialforschung. Band 1: Methodologie, 3. Aufl., Weinheim 1995, S. 59

- den nicht-linearen Koppelungen zwischen Bewusstsein und Kommunikation/diskursiver Praxis.

Eine kohärente Zusammenführung von Diskurs- und Systemtheorie könnte auf der analytischen Ebene Felder ausleuchten, die in der einen wie in der anderen Theoriefolie blinde Flecken aufweisen.

Auf der Methodenebene ist mitzudenken, dass „...der Zugriff der Methode ihren Gegenstand verändert und umgestaltet, dass sich die Methode also nicht mehr vom Gegenstand distanzieren kann."[583] Im Sinne der ‚*within-method*' nach N.K. DENZIN[584] wäre zu prüfen, inwiefern der hier gewählte diskurstheoretische Ansatz durch eine Erweiterung mit Hilfe einer Dispositivanalyse (im Sinne S. JÄGER, vgl. Kap.III. 5) zu einem Mehr an Erkenntnisgewinn führen würde.

S. JÄGER stellt im Hinblick auf seine „Überlegungen zur Analyse von Dispositiven" fest, dass „Diskurse ... keine eigenständig und unabhängig existierende Phänomene (sind); sie bilden (vielmehr) Elemente von und sind die Voraussetzung für die Existenz von sogenannten Dispositiven."[585] Neben den - hier primär untersuchten - diskursiven Praxen wären dann verstärkt auch nicht-diskursive Praxen als Handlungen, in denen Wissen transportiert wird, denen Wissen vorausgeht bzw. die ständig von Wissen begleitet sind zu untersuchen.

Für eine weiterführende Untersuchung würde dies bedeuten, die Prüfvorgänge der MDK-Prüfer z.B. in ihrer Wechselwirkung mit den Akteuren in den Einrichtungen beobachtet und analysiert werden müsste und die Ergebnisse dieser Analyse den Ergebnissen der vorliegenden Arbeit (bspw. dem dichotomen Prüf-Beratungsauftrag des MDK) gegenüberzustellen.

In einem weiteren Schritt könnten dann untersucht werden, wie durch die diskursiven und die nicht-diskursiven Praxen die Existenz von Sichtbarkeiten/Gegenständen aufrechterhalten wird. Sichtbarkeiten

---

583 Lamnek, S.: a.a.O., S. 247

584 Vgl. Flick, U.: Triangulation. Eine Einführung, Wiesbaden 2004 und Lamnek, S., a.a.O., S. 245 ff

585 Jäger, S.: Diskurs und Wissen, a.a.O., S. 108

bzw. Vergegenständlichungen werden im Sinne S. Jäger erst verstehbar durch die Analyse ihres Zusammenwirkens mit diskursiven und nicht-diskursiven Praxen.

Verstehen wir unter Sichtbarkeiten das, was sich in Pflegeeinrichtungen nach vollzogener MDK-Prüfung an (Nicht-)Aktivitäten beobachten lässt, so stellt sich im Weiteren die Frage, ob das sichtbare Nicht-Entscheiden bzw. Entscheiden der Pflegeeinrichtung zurückführbar ist auf die diskursiven (das Prüfkonstrukt des MDK) und nicht-diskursiven Praxen (das Prüfhandeln des MDK) oder inwiefern es sich dabei um ‚Als-ob-Spiele' im Sinne G. ORTMANNs[586] handelt.

Darüber hinaus lässt sich sicherlich auch die von S. JÄGER dargestellte dispositive Rückwirkung der Sichtbarkeiten/Vergegenständlichungen auf die diskursiven Praxen untersuchen. Also, haben sich Entscheidungen der Pflegeeinrichtungen (nach erfolgter Prüfung und unabhängig davon) auf das in den Prüfkonstrukten des Medizinischen Dienstes hinterlegte Wissen ausgewirkt? Und welchen Einfluss haben nicht-diskursive Praxen auf die Entwicklung der Prüfkonstrukte gehabt?

Nicht unbedeutend wäre auch die dispositive Erforschung der Einwirkungen von Interessengruppen - also von Personen und Personengruppen, die selbst nicht unmittelbar am Entscheidungsprozess beteiligt sind - auf den Entstehungs- und Weiterentwicklungsprozesse des Prüfkonstruktes, aber auch der Aufgaben des MDK. Welche Rolle spielen hierbei also *private interest groups* (private Interessengruppen wie Berufsvereinigungen, Trägerverbände, Gewerkschaften, Kartelle etc.) und welche Rolle spielen demgegenüber *public interest groups*, die die Interessen von Selbsthilfegruppen, pflegebedürftigen Menschen, Angehörigen etc. vertreten? Und welche Bedeutung kommen vorgelagerte Runden Tische und Kommissionen zu? Denn die Prüfkonstrukte sind, wie wir feststellen konnten, nicht in einem interessenfreien Raum erstellt worden. Vielmehr war der Prozess von höchst unterschiedlichen Perspektiven und Anforderungen begleitet, bis hin zu der Grundsatzfrage der Spit-

[586] Ortmann, G.: Als Ob. Fiktionen und Organisationen, Wiesbaden 2004 und ders.: Regel und Ausnahme. Paradoxien sozialer Ordnung, Frankfurt a.M. 2003

zenverbände der Pflegekassen (in 1995), welcher Auftrag das Handeln der Projektgruppe ‚Externe Qualitätssicherung/Vertragswesen SGB XI' eigentlich zugrunde liegen würde.

In der Verbindung der in dieser Arbeit durchgeführten Diskursanalyse, der von S. JÄGER herausgearbeiteten Dispositivanalyse und einer - auf der theoretischen Metaebene zu realisierenden - systemtheoretischen Reflexion könnten u. E. Zusammenhänge erkennbar werden, die sich in der ausschließlich diskursanalytisch durchgeführten Untersuchung als zwangsläufig blinde Flecken darstellen und somit in dieser nicht erkennbar werden können.

Literaturverzeichnis

Adorno, T.W.: Jargon der Eigentlichkeit. Zur deutschen Ideologie, Frankfurt a.M. 1964.

Baecker, D.: Qualität als systemtheoretischer Begriff. In: Zollonz, H.-D.: Lexikon Qualitätsmanagement, München Wien, 2001, S. 857-859.

Behr, J.-H. et al.: SGB V/SGB XI-Kommentar. Fortsetzungswerk in vier Ordnern, Remagen o.J.

Borutta, M.: Zwischen Marketing und Wertorientierung. Qualitätsmanagement in der Altenpflege. In: Dr. med. Mabuse - Zeitschrift für das Gesundheitswesen Nr. 143, Frankfurt a. M., 28. Jg., S. 43-51.

Borutta, M.: Mit der Bürokratie gegen die Bürokratie. die Entbürokratisierungsdebatte in der Altenpflege aus der Perspektive der neueren Systemtheorie nach Niklas Luhmann, Printernet 6/2006, 8. Jg., S. 334-340.

Borutta, M.: Von der lernenden zur kompetenten Organisation. Wissensmanagement in Pflegeeinrichtungen aus systemtheoretischer Perspektive. In: PrinterNet/ Pflegemanagement 2/2007, 9. Jg., S. 5-12.

Borutta, M.: Entwicklung eines regionalen Demenz-Labels in der Region Aachen. In: Fuchs-Frohnhofen, P.; Riesner, C., Borutta, M.: INTEGRA. Gute Arbeit und gute Pflege für demenzkranke alte Menschen. Ergebnisse und Perspektiven eines Modellprojekts, Marburg 2008, S. 27-56.

Bröckling, U. et al. (Hrsg.): Gouvernementalität der Gegenwart. Studien zur Ökonomisierung des Sozialen, Frankfurt a.M. 2000.

Bröckling, U.: Totale Mobilmachung. Menschenführung im Qualitäts- und Selbstmanagement. In: ders et al. (Hrsg.): Gouvernementalität der Gegenwart, Frankfurt a.M. 2000, S. 131-167.

Brüggemann, J.: MDK-Konzept zur Qualitätssicherung in der Pflege nach § 80 SGB XI. Deutscher Verein für öffentliche und private Fürsorge. Seminar: Kontakt gestalten. Heimleitung und Heimaufsicht in gemeinsamer Verantwortung. 11. bis 13. Dezember 1996.

Bublitz, H. et al. (Hrsg.): Das Wuchern der Diskurse. Perspektiven der Diskursanalyse Foucaults, Frankfurt, New York 1999.

Bublitz, H.: Diskursanalyse - (k)eine Methode? Eine Einleitung. In: Bublitz, H. et al. (Hrsg.): Das Wuchern der Diskurse. Perspektiven der Diskursanalyse Foucaults, Frankfurt, New York 1999.

Bublitz, H.: Archäologie und Genealogie. In: Marcus S. Kleiner (Hg.). Michel Foucault. Eine Einführung in sein Denken. Campus Verlag. Frankfurt am Main 2001, S. 27-39.

Bublitz, H.: Diskurs, Bielefeld 2003.

Bublitz, H.: Differenz und Integration. Zur diskursanalytischen Rekonstruktion der Regelstrukturen sozialer Wirklichkeit. In: Keller, R.: Handbuch Sozialwissenschaftliche Diskursanalyse. Bd. 1: Theorien und Methoden, 2. Aufl., Weinheim 2006, S. 227–262.

Bundesanzeiger: Bekanntmachung der Gemeinsamen Grundsätze und Maßstäbe zur Qualität und Qualitätssicherung einschließlich des Verfahrens zur Durchführung von Qualitätsprüfungen nach § 80 SGB XI, Bundesanzeiger, Jg. 48, vom 31.05.1996.

Bundeskonferenz zur Qualitätssicherung bei Pflegebedürftigkeit: Memorandum zur Qualitätssicherung, Hamburg 1993.

Bundesministerium für Familie, Senioren, Frauen und Jugend: Vierter Bericht zur Lage der älteren Generation, Bonn 2002.

Bundesministerium für Familie, Senioren, Frauen und Jugend: Identifizierung von Entbürokratisierungspotenzialen in der stationären Altenpflege in Deutschland. Abschlussbericht, Berlin 2006.

Bundesministerium für Gesundheit: Referentenentwurf zum Pflegeweiterentwicklungsgesetzes (PfWG-Referentenentwurf) vom 10.09.2007.

Deleuze, G.: Foucault, Frankfurt a.M. 1992.

Donabedian, A.: The Definition of Quality and Approaches to its Assessment an Monitorin, Vol. 1 Ann Arbor 1980.

Eckold, M.: Medien der Macht. Macht der Medien, Berlin 2007.

Fink-Eitel, H.: Michel Foucault zur Einführung, 4. Aufl., Hamburg 2002.

Fleck, L.: Entstehung und Entwicklung einer wissenschaftlichen Tatsache. Einführung in die Lehre vom Denkstil und Denkkollektiv, Frankfurt a.M. 1980.

Fleischer, M. (Hrsg.): Philosophen des 20. Jahrhunderts. Eine Einführung, 4. Aufl., Darmstadt 1995.

Flick, U.: Triangulation. Eine Einführung, Wiesbaden 2004.

Foucault, M.: Wahnsinn und Gesellschaft. Frankfurt a.M. 1973.

Foucault, M.: Die Ordnung der Dinge, Frankfurt a.M. 1974.

Foucault, M.: Dispositive der Macht. Über Sexualität, Wissen und Macht, Berlin 1978.

Foucault, M.: Wahrheit und Macht. Interview mit Michel Foucault von A. Fontana und P. Pasquino. In: Ders.: Dispositive der Macht. Über Sexualität, Wissen und Wahrheit, Berlin 1978, S. 21–54 .

Foucault, M.: Archäologie des Wissens, Frankfurt a. M. 1981.

Foucault, M.: Der Wille zum Wissen. Sexualität und Wahrheit I, Frankfurt a.M. 1983.

Foucault, M.: Überwachen und Strafen. Die Geburt des Gefängnisses, Frankfurt a.M. 1994 Foucault, M.: Die Geburt der Klinik. Eine Archäologie des ärztlichen Blicks, 5. Aufl., Frankfurt a.M. 1999.

Foucault, M.: Die Gouvernementalität. In: Bröckling, U. et al. (Hrsg.): Gouvernementalität der Gegenwart. Studien zur Ökonomisierung des Sozialen, Frankfurt a.M. 2000, S. 41-67.

Foucault, M.: Nietzsche, die Genealogie, die Historie. In: Mazumdar, P.: Foucault, München 2001.

Foucault, M.: Die Ordnung des Diskurses, 9. Aufl., Frankfurt a.M. 2003.

Foucault, M.: Analytik der Macht, Frankfurt a.M. 2005.

Foucault, M.: Nietzsche, die Genealogie, die Historie. In: Schriften, Bd. 2, Frankfurt a.M. 2005, S. 166-191.

Foucault, M.: Sicherheit, Territorium, Bevölkerung. Geschichte der Gouvernementalität I., Frankfurt a.M. 2006.

Foucault, M.: Die Geburt der Biopolitik. Geschichte der Gouvernementalität II., Frankfurt a.M. 2006.

Foucault, M.: Die Anormalen, Frankfurt a.M., 2007.

Friesacher, H.: Foucaults Konzept der Gouvernementalität als Analyseinstrument für die Pflegewissenschaft. In: Pflege, 17. Jg., 2004, S. 364-374.

Fuchs, P.: Moderne Kommunikation, Frankfurt a.M. 1993.

Gärtner, H.: Qualitätsmanagement zwischen Steuerungsinstrument und Betriebsaccessoire. Schutzreaktionen der Einrichtungen vor ‚organisationaler Psychose', Katholische Fachhochschule Nordrhein-Westfalen: Jahrbuch 2005. 10 Jahre Fachbereich Gesundheitswesen, Münster 2005, S. 146-159.

Gerhard, U., Link, J., Parr, R.: Diskurstheorien und Diskurs. In: Metzler Lexikon Literatur- und Kulturtheorie (Hrsg.: Nünning, A.), Stuttgart und Weimar 2004.

Goertz, H.-J.: Geschichte. Ein Grundkurs, 3. Aufl., Reinbek b. Hamburg 2007.

Guilhaumou, J.: Geschichte und Sprachwissenschaft - Wege und Stationen (in) der ‚analyse du discours'. In: R. Keller: Handbuch der sozialwissenschaftlichen Diskursanalyse. Band 2, Wiesbaden 2004, S. 19-66.

Heisenberg, W.: Das Naturbild der heutigen Physik, 1965.

Jäger, M.: Fatale Effekte. Die Kritik am Patriarchat im Einwanderungsdiskurs, Duisburg 1996.

Jäger, S.: Dispositiv. In: Kleiner, M. (Hrsg.): Michel Foucault. Eine Einführung in sein Denken, Frankfurt/New York 2001, S. 72-89.

Jäger, S.: Kritische Diskursanalyse. Eine Einführung. 4. Aufl., Münster 2004.

Jäger, S.: Diskurstheoretische Ansätze im Überblick. In: ders.: Kritische Diskursanalyse. Eine Einführung, Münster 2004.

Jäger, S.: Diskurs und Wissen. Theoretische und methodische Aspekte einer Kritischen Diskurs- und Dispositivanalyse. In: Keller, R. et al.: Handbuch Sozialwissenschaftliche Diskursanalyse. Band 1: Theorien und Methoden, 2. Aufl., Wiesbaden 2006, S. 83–114.

Jäger, S.: Bemerkungen zur Durchführung von Diskursanalysen. Vortrag auf der Tagung „Das große Wuchern des Diskurses. Der Diskurs als unberechenbares Ereignis" am 3. und 4.7.1997 in der Universität GH Paderborn. Duisburg 2006.

Jäger, M. u. Jäger, S.: Deutungskämpfe. Theorie und Praxis Kritischer Diskursanalyse, Wiesbaden 2007.

Kajetzke, L.: Wissen im Diskurs. Ein Theorievergleich von Bourdieu und Foucault, Wiesbaden 2008

Keller, R.: Handbuch Sozialwissenschaftliche Diskursanalyse, Band 2: Forschungspraxis, 2. Aufl., Wiesbaden 2004.

Keller, R.: Handbuch Sozialwissenschaftliche Diskursanalyse, Band 1: Theorien und Methoden, 2. Aufl., Wiesbaden 2006.

Keller, R.: Diskursforschung. Eine Einführung für SozialwissenschaftlerInnen, 3. Aufl., Wiesbaden 2007.

Keller, R.: Diskursforschung, 3. Aufl., Weinheim 2007.

Kieserling, A.: Kommunikation unter Anwesenden. Studien über Interaktionssysteme, Frankfurt a.M. 1999.

Klie, T.: Pflegeversicherung, 3. Aufl., Hannover 1996.

Klie, T.: Pflegeversicherung, 4. Aufl., Hannover 1998.

Klie, T.: Pflegeversicherung, 5. Aufl., Hannover 1999.

Klie, T.: Pflegeversicherung, 6. Aufl., Hannover 2001.

Klie, T.: Pflegeversicherung, 7. Aufl., Hannover 2005.

Kohlen, H.: Ethical Challenges for the Nursing Professions in the Future. Taking care of moral space: The Example of the Policy Statement on Nutritional Support for the Elderly in Germany. In: Nursing Ethics, 2007 (im Original von der Autorin zur Verfügung gestellt).

Krauskopf, D.: Kommentar zum SGB XI, München 2001.

Kühl, S.: Paradoxe und ungewollte Nebenfolgen des Qualitätsmanagements. In: Wächter, H. et al.: Qualitätsmanagement in Organisationen. DIN ISO 9000 und TQM auf dem Prüfstand, Wiesbaden 2001, S. 75–114.

Küpers, W.M.: Modelle der Dienstleistungsqualität. In: Zollonz, H.-D.: Lexikon Qualitätsmanagement, München, Wien 2001, S. 589-598.

Lamnek, S.: Qualitative Sozialforschung. 4. Auflage, Weinheim, Basel 2005.

Lemke, T.: Gouvernementaltiät und Biopolitik, Wiesbaden 2007.

Lieckweg, T.: Strukturelle Kopplung von Funktionssystemen über Organisation. In: Soziale Systeme 2001, H2, 267-289.

Link, J.: Versuch über den Normalismus. Wie Normalität produziert wird, 2. akt. Aufl., Wiesbaden 1999.

Luhmann, N.: Soziologie des Risikos, Berlin, New York 2003.

Luhmann, N.: Die Gesellschaft der Gesellschaft, Bd. 1 und 2, Frankfurt a. M. 1998.

Luhmann, N.: Macht, 3. Aufl., Stuttgart 2003.

Mayer, H.: Pflegeforschung anwenden. 2. akt. Aufl., Wien 2007.

Medizinsicher Dienst der Krankenversicherung: MDK-Konzept zur Qualitätssicherung der Pflege nach SGB XI, Essen 1996.

Medizinsicher Dienst der Krankenversicherung: MDK-Anleitung zur Prüfung der Qualität nach § 80 in der ambulanten Pflege, 2. Aufl., Essen 2000.

Medizinsicher Dienst der Krankenversicherung: MDK-Anleitung zur Prüfung der Qualität nach § 80 in der stationären Pflege, 2. Aufl., Essen 2000.

Medizinischer Dient der Krankenversicherung: 1. Bericht des MDS nach § 118 Abs. 4 SGB XI, Essen 2001.

Medizinischer Dienst der Spitzenverbände der Krankenkassen e.V. (MDS): Kurz & bündig. Die MDK-Gemeinschaft, 8. Aufl., Essen 2004.

Medizinischer Dient der Krankenversicherung: 2. Bericht des MDS nach § 118 Abs. 4 SGB XI, Essen 2004.

Medizinischer Dient der Krankenversicherung: Richtlinien, Erhebungsbogen, MDK-Anleitung. Grundlagen der MDK-Qualitätsprüfungen in der ambulanten Pflege, Essen 2005.

Medizinischer Dient der Krankenversicherung: Richtlinien, Erhebungsbogen, MDK-Anleitung. Grundlagen der MDK-Qualitätsprüfungen in der stationären Pflege, Essen 2005.

MDK Rheinland-Pfalz: Beratungsangebote für stationäre und ambulante Pflegeeinrichtungen, Alzey 2007.

Nonhoff, M.: Politischer Diskurs und egemonie. Das Projekt ‚Soziale Marktwirtschaft', Bielefeld 2005.

Oevermann, U.: Problem der Professionalisierung in der berufsmäßigen Anwendung sozialwissenschaftlicher Kompetenz: einige Überlegungen zu Folgeproblemen der Einrichtung berufsorientierter Studiengänge für Soziologie und Politologie, (Mitschrift) 1978 (zur Verfügung gestellt von Prof. Dr. F. Weidner, Vallendar 2007).

Ortmann, G.: Als ob. Fiktionen und Organisationen, Wiesbaden 2004.

Ortmann, G.: Regel und Ausnahme. Paradoxien sozialer Ordnung, Frankfurt a.M. 2003.

Powers, P.: Pflegediagnosen aus diskursanalytischer Sicht. In: Kollak, I. u. Georg, M.: Pflegediagnosen: Was leisten sie - was leisten sie nicht?, 3. Aufl., Frankfurt a.M. 2001, S. 39-58.

Roth, G.: Qualitätsprobleme in der Altenpflege: Versuch einer soziologischen Aufklärung. In: PrinterNet 01/2007, 9. Jg., S. 42-51.

Rouff, M.: Foucault-Lexikon, Paderborn 2007.

Saar, M.: Genealogie als Kritik. Geschichte und Theorie des Subjekts nach Nietzsche und Foucault, Frankfurt/New York 2007.

Sarasin, P.: Michel Foucault. Zur Einführung, Hamburg 2005.

Sarasin, P.: Diskursanalyse. In: Goertz, H.-J.: Geschichte. Ein Grundkurs, 3. Aufl., Reinbek b. Hamburg 2007, S. 199-217.

Saßen, S., Borutta, M., Lennefer, J.: Risikomanagement. Führungsstrategien für pflegerische Jernbereiche, Hannover 2007.

Schützeichel, R.: Soziologische Kommunikationstheorie, Konstanz 2004.

Schrems, B.: Perspektiven der Pflegeforschung in Österreich. Zwischen Grenzziehung und Grenzüberschreitung, 2002.

Seiter, W: Das Spektrum der Genealogie, Weinheim 1996.

Simon, F.B. u. C/O/N/E/C/T/A: Radikale Marktwirtschaft. Grundlagen des systemischen Managements, 3. Aufl., Heidelberg 1998.

Treibel, A.: Diskurstheorie, Disziplinargesellschaft und Gouvernementalität (Foucault). In: Dies.: Einführung in soziologische Theorie der Gegenwart, 7 akt. Aufl., Wiesbaden 2006, S. 53-80.

Udsching, P.: Sozialgesetzbuch, Soziale Pflegeversicherung, Kommentar, 2. Aufl., München 2000.

Wächter, H. u. Vedder, G (Hsrg.): Qualitätsmanagement in orgnaisationen. DIN ISO 9000 und TQM auf dem Prüfstand, Wiesbaden 2001.

Waldenfels, B.: Michel Foucault. Auskehr des Denkens. In: Fleischer, M. (Hrsg.): Philosophen des 20.Jahrhunderts. Eine Einführung, Darmstadt 1995, S. 191-203.

Waldenfels, B.: Grundmotive einer Phänomenologie des Fremden, Frankfurt a.M. 2006.

Weidner, F.: Was bedeutet Professionalisierung für die Pflegeberufe? Annäherung an einen strapazierten Begriff. In: Sauter, D. et al.: Experten für den Alltag. Professionelle Pflege in psychiatrischen Handlungsfeldern, Bonn 1999, S. 18–39.

Weidner, F.: Professionelle Pflegepraxis und Gesundheitsförderung. Eine empirische Untersuchung über Voraussetzungen und Perspektiven des beruflichen Handelns in der Krankenpflege, 3. Aufl., Frankfurt a.M. 2003.

Willke, H.: Systemtheorie I. Grundlagen. 5. Aufl., Stuttgart 1996.

Willke, H.: Systemisches Wissensmanagement, 2. Aufl., Stuttgart 2001.

Internet

http://www.philso.uni-augsburg.de/soziologie/sozkunde/diskurs/index.html (28.12.2007)

http://www.dikursforschung.de (12.12.2007)

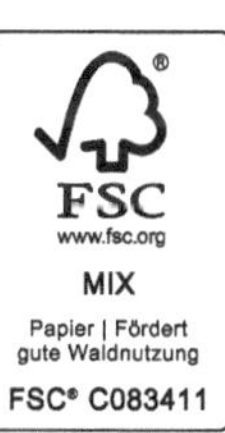

Zeitfracht Medien GmbH
Ferdinand-Jühlke-Straße 7
99095 Erfurt, Deutschland
produktsicherheit@kolibri360.de